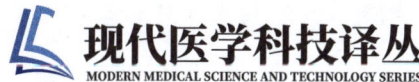

现代医学科技译丛

放射治疗实践
临床肿瘤物理学
第二版

Radiotherapy in Practice
Physics for Clinical Oncology
Second Edition

[英] 阿门·西伯顿（Amen Sibtain）
[英] 安德鲁·摩根（Andrew Morgan）
[英] 尼尔·麦克杜格尔（Niall MacDougall）
主编

王俊杰　牛田野
主译

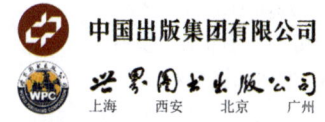

中国出版集团有限公司

世界图书出版公司
上海　西安　北京　广州

图书在版编目（CIP）数据

放射治疗实践：临床肿瘤物理学：第二版 / (英)阿门·西伯顿, (英)安德鲁·摩根, (英)尼尔·麦克杜格尔主编; 王俊杰, 牛田野译. --上海：上海世界图书出版公司, 2025.6.--ISBN 978-7-5232-1940-9

Ⅰ.R730.55

中国国家版本馆CIP数据核字第2025BG6430号

Radiotherapy in Practice: Physics for Clinical Oncology was originally published in English in 2023. This translation is published by arrangement with Oxford University Press. World Publishing Shanghai Co., Ltd. is solely responsible for this translation from the original work and Oxford University Press shall have no liability for any errors, omissions or inaccuracies or ambiguities in such translation or for any losses caused by reliance thereon.

《放射治疗实践：临床肿瘤物理学：第二版》最初于2023以英文出版。本译本经牛津大学出版社授权出版。世界图书出版上海有限公司对从原作翻译的本译本负全部责任，牛津大学出版社对本翻译中的任何错误、遗漏、不准确或歧义，或因这些问题造成的任何损失，概不负责。

书　　名	放射治疗实践：临床肿瘤物理学（第二版）	
	Fangshe Zhiliao Shijian : Linchuang Zhongliu Wulixue (Di-Er Ban)	
主　　编	[英]阿门·西伯顿　　[英]安德鲁·摩根　　[英]尼尔·麦克杜格尔	
主　　译	王俊杰　牛田野	
策　　划	曹高腾	
责任编辑	芮晴舟	
出 版 人	唐丽芳	
出版发行	上海世界图书出版公司	
地　　址	上海市广中路88号9-10楼	
邮　　编	200083	
网　　址	http://www.wpcsh.com	
经　　销	新华书店	
印　　刷	运河（唐山）印务有限公司	
开　　本	889 mm × 1194 mm　1/16	
印　　张	15	
字　　数	346千字	
版　　次	2025年6月第1版　2025年6月第1次印刷	
版权登记	图字 09-2024-0454号	
书　　号	ISBN 978-7-5232-1940-9/R·763	
定　　价	228.00元	

版权所有　翻印必究
如发现印装质量问题，请与印刷厂联系
（质检科电话：022-59658568）

译者名单

主　译　王俊杰　北京大学第三医院
　　　　　　牛田野　中国科学技术大学/北京大学第三医院

副主译（按姓氏笔画排序）
　　　　　　王玉祥　河北医科大学第四医院
　　　　　　江　萍　北京大学第三医院
　　　　　　杨　智　首都医科大学
　　　　　　杨英立　上海交通大学医学院附属瑞金医院
　　　　　　张艺宝　北京大学肿瘤医院
　　　　　　赵　维　北京航空航天大学
　　　　　　温　宁　上海交通大学医学院附属瑞金医院

译　者（按姓氏笔画排序）
　　　　　　王　浩　天津市肿瘤医院空港医院
　　　　　　孙基峰　天津市肿瘤医院空港医院
　　　　　　李　君　北京大学第三医院
　　　　　　李春晓　北京大学第三医院
　　　　　　李慧慧　深圳湾实验室
　　　　　　金　鹏　深圳湾实验室
　　　　　　职少华　香港岭南大学
　　　　　　雷润宏　北京大学第三医院
　　　　　　潘羽晞　北京大学第三医院
　　　　　　魏　玮　深圳湾实验室

主译简介

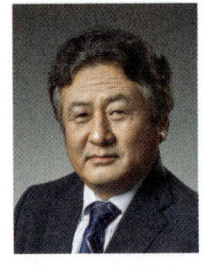

王俊杰 博士，教授、主任医师、博士研究生导师。现任北京大学第三医院肿瘤放疗科主任、北京大学医学部近距离治疗与研究中心主任。中华放射肿瘤治疗专业委员会主任委员，中国核学会与近距离治疗分会理事长，北京医学会放射肿瘤专业委员会第九届主任委员，Advances in Radiotherapy & Nuclear Medicine 杂志主编，《中华放射医学与防护杂志》《中华放射肿瘤学杂志》副主编和美国 Brachytherapy 杂志编委。

1995—1997 年在美国加州大学旧金山分校进修学习，回国后于 2001 年 10 月在北京大学第三医院与泌尿外科、超声诊断科合作完成我国首例经直肠超声引导会阴部模板辅助放射性碘-125 粒子植入治疗前列腺癌，开启了我国放射性粒子植入近距离治疗的新里程。2002 年与放射科合作将 CT 引导技术全面引入放射性粒子植入治疗领域，开展头颈部、胸部、腹部、盆腔和脊柱等部位各种复发和转移肿瘤的粒子植入治疗，创新和发展了放射性粒子近距离治疗的临床内涵和应用范围。2009 年作为大会主席在北京成功举办了首届国际放射性粒子治疗肿瘤学术大会，被国际著名放射性粒子治疗领域专家——美国西雅图前列腺研究所的约翰·C. 布拉斯科（John C. Blasko）教授称为"中国粒子治疗之父"。其后关于肺癌、软组织肿瘤和复发直肠癌放射性粒子植入治疗研究结果被美国近距离学会和美国国立综合癌症网络（National Comprehensive Cancer Network，NCCN）指南收录，其中早期无法手术非小细胞肺癌研究，达到与立体定向放射治疗和消融治疗同等疗效，开辟了早期无法手术非小细胞肺癌治疗的全新模式。2012 年与北京航空航天大学合作将术中计算机治疗计划系统与 CT 模拟定位机成功对接，解决了放射性粒子植入治疗术中剂量优化的技术难题。2015 年将 3D 打印非共面个体化模板辅助技术全面引入头颈部、胸部、腹部和盆腔肿瘤部位的放射性粒子植入治疗。2016 年携团队成功实现 3D 打印高剂量率后装个体化模板，为子宫颈癌放疗后复发患者提供了个体化治疗方案。2014 年提出影像引导介入近距离治疗概念，2019 年提出近距离消融概念，2024 年提出无痛后装近距离概念。20 余年来，作为全国粒子治疗领域领军人物举办全国放射性粒子治疗肿瘤学术研讨会 16 届、全国放射性粒子治疗学习班 14 届、3D 打印技术标准培训班 16 届。2024 年提出急诊放疗概念，通过基于 CT 引导的加速器开展一站式急诊放射治疗工作，将患者定位、计划设计、剂量验证和治疗在一个机器上一次性完成，大大缩短放射治疗准备时间。

在国际顶级专业学术期刊 JCO、J Hemat Oncol、Mol Cancer、Int J Radiat Oncol Biol Phys、Cancers 等发表系列高水平文章 100 余篇，牵头组织编写中国放射性粒子治疗肿瘤专家共识 8 部。获得科技部重大专项基金 1 项，国家自然基金面上项目 3 项、重点项目 1 项，首都临床特色应用研究重点项目 1 项和首都科学发展科研基金 2 项，教育部博士点基金 1 项。主编《放射性粒子治疗肿瘤》第一版和第二版、《放射性粒子近距离治疗前列腺癌》第一版和第二版、《中国放射性粒子治疗规范》第一版和第二版等 10 部专著。研究成果获北京市科学技术进步一等奖、中国核学会核科技成果奖、教育部科技创新二等奖和华夏医学三等奖，多次应邀到美国、日本和韩国讲学，2019 年获得第三届"国之名医·卓越建树"奖。

主译简介

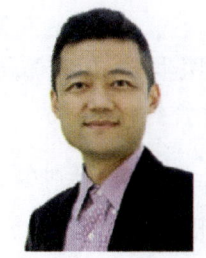
牛田野　中国科学技术大学教授,北京大学第三医院双聘教授。获批国家优秀青年(海外)、浙江省海外高层次人才引进计划特聘专家、浙江省杰出青年、深圳市孔雀人才B类,入选国家重点研发计划国际科技合作重点项目和"863"计划青年科学家项目,入选爱思唯尔和斯坦福大学发布的全球前2%顶尖科学家榜单,获批中国体视学学会技术发明二等奖(第一完成人),通过了中国图象图形学学会组织的科学技术成果评价。近5年在国际医学信息和临床领域以第一作者或通讯作者发表论文31篇,其中中科院一区论文7篇;H因子28,i10指数58。授权发明专利18项,授权国外专利2项。

原著主编简介

阿门·西伯顿（Amen Sibtain）

临床肿瘤学医生，内外全科医学学士（MBBS），医学博士（MD），英国皇家内科医生（MRCP），英国皇家放射学院荣誉院士（FRCR）。

现就职于克伦威尔医院（Cromwell Hospital），曾任职于英国伦敦圣巴塞洛缪医院。作为临床肿瘤学医生，主要方向为消化道、肝胆和头颈癌的管理，采用化疗、放疗、免疫疗法以及靶向/分子治疗。在放化疗方面经验丰富，掌握了最先进的放疗技术，包括容积弧形调强放射治疗（VMAT）、立体定向放疗、放射外科以及术中放疗。在研究方面，已在多本同行评审的期刊上发表文章，并出版了《癌症预防的进展》（2007年）和《临床放射物理学》（2012/2023年）两部书籍。

安德鲁·摩根（Andrew Morgan）

临床科学家，曾任英国汤顿马斯格雷夫公园医院放射治疗物理学主任，英国皇家放射科医师学院荣誉会员。

尼尔·麦克杜格尔（Niall MacDougall）

临床科学家，临床剂量学主任，曾就职于英国巴茨健康国家卫生服务信托机构。

目前就职于英国伦敦玛丽女王大学（QMUL）巴茨癌症研究所，主要研究领域为计算机治疗计划。

原著贡献者

约翰·伯恩（John Byrne）
英国纽卡斯尔，纽卡斯尔总医院

苏珊·科科伦（Susan Corcoran）
英国伦敦，圣巴塞洛缪医院

克里斯托弗·迪安（Christopher Dean）
英国伦敦，圣巴塞洛缪医院

格伦·弗勒克斯（Glenn Flux）
英国萨里，皇家马斯登医院&癌症研究所

乔纳森·吉尔（Jonathan Gear）
英国萨里，皇家马斯登医院&癌症研究所

托尼·格林纳（Tony Greener）
英国伦敦，盖伊和圣托马斯医院

艾伦·霍恩塞尔（Alan Hounsell）
北爱尔兰，北爱尔兰癌症中心，贝尔法斯特市医院

弗朗西丝·拉文德（Frances Lavender）
英国伦敦，皇家马斯登医院

尼尔·麦克杜格尔（Niall MacDougall）
英国伦敦，圣巴塞洛缪医院

拉纳尔德·麦凯（Ranald Mackay）
英国曼彻斯特，克里斯蒂医院

安德鲁·摩根（Andrew Morgan）
英国汤顿，马斯格雷夫公园医院

安德鲁·尼斯比特（Andrew Nisbet）
英国伦敦，伦敦大学学院

乔治·皮奇福德（George Pitchford）
英国林肯，林肯郡联合医院NHS信托

布伦达·普拉特（Brenda Pratt）
英国萨里，皇家马斯登医院&癌症研究所

翁德里·塞弗恩（Ondrée Severn）
英国伦敦，圣巴塞洛缪医院

阿门·西伯顿（Amen Sibtain）
英国伦敦，圣巴塞洛缪医院

吉姆·瑟斯顿（Jim Thurston）
英国多切斯特，多塞特郡医院

杰玛·怀特洛（Gemma Whitelaw）
英国伦敦，圣巴塞洛缪医院

主译前言

随着肿瘤发病率的逐年攀升，放射治疗作为癌症综合治疗的核心手段之一，其技术革新与精准化应用已成为改善患者预后的关键。在我国，放射治疗物理学的临床实践虽已取得长足进步，但与发达国家相比，在技术标准化、人才培养及跨学科协作等方面仍存在差距。尤其近年来，调强放射治疗（IMRT）、图像引导放疗（IGRT）、质子治疗等新技术飞速发展，对临床医学物理师的专业素养提出了更高要求。如何系统化整合物理原理与临床实践，已成为提升放射治疗质量的重要课题。

Radiotherapy in Practice: Physics for Clinical Oncology 由牛津大学出版社出版，是国际放射治疗领域的权威指南。本书第二版（2023 年）由全球顶尖专家修订，以临床需求为导向，深入浅出地阐述了放射治疗物理学的基础理论、技术原理及前沿进展，涵盖剂量计算、治疗计划优化、质量控制、新技术应用等核心内容。全书以循证医学为基础，引用最新研究数据与指南，为读者提供了科学且可操作的解决方案，堪称医学物理师、放射肿瘤科医师及放疗技师的案头必备工具书。

为促进我国放射治疗物理学的规范化发展，我们组织国内资深医学物理师与放射肿瘤专家共同完成本书译校。团队以"准确、通顺、专业"为准则，严格统一术语，针对欧美与国内临床实践差异，对部分技术描述进行了本土化调整，并反复校验公式参数，确保科学严谨性。

本书的出版得益于多方协作：感谢主译团队对术语的精准审定，临床专家对案例的深度解读，以及出版社在图文编排中的细致打磨。希望此书能为放疗从业者提供系统性参考，助力我国放疗技术的规范化与创新。

医学发展日新月异，书中部分内容或需随技术进展更新，中外临床环境差异亦可能导致译文未尽完善。恳请读者不吝指正，我们将于再版时修订，以期融合国际经验与本土实践，惠及更多患者。

北京大学第三医院

原著前言

"凡事应力求简化,但不能过于简单。"——引自阿尔伯特·爱因斯坦(Albert Einstein,1933)

很高兴在与牛津大学出版社共同构思该项目的12年后,出版了《放射治疗实践:临床肿瘤物理学:第二版》。虽然基础知识没有改变,但技术的进步推动了本书的更新与改版。很感激第一版受到了广大学者的欢迎,同时我们也认真听取了反馈意见,努力改进本书,重新印刷并更新了每章内容。我们的目标是通过相对简洁的阐述风格让临床肿瘤医生了解放射治疗物理学的要点,所以我们尽一切努力更新每章内容。本书参考英国皇家放射科医师学院的放射治疗物理学大纲,保留了文本主体结构。前3章是对基础知识的解释,后续章节是对高级主题的诠释,能够让读者全面了解放射治疗中的物理学。本书的作者们再次因其丰富的专业知识和卓越的才华而被选中,他们能够对复杂的主题进行清晰简洁地阐明与诠释。感谢这两版书的所有作者,因为他们把时间、精力和知识无私地奉献给了本书。同时还感谢牛津大学出版社的团队,特别是珍妮·费希尔(Janine Fisher)和卡罗琳·史密斯(Caroline Smith),他们一直以来给予了我们最大的支持与耐心。希望本书能为放射治疗各个领域的实习人员提供帮助。

阿门·西伯顿(Amen Sibtain)

安德鲁·摩根(Andrew Morgan)

尼尔·麦克杜格尔(Niall MacDougall)

阿门·西伯顿——献给西奥（Theo）、伊莎贝拉（Isabella）、詹姆斯（James）、娜奥米（Naomi）、努娅拉（Nuala）和法里达（Farida）

尼尔·麦克杜格尔——献给埃米莉（Emily）和阿利斯泰尔（Alistair）

安德鲁·摩根——献给我永远耐心的妻子卡伦（Kàren），以及乔治·皮奇福德（George Pitchford[a]）——我的导师、同事和朋友，我非常感谢他。

---

a 在本书准备期间，对George Pitchford先生的去世感到万分遗憾。

目 录

第 1 章 放射肿瘤学的基本物理学要点 ········· 1
1.1 基础知识：元素和化合物 ········· 1
1.2 原子和分子 ········· 1
1.3 电子层和能级 ········· 3
1.4 电磁学、电磁辐射和电磁波谱 ········· 5
1.5 放射性 ········· 8

第 2 章 光子的生命：从诞生到消亡发生了什么 ········· 14
2.1 X 射线的发现 ········· 14
2.2 光子的诞生：X 射线的产生 ········· 14
2.3 X 射线管的基本组成部分：如何产生光子 ········· 15
2.4 光子与物质的相互作用：结束的开始 ········· 17
2.5 衰减：指数衰减和衰减系数 ········· 21
2.6 光子后代：次电子及其相互作用 ········· 22
2.7 平方反比定律 ········· 24

第 3 章 粒子：电子、质子和中子 ········· 26
3.1 导论 ········· 26
3.2 带电粒子相互作用的类型 ········· 27
3.3 阻止本领 ········· 29
3.4 中子 ········· 32
3.5 较重带电粒子治疗的原理 ········· 33

第 4 章 信息技术在放射治疗中的应用 ········· 36
4.1 导论 ········· 36
4.2 计算机，谁需要它们？ ········· 36
4.3 数据通信 ········· 37
4.4 联网 ········· 40
4.5 患者安全 ········· 42

  4.6 本章小节 ······ 43

第 5 章 剂量测定：测量辐射剂量 ······ 44

  5.1 导论 ······ 44
  5.2 照射量、比释动能（Kerma）和吸收剂量之间的关系 ······ 45
  5.3 不同组织和介质的吸收剂量 ······ 48
  5.4 辐射测量方法 ······ 49
  5.5 电离室设备 ······ 50
  5.6 其他测量设备 ······ 53
  5.7 剂量测定探测器 ······ 56
  5.8 电离与剂量的关系 ······ 57
  5.9 剂量测定的校准和可追溯性 ······ 57

第 6 章 X 射线物理学 ······ 61

  6.1 临床实践中 X 射线的使用 ······ 61
  6.2 射束质量和质量指标 ······ 61
  6.3 深度剂量特性 ······ 64
  6.4 描述治疗束的方法 ······ 67
  6.5 射束修正装置 ······ 69
  6.6 成形射野 ······ 71

第 7 章 电子束物理学 ······ 75

  7.1 临床实践中使用的电子束 ······ 75
  7.2 能量范围 ······ 77
  7.3 百分深度剂量 ······ 78
  7.4 深度剂量影响因素：射野尺寸 ······ 78
  7.5 电子束建成和皮肤保护 ······ 80
  7.6 电子束的等剂量曲线 ······ 81
  7.7 表面倾斜和非均质性对剂量分布的影响 ······ 82
  7.8 内部屏蔽 ······ 84

第 8 章 用于治疗计划的影像 ······ 85

  8.1 导论：计划图像的用途 ······ 85
  8.2 理想的计划数据集 ······ 86

8.3 计算机断层扫描（CT） 87
8.4 IR（ME）R 和放射治疗中的伴随暴露 90
8.5 放射治疗计划中常用的其他类型的影像 91
8.6 图像配准／融合 95
8.7 勾画 96
8.8 摆位图像 96

第 9 章　外照射治疗计划 98

9.1 我们在治疗计划中需要什么？ 98
9.2 治疗计划所需的射束参数 98
9.3 简单射野的等剂量分布 99
9.4 固定源皮距（SSD）计划与等中心计划的区别 105
9.5 组织不均匀性 106
9.6 组织补偿物（Bolus） 107
9.7 简单计划的监测单位（MU）计算 107
9.8 体积和剂量的重要定义 115
9.9 治疗计划系统 119
9.10 调强放射治疗（IMRT） 121
9.11 立体定向放射治疗 122
9.12 计划的确定和评估 124
9.13 患者计划的复核 126
9.14 剂量计算模型 127

第 10 章　用于治疗的成像：图像引导放射治疗 131

10.1 什么是图像引导放射治疗 131
10.2 IGRT 使用的成像类型 131
10.3 一切都和计划 CT 一样吗？ 134
10.4 患者摆位 134
10.5 跟踪 137
10.6 门控 137
10.7 自适应放射治疗 138

第 11 章　光束治疗设备 141

11.1 导论 141

11.2 X 射线产生 ········· 141

11.3 兆伏直线加速器（直线加速器） ········· 142

11.4 千伏 X 射线治疗机 ········· 153

11.5 钴 -60 治疗机 ········· 156

11.6 专业兆伏电压处理系统 ········· 156

11.7 质子束加速器 ········· 157

11.8 机器生命周期：从采购到报废 ········· 158

第 12 章　近距离放射治疗 ········· 160

12.1 导论 ········· 160

12.2 放射性源 ········· 160

12.3 剂量输送方法 ········· 162

12.4 放射源的规格 ········· 167

12.5 剂量测定系统 ········· 168

12.6 优化 ········· 171

12.7 近距离治疗的质控 ········· 173

12.8 密封源的危险因素 ········· 175

第 13 章　分子放射治疗 ········· 178

13.1 导论 ········· 178

13.2 治疗计划 ········· 178

13.3 剂量测定技术 ········· 180

13.4 体内活性量化 ········· 183

13.5 展示案例 ········· 184

第 14 章　放射治疗中的辐射防护 ········· 188

14.1 导论 ········· 188

14.2 电离辐射暴露源——自然和人工 ········· 188

14.3 电离辐射的影响和数据来源 ········· 189

14.4 辐射防护框架 ········· 193

14.5 辐射防护数量和单位 ········· 194

14.6 风险估计和剂量反应模型 ········· 196

14.7 立法要求摘要 ········· 198

14.8 实用辐射防护——RT 设施的设计和管理 ········· 203

14.9 总结 ·· 204

第 15 章　放射治疗质量 ·· 206

　　15.1 导论 ·· 206

　　15.2 质量 ·· 206

　　15.3 准确度和精密度 ··· 207

　　15.4 放射治疗的质量控制检查 ·· 209

　　15.5 自适应放射治疗 ··· 212

　　15.6 法律框架 ·· 212

　　15.7 审核 ·· 213

　　15.8 事故报告和风险 ··· 214

　　15.9 重大放射治疗事件 ·· 214

　　15.10 从过去的错误中吸取的教训总结 ··· 216

阅读拓展 ··· 217

缩略语 ·· 219

第 1 章　放射肿瘤学的基本物理学要点

Amen Sibtain, Andrew Morgan, Niall MacDougall　著

1.1 基础知识：元素和化合物

一切事物都是由物质构成的。物质有 2 种类型：元素和化合物。

1.1.1 元素的传统定义

元素是一种无法分解成 2 种以上的更简单的物质。例如，氢是一种元素，无法分解。

1.1.2 化合物的定义

化合物是一种可以分解成 2 种以上更简单物质。

1.1.3 化合物的另一种定义

化合物是由两种及两种以上元素组成的物质。例如，水是化合物，可以分解成氢和氧这 2 种元素。

1.2 原子和分子

原子是元素的最小粒子，具有该元素的化学性质。在元素周期表中有 118 种原子，都是按原子序数来定义的。元素周期表将原子按组和周期进行排列。元素周期表中行称为周期，列称为组。同一组中的元素其化学性质彼此相似。分子是化合物中最小的粒子，具有该化合物的化学性质。例如，水分子由两个氢原子和一个氧原子组成。如果水分子被进一步分解，所产生的物质就会失去水的性质。

1.2.1 原子亚结构

原子可以分解成更小的粒子：中子、质子和电子。中子和质子在原子核中，被电子包围。质子相对较大，带正电荷。中子也相对较大，但不带电荷（表 1.1）。相对于质子与中子，电子小得多也轻得多。因电子带负电荷，故会被原子核所吸引。但电子仅会围绕原子核旋转而不会与其发生碰撞。正如太阳系的行星会按照一定的轨道围绕太阳运转一样，原子核中也有一群"小球"围绕其运转。例如，氢原子有 1 个质子和 1 个轨道电子（图 1.1）。

表 1.1　亚原子粒子的电荷与质量

名称	电荷	质量（kg）
质子	正电	1.6726×10^{-27}
中子	中性	1.6929×10^{-27}
电子	负电	9.11×10^{-31}

注：电荷的单位是库仑（C），1个质子和1个电子的电荷的绝对值是 1.602×10^{-19} C

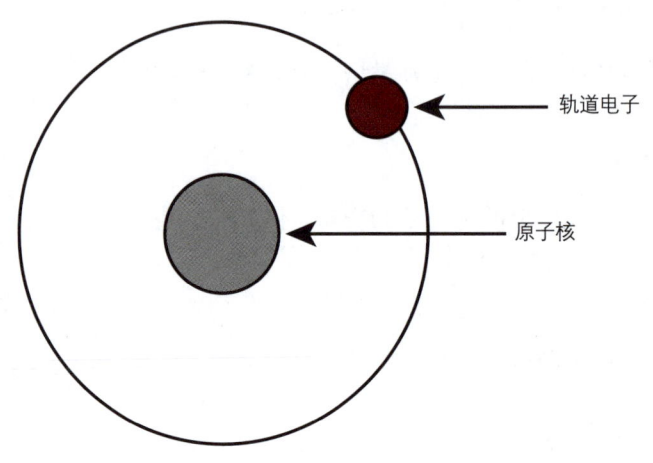

图 1.1　一个氢原子

然而，这只是个比方，实际上原子核和太阳系的结构有所不同，原因有两种：第一种，电子离原子核非常远，远超图中所示。如果按比例绘制，电子会在原子核 500 m 之外。因此，原子内部有很大的空间。第二种，尽管质子和中子具有粒子的特性，但是电子却和光一样具有波的特性。电子是原子核周围的一团电子波，并不像行星绕太阳那样绕着原子核按固定的轨道运动。为此，在过去的一个世纪里，科学家们针对"波粒二象性"的悖论展开了激烈讨论和深入探索。然而，出于放射治疗的目的，电子应该被想象成粒子。

1.2.2 原子序数和质量数

每个原子都有一定数量的质子和中子。原子的质量数 A 表示质子和中子的总数。符号 A 来自德语词"Atomgewicht"，意为原子质量。原子序数 Z，表示原子核中质子的数量，源自德语词"Zahl"，意为数量。

原子序数和质量数描述为：$^{A}_{Z}X$

原子序数定义了原子，从而定义了元素。如果质子数发生了某种变化，则原子就会变成另一种元素的原子。相比之下，如果中子数改变，原子则保持不变，但它可能有一些不同的特性。原子序数相同但质量数不同的原子称为同位素。

1.3 电子层和能级

1.3.1 电子层

电子存在于原子核周围的一系列"壳层"中（图1.2）。它们不能存在于这些"壳层"之间。这些电子层用字母标记，并从内层开始以K标记。可以容纳有限数量的电子。除了K层外，每一层都包含多个亚层。

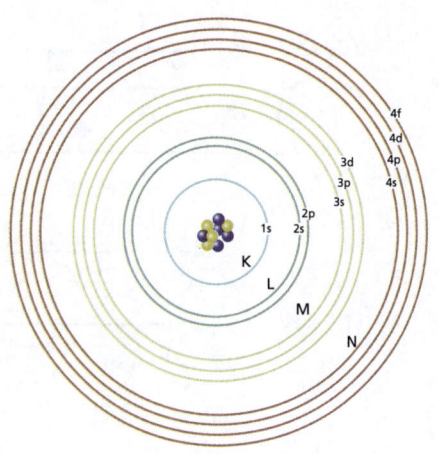

图1.2 电子层示意图

离原子核最近的电子层（K层）有1个亚层，它最多可以容纳2个电子。L层有2个亚层，第一亚层最多可容纳2个电子，第二亚层最多可容纳6个电子。M层有3个亚层，分别可容纳2个电子、6个电子和10个电子。具体描述见表1.2。

表1.2 原子的电子层和亚层及其电子容量

电子层	最大电子容量	亚层	亚层最大电子容量
K	2	1s	2
L	8	2s	2
		2p	6
M	18	3s	2
		3p	6
		3d	10
N	32	4s	2
		4p	6
		4d	10
		4f	14
O	50	5s	2
		5p	6
		5d	10
		5f	14
		5g	18

1.3.2 结合能

电子与带正电的原子核之间因静电吸引而被束缚在电子层中。要从电子层中移除一个电子，需要一定的能量来克服这种吸引力。这种吸引力称为结合能（图 1.3）。内层的结合能是最大的，随着电子层与原子核距离逐渐增加，结合能也逐渐降低。原子核中质子数越多（即原子序数越大），结合能越大，原子核中正电荷越多，对轨道上的电子的吸引力就越大。结合能通常以电子伏特（eV）为单位。1 eV 被定义为 1 个电子经过 1 伏特电位差加速后所获得的能量，$1\,eV = 1.602 \times 10^{-19}\,J$。

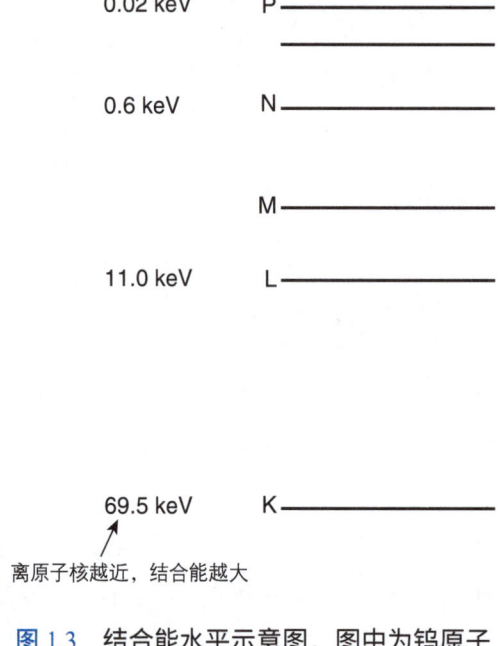

图 1.3 结合能水平示意图，图中为钨原子

如果一个电子获得的能量大于结合能，它就能摆脱原子核的吸引而离开原子。这就是所谓的电离。生成的原子带有净正电荷，因为它的电子数比质子数少一个，即为一个阳离子。

1.3.3 能级

电子也可以在不同结合能的电子层之间移动。当一个电子获得足够的能量从一个（亚）层移动到另一个亚层，但不足以完全脱离原子时，就会发生该情况。因此，每个（亚）层具有固定的能级，当电子拥有特定的能量时才能存在于这些电子层中。对于任何特定类型的原子，能级都是固定的（图 1.4）。电子除了从某处获得能量后，由较低的能级跃迁到较高的能级外，也会以另一种方式移动并释放多余的能量。

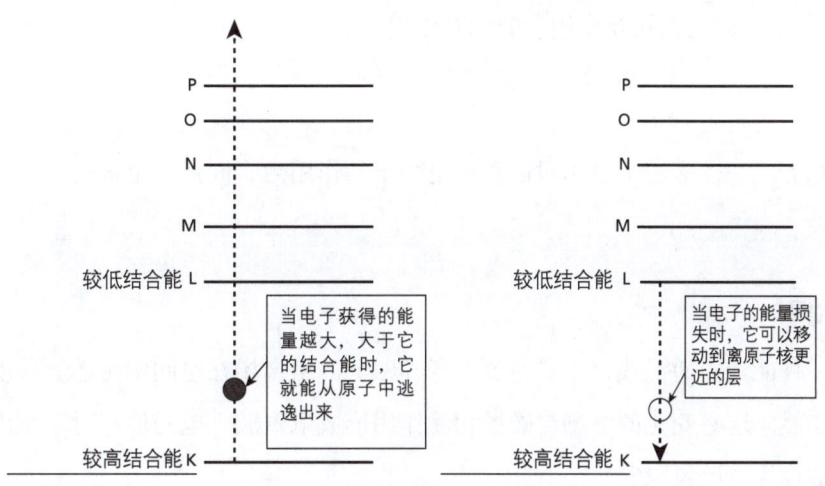

图 1.4 电子能级移动示意图

1.3.4 孤立原子和相互作用原子的能级

孤立原子的能级是精确的。然而，当许多原子在一起时，如在分子或固体元素中，电子层会相互作用。这种相互作用使每个固定能级扩展到一个范围，此范围称为能带（图 1.5）。

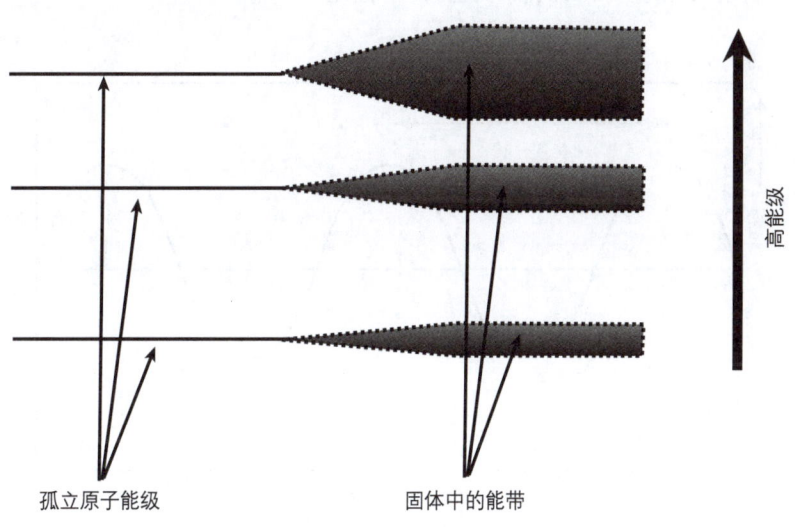

图 1.5 固体中能带示意图

1.4 电磁学、电磁辐射和电磁波谱

1.4.1 自然界的四种基本力

大自然中的力有：引力、电磁力、弱相互作用和强相互作用。它们被称为"基本力"，因为它们不能被其他力所解释或拆分。基本力构成了自然界中所有相互作用的基础。有数种理论试图解释和统一基本力，但这些内容超出了本书的范围，此外理解放射治疗物理学也不需要运用它们。引力与原子相互作

用无关，第 1.5.1 节中将讨论强相互作用和弱相互作用。

1.4.2 电磁力

电磁力是基本力之一，描述了磁场对运动带电粒子的作用力。同样，也描述了运动带电粒子产生磁场的原理。

1.4.3 电磁辐射

电磁辐射是一种能量传递形式，主要通过电场和磁场的组合场在空间中传播。移动的电场会产生变化的磁场，反之亦然。这些变化的电场与磁场相互作用形成电磁波。电磁波有时表现出波动性，有时表现出粒子性，这被称为"波粒二象性"。

有关电磁辐射的波动模型是，从电磁辐射时产生的效应表明其具有波的特性。例如，表现出反射、折射和干涉现象。所有电磁波在真空中的传播速度都是 3×10^8 m/s。

1.4.4 波

波由一系列波峰和波谷组成，具有多种可定义特征，包括：波长、频率和能量（图 1.6）。波长是 2 个连续波峰或波谷之间的距离。波长的符号是 λ，单位是米。

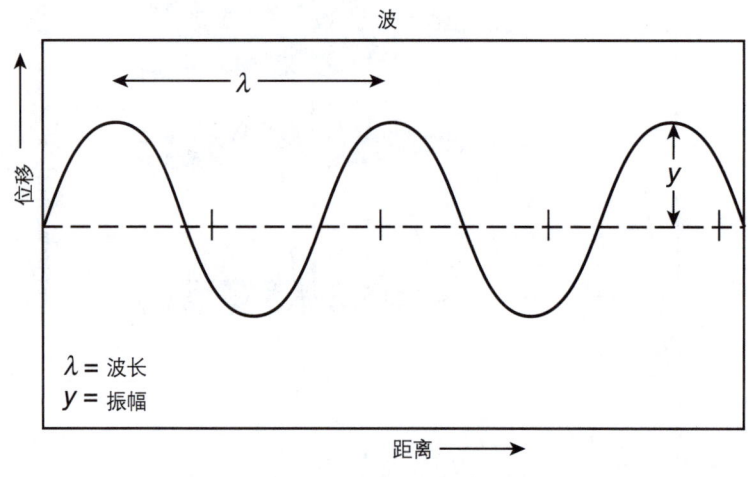

图 1.6 波的示意图

频率是单位时间内通过某一特定点的波数。符号是 v，单位是每秒通过波数或赫兹（Hz）。振幅可以认为是波的能量。

1.4.5 电磁辐射的粒子特性

电磁辐射也表现为粒子。这些粒子是离散的能量包，称为光子，光子的能量与它们所关联的电磁波的频率成正比。有一个方程把能量和频率联系起来，叫做普朗克 - 爱因斯坦方程：

$$E = h.v$$

其中，E 是能量，h 是普朗克常数（6.626×10^{-34} J/s），v 是频率。如果频率是速度除以波长，那么：

$$E = h.c/\lambda$$

其中，c 是光速，λ 是波长。

由于 h 和 c 是常数，波长与能量成反比：短波长对应高能量光子，长波长对应低能量光子。频率和波长总是同步变化。当频率较高、波长较短（即能量较高）时，电磁辐射会表现出更强的粒子性行为。

频率和波长的范围称为电磁波谱（图 1.7）。人类视觉系统已经进化到可以探测到部分光谱——可见光。可见光之外的电磁波谱无法被感知。X 射线 /γ 射线在此光谱中是属于高频、短波长（高能）的部分。X 射线和 γ 射线之间没有严格的界限，但是 X 射线源于电子，而 γ 射线源于原子核，记住这一点可能是有用的。

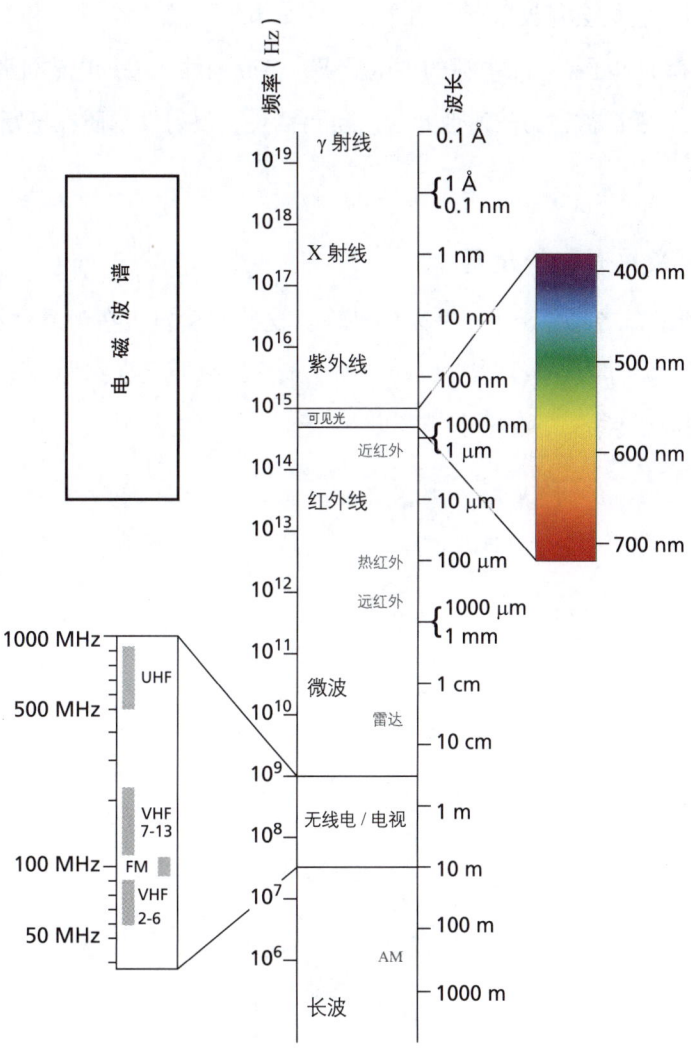

图 1.7　电磁波谱

1.5 放射性

1.5.1 原子结构概述

原子由一个被电子云包围的中心原子核组成。原子核是由中子和质子组成的,由一种强大的力将它们结合在一起,为了便于记忆,我们称之为"强核力"。强核力是自然界的基本力之一。弱核力导致了放射性衰变,而静电力则使电子束缚在原子核周围。

1.5.2 放射性的本质

亚原子粒子以特定的排列方式存在。粒子中的能量会随着排列方式的改变而变化。它们总是试图以能量最低的构型排列。一些核素起初具有不稳定的核排列,而随着时间的推移会转向更稳定的排列。

在进行这种排列时,它会释放以下产物之一:①α粒子(由2个质子和2个中子组成的粒子);②β粒子(1个带负电荷的电子或带正电荷的正电子);③γ射线(一种电磁能量束,即光子)。

任何具有放射性的元素都被称为放射性元素。换句话说,放射性物质在不断地以α粒子、β粒子或电磁波的形式发射能量。

1.5.3 衰变系列:亲元素和子元素

放射性物质在达到稳态之前会经历一系列的转变。这些转变发生在一系列步骤中。这些步骤被称为"衰变系列",原始元素称为"亲元素",稳定的"最终结果"元素称为"稳定子元素"(图1.8)。介于两者之间的同位素或元素是"激发子元素"。

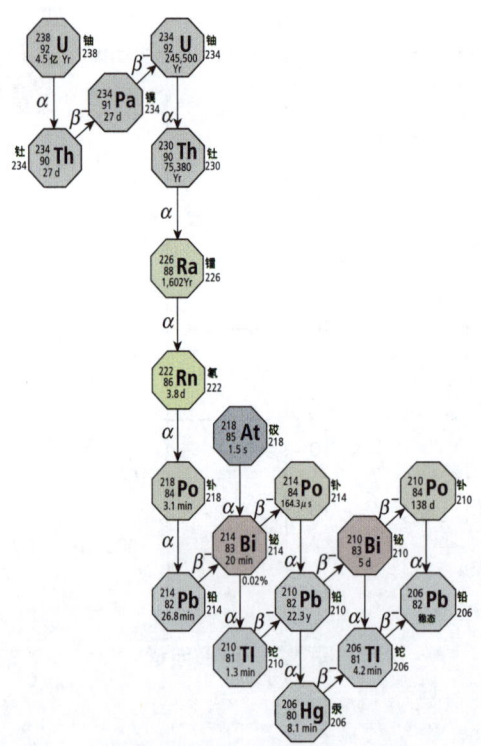

图1.8 铀衰变系,^{238}U 是"亲元素",^{206}Pb 是稳定的子元素。该系列中的所有其他元素都是"激发子元素"

1.5.4 详细介绍放射性衰变的类型

1.5.4.1 α衰变

α衰变是原子核发射α粒子的过程。阿尔法粒子用符号α表示。

α粒子由2个中子和2个质子组成。质子带正电荷，中子不带电荷，因此α粒子的电荷为+2。α粒子是移动缓慢且相对较重的粒子，在磁场中可以发生偏转，并且一张纸就可以将其完全阻止。如果α粒子被人体摄入，将会对身体组织造成严重损害。只有原子序数Z超过82的较大原子核才会发生α衰变。由于α衰变会造成质子的损失，因此衰变后会形成一种新元素。

当原子失去1个α粒子时，原子序数减少2（即失去的质子数），质量数减少4（即失去的质子与中子数之和）。例如，镭的质量数为226，原子序数为88。经过α衰变，失去2个质子和2个中子，变成氡，氡的质量数为222，原子序数为86。

$$^{226}_{88}Ra \rightarrow ^{222}_{86}Rn + ^{4}_{2}\alpha$$

在书写同位素时，可以使用"同位素名称 - 原子质量"的形式，如镭 -226。

1.5.4.2 β衰变

β粒子既可以带正电荷也可以带负电荷。带负电荷的称为电子，用e^-表示，带正电荷的称为正电子，用e^+表示。发射负β粒子，即电子，称为β负衰变，而发射正β粒子称为正β衰变。

1.5.4.3 β负衰变

当原子核中的中子转化为质子和电子时，β负衰变就会发生。β负衰变产生的电子可以在空气中运动数米，但很容易被薄铝片或玻璃所阻挡。β负衰变过程中，电子（称为e^-或$β^-$）与另一种称为反中微子的粒子会被一起释放。中微子和反中微子是质量接近零的小粒子。粒子物理师对它们非常感兴趣，但它们与放射治疗无关。这种转化意味着质量数保持不变，即中子损失的质量被增加的质子质量所抵消。然而，原子序数增加1，质子数变化为净增益。

释放出的电子或β粒子携带一定的动能。最大可能动能等于原始原子核和发射后原子核之间的质量差。并非所有β粒子都携带最大可能动能，通常动能更小。释放的剩余能量由反中微子携带，因此铯 -137衰变为钡 -137的方式如下：

$$^{137}_{55}Cs \rightarrow ^{137m}_{56}Ba + e^- + 反中微子$$

请注意，"m"表示钡核处于"亚稳态"，这意味着它仍然有多余的能量可以损失，一般是通过发射γ射线达到稳态。

如果一个原子核衰变到一个较低能态，而其质子或中子的数目不变，则称之为同质异能素。实际上，正是因钡 -137m 的γ衰变产生的光子赋予了铯 -137 治疗的特性。

1.5.4.4 β 正衰变

当原子核中的一个质子被转换成一个中子和一个正电子时,就会发生 β 正衰变。β 正衰变过程中,正电子(称为 e⁺ 或 β⁺)与另一种称为中微子的粒子会被一起释放。由于质子的净损失,原子序数减少了 1。但原子核的质子与中子总数没有改变,因此质量数仍保持不变。正电子一旦被释放,就会像电子一样损失动能。当正电子失去大部分动量后,与 1 个电子结合并产生湮灭效应,然后变成 2 个能量为 511 keV 的光子。这 2 个光子彼此都从湮灭点出发沿相反的方向运动。

这是正电子发射断层扫描(positron emission tomography,PET)成像的关键过程,其中氟 -18 衰变为氧 -18,发射正电子和中微子。

$$^{18}_{9}F \to {}^{18}_{8}O + e^+ + 中微子$$

1.5.4.5 电子俘获

在电子俘获过程中,原子核与其中一个轨道电子结合,将其中一个质子转化为中子,并释放一个中微子。由于 K 层电子离原子核最近,故它们被核俘获的概率比其他各层轨道电子要高。电子俘获使原子核的质子减少 1 个,因此原子序数减少 1。质子加中子的总数没有改变,所以原子质量数保持不变。

失去 1 个 K 层电子会使原子在能量上不稳定,因此来自更高轨道的电子会填补 K 层的电子空缺。根据定义,填补空位的电子将失去能量。这些失去的能量会以光子或电子的形式被释放出来。通过该方式释放的电子称为俄歇电子(图 1.9)。

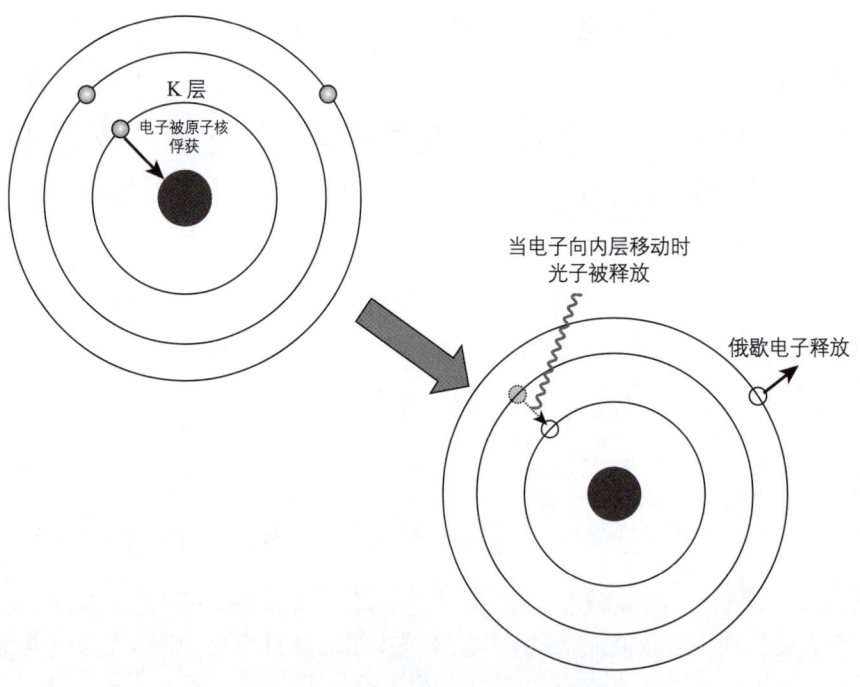

图 1.9 电子俘获产生俄歇电子

电子俘获的一个例子是：

$$^{125}_{53}I + K \text{ 壳层 } e^- \rightarrow ^{125}_{52}Te + \text{中微子}$$

1.5.4.6 γ射线

γ射线是来自原子核的电磁辐射束。β正衰变和β负衰变通常会使原子核能量不稳定，这些多余的能量会以γ射线的形式释放出来。极高能量的γ射线可以穿透几米厚的致密物质（如混凝土）。例如，钴-60：

$$^{60}_{27}Co \rightarrow ^{60}_{28}Ni + e^- + \text{反中微子}$$

$$^{60}_{28}Ni \rightarrow ^{60}_{28}Ni + 1.17 MeV \ \gamma + 1.3 MeV \ \gamma$$

1.5.4.7 内转换

与γ衰变相反，高能原子核以光子的形式释放其多余的能量，能量可以转移到轨道电子上，通常是K层电子。然后，电子利用其中的一部分能量逃离原子，并以剩余的能量作为动能进行运动。由此产生的电子空位由较高能级的电子填充。电子级联到总能量最低的状态，以光子或俄歇电子的形式释放多余的能量。

1.5.5 活度和半衰期

放射性物质的活度是以每秒分裂的原子数来衡量的。活度国际单位是贝克勒尔，符号是Bq。此单位以法国物理师安托万·亨利·贝克勒尔（Antoine Henri Becquerel）的名字命名，他因发现放射性而于1903年获得诺贝尔物理学奖。玛丽·居里（Marie Curie）是他的博士生，另一个放射性单位居里（curie，Ci）就是以她的名字命名的。1 Ci 相当于 1 g 镭-226 的放射性活度，其衰变速度为每秒 3.7×10^{10}：1 Ci $= 3.7 \times 10^{10}$ Bq。

任何放射性物质的活度都会随着时间的推移而降低。任何特定时间的活度都取决于当时存在的原子数。发生衰变的原子比例保持不变，因而产生了一种叫做"指数衰减"的衰减模式。

半衰期被定义为放射性物质失去其一半活度的时间，也是物质中一半原子衰变的时间（图1.10）。描述在任何特定时间的活度的数学方程是：

$$A_t = A_o e^{-\lambda t}$$

式中，A_t 是 t 时间放射性物质当时的活度，A_0 是放射性物质起始时间的活度，λ 是一个依赖于半衰期 $T_{1/2}$ 的常数，$\lambda = 0.6931 / T_{1/2}$。

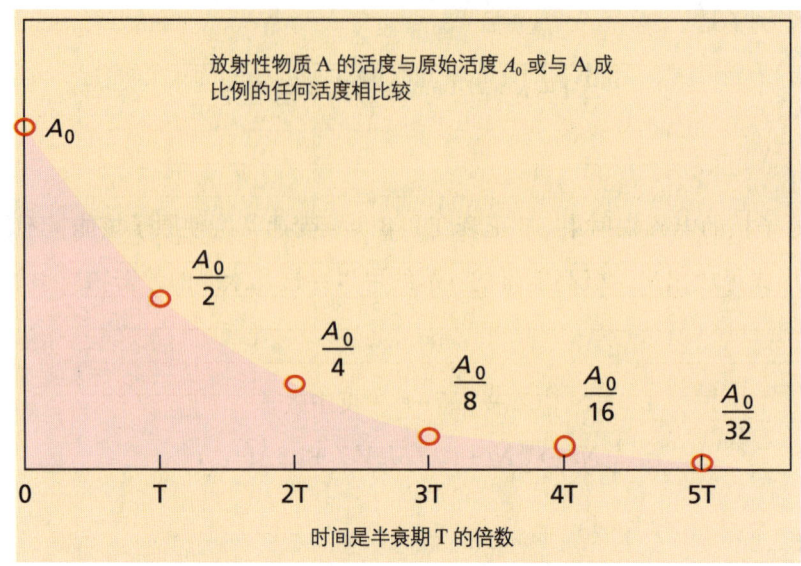

图 1.10　指数衰减和半衰期示意图

1.5.5.1 放射性物质的来源

放射性物质可以是自然产生的，也可以是人工制造的。

1.5.5.2 天然存在的放射性物质

有 3 个自然发生的放射性衰变系列：

铀 -238 ----------------→（镭 -226）----------------→铅 -206

锕 -235 ---→铅 -207

钍 -232 ---→铅 -208

这些自然存在的放射性物质往往具有较高的原子序数。原子序数越高的元素其半衰期越长。它们都会衰变为铅（见图 1.8），并经历一系列衰变过程。例如，半衰期为 45 亿年的铀放射出 α 粒子成为钍 -234，钍 -234 放射出 β 粒子成为镁 -234，再经过 11 步成为铅 -206。

虽然镭是第一种用于治疗的放射性同位素，但这一小类同位素家族被认为是不安全的，因为它们的半衰期很长，会释放气体，并通过发射 α 粒子进行衰变。相比之下，镭 -223 的半衰期很短，只有 11.4 天，目前作为非密封放射源已被广泛应用于转移性骨病的治疗。

1.5.6 人工产生的放射性物质

人工产生的放射性物质有以下 3 种制造方式：裂变、中子轰击和带电粒子轰击。

1.5.6.1 裂变反应

裂变发生在核反应堆中。它是将 1 个大原子分裂成大致相等的两个部分。裂变发生时，1 个中子（用 $_0^1 n$ 表示）进入原子核，使原子核不稳定，并导致 1 个或多个中子聚变产生新的原子，这些中子具有动能、中微子和 γ 射线形式的能量。

在核裂变中，铀 -235 分裂成 2 个独立的原子，1 个或多个中子和大量的能量。核裂变有许多可能的产物，其中一个例子是：

$$^{235}_{92}U + ^{1}_{0}n \rightarrow ^{134}_{54}Xe + ^{100}_{38}Sr + ^{1}_{0}n + ^{1}_{0}n + 能量$$

中子接着与其他铀原子核反应，核反应以链式反应的形式继续。裂变反应可以产生：①锶 -90，用于治疗眼部肿瘤；②铯 -137，以前用于中等剂量率近距离放射治疗。

1.5.6.2 中子轰击

将一种稳定的元素放置在核反应堆中，用中子轰击它。该元素的原子核捕获一个中子使其原子核成分重新排列，并以 γ 射线的形式释放能量。

钴 -60 就是用这种方法生产出来的，目前世界上许多外照射治疗机都使用钴 -60。中子轰击产生的其他有用产物包括磷 -32（以前用于治疗红细胞增多症）、钼 -99（衰变为亚稳态异构体）、锝 -99m（用于骨骼扫描）和碲 -131（衰变为碘 -131，用于甲状腺疾病的成像和治疗）。

1.5.6.3 带电粒子轰击

此过程使用回旋加速器，通过质子或 α 粒子轰击 1 个稳定的元素，使粒子吸收能量并释放 1 个或多个中子。生成的元素具有较高的原子序数，称为质子增益。用于恶性疾病 PET 成像的氟 -19 就是这样产生的。

> **译者注**：本章总结了放射肿瘤医生需要了解的粒子物理知识，包括物质基本结构和基本作用力、放射性的原理、形式和来源。放射肿瘤医生需要了解本章介绍的基本知识，才能理解放射治疗的基础。

第 2 章 光子的生命：从诞生到消亡发生了什么

Amen Sibtain, Andrew Morgan, Niall MacDougall 著

2.1 X 射线的发现

X 射线由威廉·康拉德·伦琴（Wilhelm Conrad Roentgen）于 1895 年 11 月 8 日傍晚发现。在两周内，他给妻子的手拍摄了 X 光照片，并在同年年底发表了论文《一种新的射线》（*Über eine neue Art von Strahlen*）。这一发现使他获得了 1901 年诺贝尔奖，镭的发现大约也是在这个时候。由于当时对这种射线尚不了解，伦琴用代表未知数的"X"为其命名，"X 射线"这个名称一直沿用至今。

2.2 光子的诞生：X 射线的产生

X 射线是电磁波谱中"高能段"的电磁辐射（见图 1.7）。它们是由高速运动的电子与高原子序数物质中的电子或原子核相互作用而形成的。这些相互作用可以是碰撞或近距离接触。电子在这些相互作用中损失能量，这些能量以电磁波的形式释放出来。于是，光子诞生了！

运动电子可能具有以下相互作用：①与轨道电子的相互作用，包括（a）外轨道电子和（b）内轨道电子；②与原子核的相互作用；③与原子核的碰撞。

2.2.1 与轨道电子的相互作用

2.2.1.1 外轨道电子

运动电子可以将能量传递给原子轨道上的电子，当轨道电子获得足够的能量，就会带着多余的能量逃离它所环绕的原子核。这种相互作用称为电离，电离作用不产生光子。运动电子传递的能量不足以引起电离，但足以引起轨道电子振动。然而运动电子仍能继续运动，但动能减少且方向改变。

2.2.1.2 内轨道电子

运动电子与内层（K 层或 L 层，第 1.3.1 节）电子相互作用，这一过程产生的能量转移使内层电子逃离原子（即电离），而 K 层或 L 层的电子空位则被来自 M 层或 N 层的电子填充。因为离原子核更远的电子具有更高的能量，故当它们向离原子核更近的轨道跃迁后，降低的能量以电磁辐射的形式释放，即光子。释放的能量是电子在两个壳层之间移动的结合能之差，而不同原子的结合能之差是不同的，于是便有了特征 X 射线。

2.2.2 特征 X 射线

特定原子的电子层有其特定的结合能，这取决于该元素的原子序数，即原子核的质量。原子核越大，质子就越多，所以电子层的结合能就越大。因此，当 1 个内层电子从 1 个特定的原子中逃离后，更高层的电子填补这个空位时，所产生的光子的能量也是该元素所特有的。这种独属于该元素的光子能谱是该元素的特征 X 射线。

2.2.3 与原子核的相互作用

由于原子核和电子带相反的电荷，且原子核比电子大很多，故在原子核附近高速运动的电子会受到静电引力的作用，改变运动方向并损失部分动能。损失的能量以电磁能的形式被释放，即光子。电子动能损失从而减速，就像"踩了刹车一样"。以这种方式释放的光子/X 射线/电磁辐射（都是同样的物质）被称为"制动辐射"，更常用的是德语中的"轫致辐射"。

轫致辐射能够产生宽能谱的 X 射线，能量范围从非常低到入射电子的最大动能。轫致辐射是医用 X 射线产生的主要方式，主要通过电子照射高原子序数的材料而产生。

2.2.4 与原子核的碰撞

这是一个罕见的事件，通常和放射治疗无关。

2.3 X 射线管的基本组成部分：如何产生光子

为了产生光子，我们需要一种仪器，它可以：①产生电子；②高速移动这些电子（即给它们提供动能）；③瞄准高原子序数的目标。

X 射线管（图 2.1）的基本组件是：①产生电子的电子源；②带正电的靶，电子可与其相互作用；③真空容器，使电子到达靶的路径畅通无阻；④高压电源。

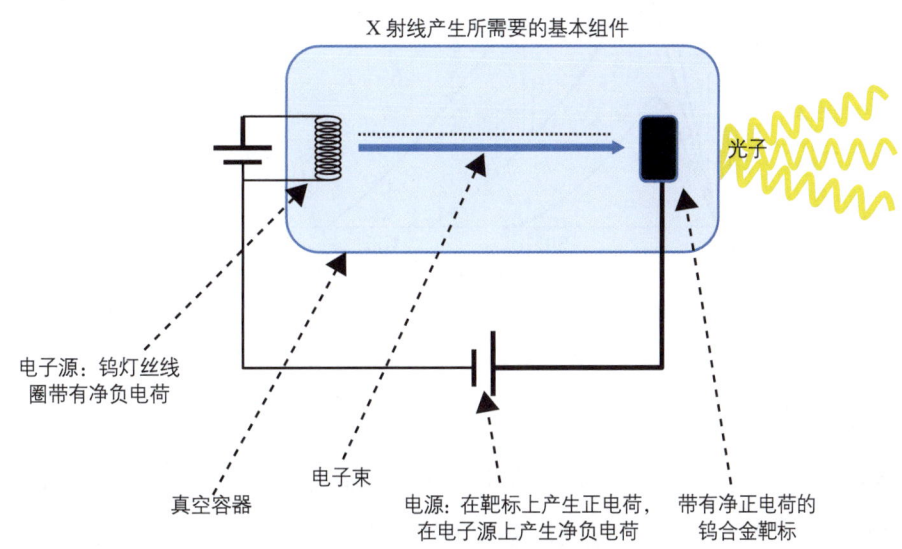

图 2.1　X 射线管的基本组件

2.3.1 电子源

电子源中包含一根细钨丝，钨丝中有高强度的电流通过。钨丝中的电流（电子的数量）很大，以至于使灯丝变热，部分电子从导线中逃逸，并在导线周围形成电子云。

因灯丝电流可以改变，从而改变了发射到电子云中的电子数。电流越高，灯丝温度越高，发射出的电子就越多。第 11.2.2 节中关于放射治疗设备的内容描述了这一过程。

2.3.2 靶

靶需要含有高原子序数的物质，以提高韧致辐射发生的机会。它还需具备高熔点，并能够高效地传导热量。靶通常是由钨合金制成的。

2.3.3 电源

电源在靶上产生正电荷。系统中的电压越高，带负电荷的电子源（阴极）和带正电荷的靶（阳极）之间的电荷差异就越大。从诊断到低能放射治疗，这些基本组件适用于所有 X 射线机。直线加速器的详细介绍见第 11.4 节。

2.3.4 X 射线能谱

电子进入靶材料产生 X 射线时，有一定的能量范围。以直方图的形式绘制，能量值在 x 轴上，能量的频率在 y 轴上，结果如图 2.2 所示。

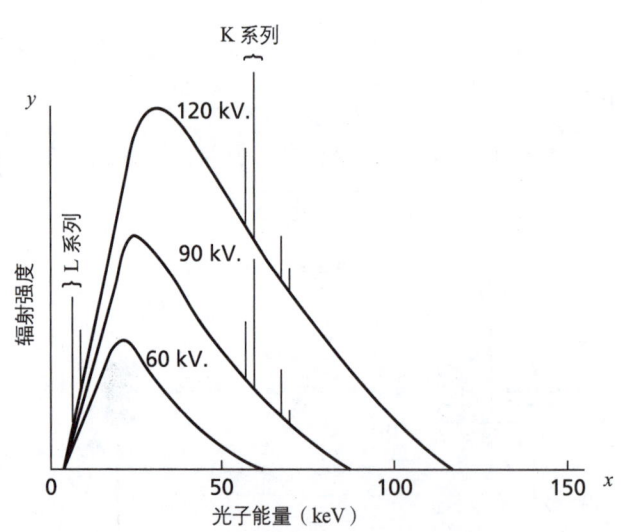

图 2.2　不同加速电压产生的 X 射线光谱
经许可转载自 Meredith and Massey, The Fundamental Physics of Radiology, 3rd Edition, J Wright, 1977

纵轴也被称为"强度"，这是指在给定的能量上产生的辐射量。注意，当涉及一个特定的光子能量时，常使用术语千电子伏特（keV），但当谈论 X 射线光谱时，常使用术语千伏电压峰值（kilo Voltage peak, kVp）。因此，能量为 150 keV 的电子束产生的光子束将被称为 150 kVp 光束。

X 射线能谱有两个部分：①由韧致辐射产生的连续谱。连续谱取决于入射电子的能量，与靶的材料无关。②特定能量强度的窄峰值。这取决于靶材料的原子性质，是能谱的特征 X 射线。

值得注意的是，图 2.2 并不能完整描述 X 射线光谱。因为电子进入靶材料后产生能量非常低的光子，会被 X 射线管的管壁吸收，从而无法被直接测量。

2.3.5 调整 X 射线的强度和质量

2.3.5.1 X 射线束的强度

X 射线束的强度与以下 3 个参数呈线性相关：①靶材料的原子序数 Z；② X 射线管的加速电势的平方（kV^2）；③电子束的电流，即穿过 X 射线管的电子数。

显然，一旦射线管制成，靶的原子序数是固定的。但是对于使用不同的靶的射线管，辐射强度会随着原子序数的变化而线性变化。更多的电子进入靶将产生更多的光子，因此增加在特定时间内产生的辐射强度可以增加产生的电子数量。

2.3.5.2 X 射线束的质量

X 射线束的质量是描述其穿透力的指标，取决于射线束中光子的能量，也就是取决于进入靶的电子的能量。因此，可以通过增加射线管电压来提高射线束质量。

2.3.6 光子的传播方向

在第 11.2.1 节中详细讨论了新形成的光子在产生后的传播方向。参见图 11.1，在低千伏（kV）能量（约 100 kVp）时，产生的光子或多或少地向各个方向传播，即各向同性。当电子束的能量增加时，光子行进的方向开始偏向初始电子束的行进方向，即正向。在兆伏能量范围内，大多数光子是正向产生的。这种现象影响了治疗设备中使用的靶点的设计。在低千伏能量下，光子束与电子束各向同性地出现，但在兆伏能量下，光子束以与电子束相同的方向从靶中产生。

2.4 光子与物质的相互作用：结束的开始

前面描述的光子相互作用讨论了原子/单光子水平上的相互作用。然而，光子束是连续的光子流。光子束与物质的相互作用是本节的重点。

离开辐射源的光子束具有特定的强度，称为通量。通量是单位时间通过空间中单位面积球体的光子数。通量越大，光子数越多。能量通量是这些特定通量的光子所携带的总能量。当光束通过介质时，它的强度会降低，这种现象称为衰减。

有两种因素造成光子的衰减：①吸收：光子将其全部能量转移给电子，从而将其能量沉积于介质中；②散射：光子与电子或原子碰撞而改变方向，这个过程可能伴随能量的变化。

当光子进入介质时，有可能发生 3 种相互作用，至于发生哪种作用取决于入射光子的能量和介质材料。

相互作用被称为：光电效应、康普顿散射和电子对效应。

这些相互作用是竞争关系，但其中任何一个发生的概率都在不同程度上取决于光子的能量和介质的原子序数（Z）。

2.4.1 光电效应

光电效应类似于之前描述的"原子内层电子相互作用"，入射电子与原子的内层电子相互作用。两者的区别在于入射的是光子，而不是电子。光子把全部能量给予内层电子，这个能量可以让电子逃脱原子核的束缚。电子逃离原子后形成的空位会被另一个更高能量的外层电子所填补（图 2.3），外层电子以光子的形式释放能量，光子的能量等于电子在两个电子层之间移动时的结合能之差。这种能量是材料的特征辐射：特征 X 射线。K 层特征 X 射线的能量因材料而异，碳为 0.3 keV，氧为 0.5 keV，钙为 4 keV，铅为 88 keV。

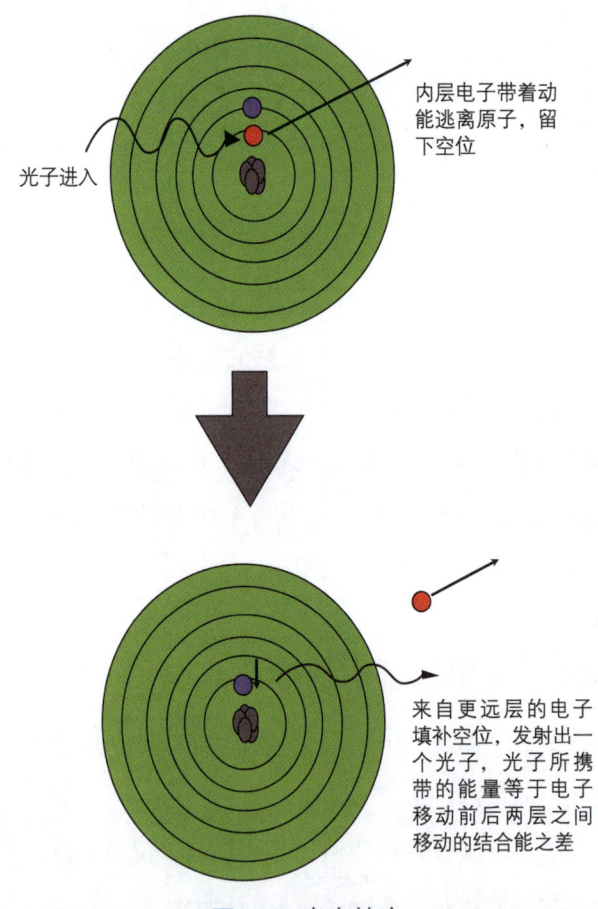

图 2.3 光电效应

光电效应发生的概率：①与介质的原子序数的立方成正比（Z^3）；②与光子能量的立方成反比（E^{-3}）。

因此，光电效应发生的概率随着介质原子序数的增加和光子能量的降低而迅速增加。所以对于低能量的光子，光电效应占主导地位，这种相互作用导致光子的大部分能量被吸收。实际上，光电效应与诊断放射学最为相关，它能使不同密度和不同原子序数的组织之间形成高对比度。例如，相较于主要由水组成的软组织，骨骼中含有钙离子，更容易与入射的低能量光子相互作用，并吸收它的能量。

2.4.2 康普顿效应

康普顿效应，又称康普顿散射，是以美国物理学家阿瑟·H. 康普顿（Arthur H. Compton）命名的。对于放射治疗中使用的兆伏级 X 射线，相互作用过程以康普顿效应为主。它可以被认为是一种斯诺克球一般的相互作用。行进中的光子与电子碰撞，光子的一部分能量转移到电子上。然后电子带着这个能量离开，光子改变行进方向，以较少的能量继续前进。光子方向改变的角度越大，光子和电子之间转移的能量就越多。

光子方向改变的角度可以小到忽略不计（与电子"擦边而过"时），也可以大到 180°（与电子正面碰撞时）。电子方向改变的角度则在 0° 至 +/–90°。光子能量越大，相互作用后向前散射的光子越多，即"擦边而过"的可能性越大。图 2.4 和图 2.5 显示了散射光子和散射电子的角度分布是如何随初始光子能量而变化。

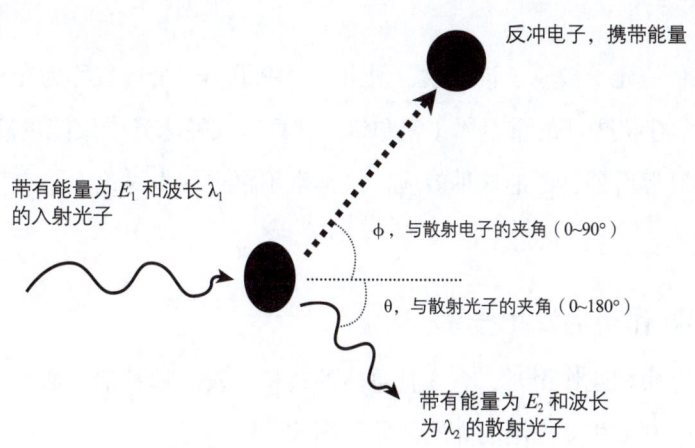

图 2.4　康普顿散射

$$\lambda_2 - \lambda_1 = \Delta\lambda = \left(\frac{h}{mc}\right)(1 - \cos\theta)$$

λ_1　　入射光子的波长
λ_2　　散射光子的波长
h　　普朗克常数
m　　电子的质量
c　　光速
$\cos\theta$　　光子散射角的余弦

入射光子和散射光子的波长差（$\Delta\lambda$）描述了给予电子的能量。这种差异在 θ=180° 时达到最大值，因此当光子沿着其原始运动方向直接反弹时，转移到电子的能量达到最大值

图 2.5　康普顿公式的解读

康普顿效应的概率：①在兆伏特电压（MV）范围内，随着光子能量的增加而减小（减小为 E^{-1}）。②与光子相互作用的物质的原子序数无关。

关于弹性散射和非弹性散射的简述。康普顿效应／散射也称为非弹性散射，因为入射光子的能量会减少。虽然总能量是守恒的，但是光子的能量在它自身和与它相互作用的电子之间重新分配。

弹性散射（也称为瑞利散射）发生在光子与被原子束缚的电子之间，但没有足够的能量使电子脱离原子。只有当光子能量很低的时候才发生这种情况。净效应是介质不吸收能量，只是光子改变了行进方向。在放射治疗中，弹性散射是一种不相关的效应。

2.4.3 电子对效应

一个光子接近原子核，从一个电磁波能量包变成一对粒子，即1个电子和1个正电子，这种现象称为电子对效应。入射光子携带的所有能量都转化为这对粒子的质量和动能。

这对粒子将它们的能量沉积在介质中。正电子与电子相互作用，两个结合粒子的质量变成两个光子，每个光子的能量为0.511 MeV。这意味着只有在入射光子的能量 > 1.022 MeV（产生的电子和正电子的总能量）时才会发生电子对效应。

电子对效应发生的概率：与介质的原子序数 Z 成正比，与光子的能量 E 成正比。

2.4.4 光核反应

1个能量高于 8 MeV 的光子被原子核吸收，射出 1 个中子，这个过程称为光核反应。这种相互作用主要发生在重原子，如治疗机头部的重金属（钨和铅），只有在临床光子束能量高于 10 MeV 时才发生。在治疗中，放疗科医生通常不需要考虑这种效应，故本章不再进一步讨论。第 3 章将针对这个原理展开详细讨论。

2.4.5 三种主要相互作用的发生概率

如前所述，光子与介质相互作用时，有 3 种可能的过程。发生哪种情况取决于以下两个因素：①入射光子的能量；②与光子发生相互作用的介质的原子序数（Z）。

每种相互作用的概率用希腊字母表示：光电效应 τ，康普顿效应 σ，电子对校应 κ。图 2.6 显示了介质的原子序数和入射光子能量的相对重要性。

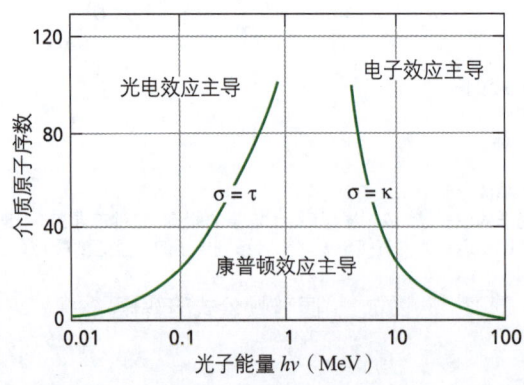

图 2.6　光电效应、康普顿效应和电子对效应的发生概率与介质的原子序数（Z）和入射光子能量有关

2.5 衰减：指数衰减和衰减系数

当一束光子进入介质时，会被衰减。从介质中出射光子的能量强度小于入射光子的强度。强度损失与射入介质的光子初始强度成正比，与介质的厚度成正比。用公式可以描述为：

$$\Delta I \propto -\Delta x \cdot I_0$$

I_0 是光子束在入射介质那一刻的强度。ΔI 是通过 Δx 小厚度介质后微小变化的强度。由于 ΔI 与两个分量成正比，故可以应用一个常数来描述上一个方程：

$$\Delta I = -\mu \cdot \Delta x \cdot I_0$$

在公式中，μ 是介质的总线性衰减系数，单位为 cm^{-1} 或 m^{-1}。它是每单位长度介质衰减的光子束强度。方程中假定 x 非常小，对于更大的厚度，方程是积分形式的：

$$I_x = I_0 \exp(-\mu x)$$

在公式中，I_x 是光束通过厚度为 x 的介质后的强度。将 μ 除以物质的密度 ρ 得到质量衰减系数 μ/ρ，单位为 m²/kg 或 cm²/gm。这给出的是单位质量衰减，而不是单位路径长度衰减。3 种主要相互作用过程的发生概率可以通过绘制质量衰减系数与光子能量的关系图来说明，如图 2.7 所示。

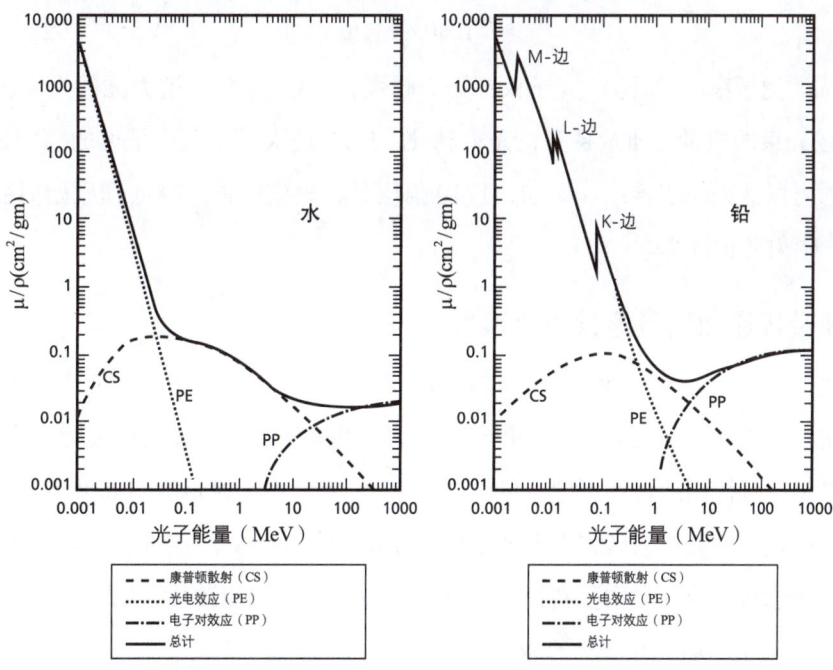

图 2.7 水和铅的质量衰减系数随光子能量的变化。注意铅的 K、L 和 M 边分别对应于 K、L 和 M 层中的光电吸收

经许可转载自 ©BIPM and IOP Publishing Ltd. Reproduced by permission of IOP Publishing. All rights reserved

2.5.1 多能束和宽束几何形状

上面的等式对于由单个能量的光子组成的细光束是成立的。在现实生活中，光子束具有一定的能量

范围；而 μ 的值随着能量的变化而变化，因为较低能量的光子在光束穿过材料的过程中会优先被吸收。此外，光子束很宽，这意味着随着光子束穿过介质更深，光子散射会更大。这样强度减小的效果比预期小。换句话说，衰减较小，光束穿介质后的能量比预期的高。

2.5.2 半值层

半值层（HVL）是将光子束的强度降低一半所需的介质厚度。根据方程：

$$I_x = I_0 \exp(-\mu x)$$

如果初始强度 I_0 被减少一半，那么：

$$I_0/2 = I_0 \exp(-\mu x)$$

其中，x 是将强度降低一半所需的介质厚度，即半值层（HVL）：

$$I_0/2 = I_0 \exp(-\mu \mathrm{HVL})$$

重新排列方程得出：

$$\mathrm{HVL} = \ln2/\mu$$

即：

$$\mathrm{HVL} = 0.6931/\mu$$

HVL 被用来描述光子束的穿透力。光子束穿透力越强，HVL 越大。穿透力强的光束被称为"硬"射束；HVL 也被用来描述光束的质量。质量越高，光束越硬，HVL 越大，这与光子束的总能量有关。

半值层的概念可以被进一步推广。例如，1/10 值层是将光束的强度降低到原始值的 1/10 所需的介质厚度，经常用于辐射防护计算。

2.5.3 质量能量传递和质量能量吸收系数

我们解释了线性衰减系数（μ）和质量衰减系数（μ/ρ）。它们适用于任何介质在光子中的衰减，并且已被广泛地应用于多种介质。例如，水、骨和铅等。这些系数也随着能量的变化而变化，因为在不同的能级，光子与电子相互作用的过程不同（见图 2.7）。它们与光子束强度的降低有关。

质能传递系数描述了从光子束转移至介质中的电子动能的能量。质能吸收系数与动能在介质中的沉积方式有关。这一概念将在第 5 章中重新讨论。在第 5 章中，"质能转移"用于计算每单位质量释放的动能（比释动能），"质能吸收"用于计算辐射吸收剂量。

2.6 光子后代：次电子及其相互作用

前面讨论过的光子相互作用产生电子（电子对效应）或将能量赋予电子。随后电子将通过与 X 射线产生过程中发生的电子相互作用完全等效地损失这些能量：激发、外层轨道电子的电离、内层轨道电子的电离和韧致辐射的产生。

光子的相互作用可分为碰撞型（轨道电子的电离）或辐射型（激发和韧致辐射）。电子无论是从光子中获得能量,还是通过电子对效应而产生,都会沿着一条路径穿越物质。在这个路径中,它会通过上述4种相互作用失去能量,直至停止运动。电子的停止点根据它所通过的物质和电子所携带的能量而变化。这4种路径见图2.8。

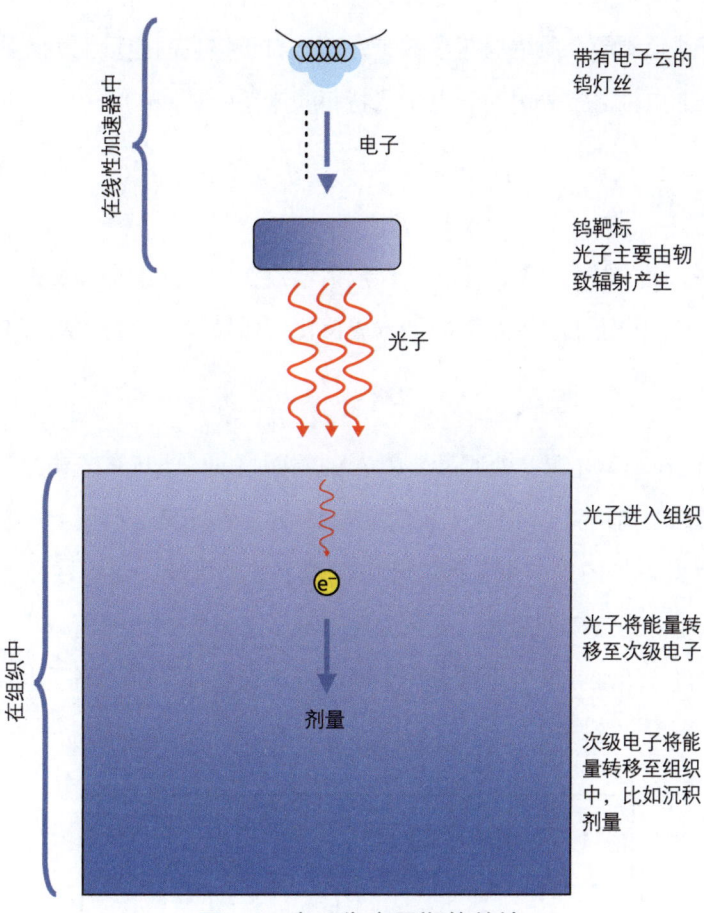

图2.8 光子生命周期的总结

2.6.1 路径长度

这是电子穿过介质时经过的绝对距离。

2.6.2 射程

这是带电粒子在物质中能量沉积的距离。有效射程是带电粒子束的最大穿透深度。例如,单能质子的路径长度和射程都非常相似,因为它们不经历广角散射,表现出明显的布拉格峰(见第3.3.1节)。然而,单能电子会发生大量的广角散射。虽然电子的路径长度可能是相似的,但电子束的射程很可能不同,这取决于介质的材料和电子携带的能量。

2.6.3 阻止本领

阻止本领描述了介质阻止电子(或任何带电粒子)的能力,是电子沿其路径损失能量的速率。它与带电粒子的碰撞型和辐射型相互作用都相关。阻止本领的单位是焦耳每米(J/m)。阻止本领除以介质的密度，则得到单位质量的介质的阻止本领（J·m²/kg）。

2.6.4 传能线密度（LET）

传能线密度（LET）是能量沿着粒子行进路径沉积的速率。与阻止本领不同，与粒子的种类相关。LET 定义了沉积在粒子路径周围介质中的能量数量，而与粒子损失的能量无关。因此，传能线密度只涉及碰撞型相互作用。LET 单位通常表示为千电子伏特每微米（keV/μm）。

2.7 平方反比定律

平方反比定律是一个简单但很重要的定律，在放射治疗物理学的多个领域都有所应用。该定律指出辐射源的剂量率（或剂量）与距辐射源距离的平方成反比。如果剂量率为 DR，距离为 d，则：

$$DR \propto \frac{1}{d^2}$$

如图 2.9 所示，关注在距离光源 d 处通过面积 A 的辐射强度。当远离光源时，光束发散。根据相似三角形的基本概念，当移动到距离 $2d$ 时，光束的面积是 4A。在距离 $3d$ 处，光束的面积为 9A。可以认为，在距离 d 处穿过面积 A 处的光子束必须展开以覆盖更多的区域，使得在任意点处的光束强度、剂量率或剂量都相同地减小。当远离光源时，光束强度按照距离平方的增加而减小。同样的，如果靠近至辐射源，则剂量率和剂量会增加。这可以通过用手电筒照射墙壁来证明，当手电筒移动得更远时，照射在墙壁上的光束会变得更大、更暗。

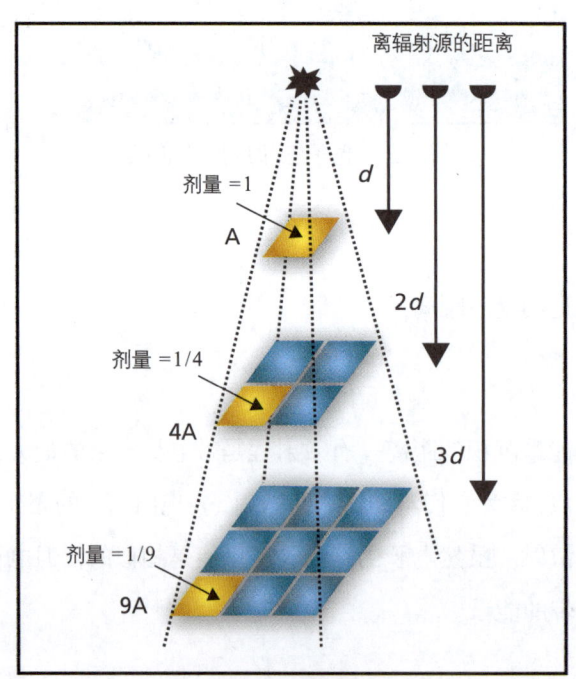

图 2.9　平方反比定律

如果辐射源和测量点都在空气中，则这个定律能被精确地测量。但是如果光束行进路径上存在任何密度更大的能够削弱光束的介质，则需要单独考虑。该定律通常应用于已知某一点的剂量率，而想知道另一点的剂量率的情况。例如，如果距离辐射源 10 cm 处的剂量率为 2 Gy/min，那么当移动到 20 cm 处时，剂量率会是多少？

$$\frac{DR_2}{DR_1} = \frac{d_1^2}{d_2^2}$$

如果 DR_1=2 Gy/min，d_1=10 cm，d_2=20 cm，则 DR_2=0.5 Gy/min。

关于焦点 - 表面距离（FSD）和辐射源到表面距离（SSD）的简述。请注意，从辐射源原点到患者体表的距离通常被称为焦点 - 表面距离（FSD）。当辐射是由加速电子产生时，通常会使用这一术语。此时，加速电子会停止在一个靶标中，辐射从被称为焦点的地方产生。如果辐射来源于放射性同位素（或辐射源），如钴机器中的放射性同位素（或辐射源）（见第 11.5 节），则使用辐射源到表面距离（SSD）这一术语。实际上，FSD 和 SSD 是同一概念，都是指从辐射源到患者体表的距离。

> **译者注**：本章介绍了光子的产生方法及其与物质间的相互作用。X 射线（光子）是最常见的放疗手段，肿瘤放射治疗重点关注物质吸收辐射能力以达到控制肿瘤的方式，理解本章内容是制定放疗计划的基础。

第 3 章　粒子：电子、质子和中子

Andrew Morgan, Andrew Nisbet　著

3.1 导论

绝大多数放疗设备采用兆伏级光子进行放射治疗，其物理原理已在本书其他章节进行讨论。兆伏级光子与组织中原子外层电子发生相互作用，产生康普顿散射，并将能量转移给电子。这些电子移动穿过组织，会对大部分生物组织造成损害。在粒子治疗中，无论是电子、质子、中子还是碳离子，粒子本身直接破坏组织分子，或者将能量传递给组织中的电子。利用电子束进行放射治疗已使用多年。电子束可用于治疗浅表肿瘤，并对距体表较深的正常组织不会产生潜在损害。其原因是，当入射光子束超过了最大剂量的深度时，其深度剂量会迅速下降。

利用质子束和碳离子束治疗癌症，已引起业内关注。质子束与碳离子束具有独特的深度剂量特性，相比于利用光子进行适形放疗的方法，其可能会带来更少的正常组织照射。快中子束中的高能中子，曾被用于放疗。但该方式会产生不可接受及无法预料的不良反应，因此被弃用。然而，高能光子束在放射治疗中会产生高能中子，因此需要考虑它们之间的相互作用。采用热中子的硼中子俘获疗法，也一直是许多临床研究的主题。电子、质子和碳离子都是带电粒子。中子不带电，但可以与材料中的原子核相互作用，产生具有潜在破坏性的带电粒子，因此这些粒子与本章讨论的内容均相关。质子可以被认为是去除了电子的氢原子核。碳离子需要去除碳原子中 6 个电子才能获得。

带电粒子通过介质时会损失能量，损失的能量被介质吸收，致使介质中的细胞 DNA 被破坏，从而导致细胞凋亡。基于此原理我们获得了一种治疗肿瘤的潜在手段，但欲速则不达。因此我们需要更加详细地研究这种相互作用的过程。非带电粒子，如 X 射线、γ 射线和中子，损失能量的方式与带电粒子不同。光子和中子可以在没有相互作用的情况下穿过物质，且无能量损失。当它们确实失去能量时，往往是通过一个或多个离散相互作用来损失能量。例如，一系列的康普顿效应或光电效应。

然而，带电粒子自身拥有电场，因此几乎每一个经过带电粒子的原子，它的电子或原子核与带电粒子均会发生相互作用。这种相互作用通常被称为库仑相互作用。因法国物理学家夏尔·奥古斯丁·德·库仑（Charles Augustine de Coulomb）在 18 世纪 80 年代首次描述了带电粒子之间的作用力，故以其姓名命名了这种相互作用。在没有相互作用的情况下，非带电粒子穿过一层物质的概率很小，但依然可能发生。带电粒子在没有相互作用的情况下通过一层物质的概率为零。一个 10 MeV 的电子在失去其全部动能之前，可能要经历大约 100 万次的相互作用。

下面用一个简单的模型来说明带电粒子和原子之间最重要的相互作用类型。在这个模型中，原子核

外电子存在于稳定的能量状态中,其特征在于原子核周围的离散能级(如第 1 章所讨论的)。

3.2 带电粒子相互作用的类型

带电粒子穿过介质时,主要通过 3 种相互作用方式损失能量。相互作用的方式主要取决于入射带电粒子的能量及其与原子或原子核的距离(图 3.1a)。考虑原子的半径是 a,带电粒子与原子核的最近距离是 b,也称为碰撞参数。需要注意的是,下面例子中,电子被视为入射带电粒子。E 是入射带电粒子的能量,ΔE 是原子核外电子损失的能量。

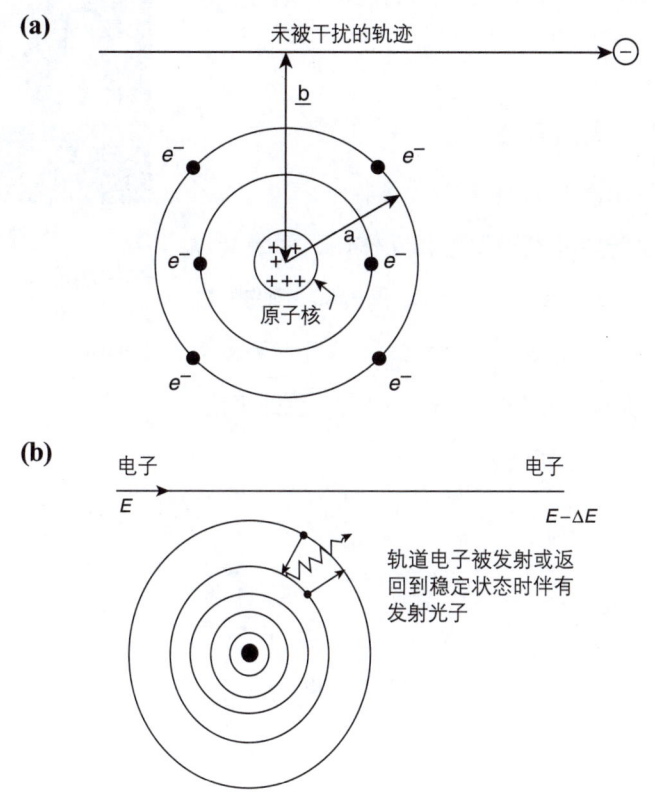

图 3.1 (a)碰撞参数与原子的关系;(b)软碰撞的简单表示法

经许可转载自 Attrix, F. H. (2004) 'Introduction to Radiological Physics and Radiation Dosimetry' Fig. 8.1, p. 161. London: Wiley, VCH

改编自 Klevenhagen, S C (1985) 'Physics of Electron Beam Therapy', Fig 2.1a, p. 38. Bristol: Adam Hilger

3.2.1 软碰撞(其中"b"大于"a")

如果电子穿过原子的距离大于原子半径(图 3.1b),则可能发生相互作用的机制有 2 种:①原子核外电子被激发到更高的能级,电子从高能级返回基态,发射光子;②原子的价层电子被激发电离,净效应是几个电子伏特的能量转移到介质。

由于库仑力的作用,相比于发生碰撞,带电粒子与单个原子具有较大的最近距离 b 的概率会更高,因此软碰撞是带电粒子与物质相互作用中最常见的类型。

光在真空中的绝对速度是 3×10^8 m/s。然而，光在水及其他介质中的速度 $< 3 \times 10^8$ m/s。虽然高能带电粒子在真空中的速度不可能比光速快，但在某些介质中高能带电粒子可能比减速后的光速快。如果介质是透明的，那么在软碰撞中高能带电粒子消耗的一小部分能量被介质吸收会发射出一种相干的蓝白色辐射，称为切伦科夫辐射。切伦科夫辐射损失的能量不到软碰撞损失能量的 0.1%。切伦科夫辐射是导致眼部附近接受放疗的患者偶发视力障碍的原因之一（图 3.2）。高能电子通过玻璃体可以产生切伦科夫效应。

3.2.2 硬碰撞（"b"大致等于"a"）

当电子与原子的最近距离 b 近似等于原子半径 a 时，入射电子更可能与其中一个原子核外电子发生相互作用，后者会以显著的动能从原子中射出（图 3.3a）。这个过程被称为硬碰撞。射出的原子电子被称为德尔塔射线（或 δ 射线）。虽然硬碰撞比软碰撞发生概率低，但是碰撞损失的能量比例大。总的来说，硬碰撞与软碰撞损失的能量基本相同。

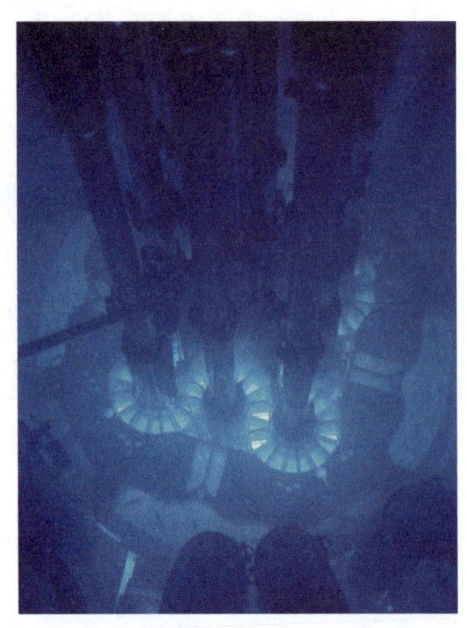

图 3.2　充满水的冷却池中的核反应堆产生切伦科夫辐射

经许可转载自 Argonne National Laboratory, Illinois

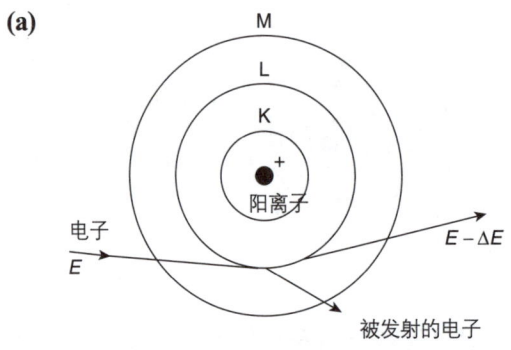

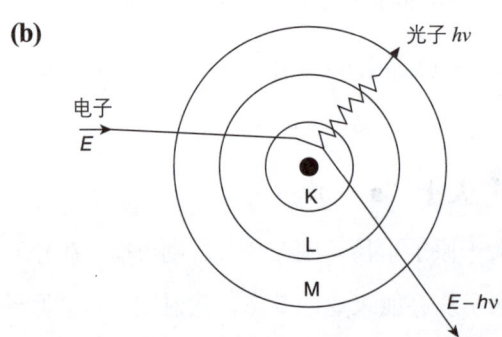

图 3.3　（a）硬碰撞示意图；（b）与核电场的相互作用

经许可转载自 Klevenhagen, S C (1985) 'Physics of Electron Beam Therapy', Fig 2.1b, p. 38. Bristol: Adam Hilger

经许可转载自 Klevenhagen, S C (1985) 'Physics of Electron Beam Therapy', Fig 2.1c, p. 38. Bristol: Adam Hilger

当原子内层电子被电离时，原子会射出特征 X 射线或俄歇电子，这可能导致初级粒子的能量在其运动路径上进行沉积。俄歇电子是特征 X 射线被轨道电子捕获后从原子中释放的产物。

3.2.3 与核电场的相互作用

如果入射带电粒子与原子的最近距离 b 远远小于原子半径 a,则带电粒子主要与原子核发生相互作用。当入射粒子是电子时（见图 3.3b），大约 95% 的情况下，与原子核的相互作用是弹性碰撞。弹性碰撞使电子路径改变，并且可能会损失少量但可以忽略不计的能量。当电子与原子核相互作用引起弹性碰撞，电子的方向改变，但能量损失不显著，所以这不是一种将能量转移到吸收介质的机制。它是电子散射的重要方式，特别是在原子序数 Z 较大的材料中，是电子沿曲折路径运动的主要原因。

在其他情况下，电子与原子发生非弹性碰撞。在原子核附近穿过的电子，因原子核库仑力的作用，可能偏离原来的路径而损失能量。当带电粒子经过原子核附近时，它会发生偏转和减速。从而导致带电粒子部分动能被解离出来，表现为能量为 hv 的光子（见第 1.4.5 节）。通过释放光子，带电粒子可能会失去高达 100% 的动能。这个过程被称为韧致辐射，在德语中是"制动辐射"的意思。韧致辐射发射光子的能量可覆盖整个能量谱，最大能达到入射带电粒子的初始动能。辐射相互作用发生的可能性取决于辐射物质的原子序数的平方（Z^2）。同时，还与粒子质量平方成反比，因此除电子外，该因素对于其他带电粒子均不重要。

应该注意的是，除了放射性同位素产生的光子束外，用于放射治疗的所有光子束都是通过将电子加速到高速，然后突然使电子停下，以获得韧致辐射光子（见第 2 章）。

3.3 阻止本领

带电粒子通过介质时失去能量的速率称为阻止本领。阻止本领的单位是焦耳每米，通常用 dE/dX——能量损失率随行进距离的变化来表示。阻止本领有碰撞（由于软碰撞和硬碰撞）和辐射（由于韧致辐射）两种成分。对于放射治疗中遇到的电子能量，软组织中的辐射损失约为碰撞损失的 1%。韧致辐射型相互作用可能发生在组织中，但对患者来说不是重要的剂量来源。

dE/dX 被称为线性阻止本领。"质量阻止本领"这个术语，通常用于辐射剂量学，指的是线性能量除以射束通过介质的密度。

3.3.1 dE/dX 随 X 的变化规律

单个带电粒子的阻止本领 dE/dX 与运动距离 X 的经典关系曲线如图 3.4 所示。这种类型的图代表了每种带电粒子的能量损失模型，而不只是质子。它的特点是当带电粒子进入介质后立即具有一个相对较低且恒定的能量损失率。然而，在其路径的尽头，能量损失率急剧上升，然后下降到零。曲线中的这个峰被称为布拉格峰，是由威廉·亨利·布拉格（William Henry Bragg）在 1903 年发现的。描述下方曲线的数学方程相当复杂，但从几个要点出发，可以清楚地说明带电粒子能量损失模型。

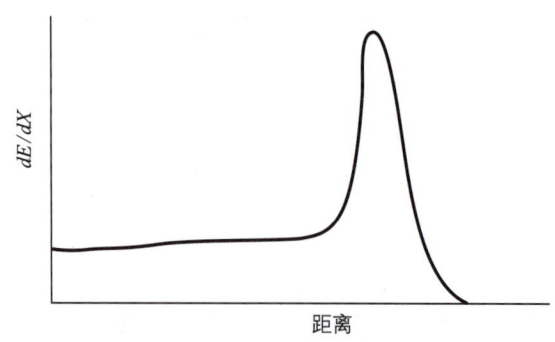

图 3.4　带电粒子能量损失随距离的变化而改变

随距离变化的能量损失率（dE/dX）：①与带电粒子电荷的平方成正比，所以一个带电荷为 +2 的 α 粒子失去能量的速度是带电荷为 +1 的质子的 4 倍；②与带电粒子速度的平方成反比，当粒子速度减慢时，能量损失率增加，这与上面的图形相吻合；③与带电粒子的质量无关，这意味着对于具有相同能量的粒子，质子的能量损失率与电子的能量损失率相同，因为两者都带有 1 个单位的电荷。

图 3.5 显示了电子束和质子束的吸收剂量随深度变化的模型。曲线特征看起来完全不同，但每种类型的粒子能量损失的模型完全相同，如图 3.4 所示。该现象的原因主要与每种粒子的相对质量有关。当电子与其他具有相同质量的电子发生相互作用时，很容易被散射。许多电子束最终会沿着原来的方向行进，因此整个电子束没有明确定义的布拉格峰。然而，质量比电子大近 2000 倍的质子却不容易偏转，因此可以看到一个明显的布拉格峰。把一个电子看作一个乒乓球，想象一下把一个乒乓球射向其他乒乓球的集合，原始的电子不太可能在不偏离路径的情况下穿过集合。如果把一个质子当作一个保龄球，把它射向同一批乒乓球，则很容易想象它会以最小的路径偏差穿过它们。

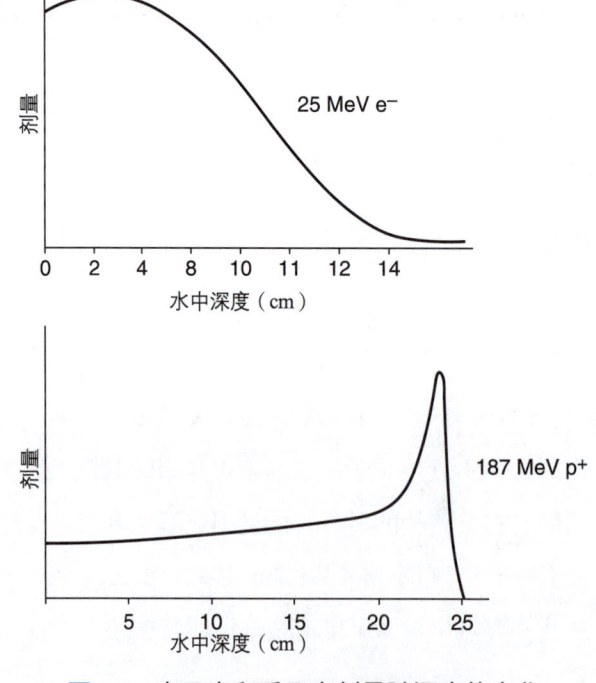

图 3.5　电子束和质子束剂量随深度的变化

3.3.2 物理学与生物学结合时有限阻止本领

本节主要描述放射治疗物理学和放射生物学间的交叉知识，用于阐明微观水平的能量沉积。

我们已经证明，带电粒子通常在大量的微小相互作用中损失能量，每个微小的能量损失可通过软碰撞传递给原子核外电子。该方式称为近似连续减速（CSDA）。带电粒子以这种方式损失的能量可以被假定转移到介质中并被局部吸收。也就是说，在带电粒子穿过介质的轨迹的一小段距离内，会靠近感兴趣的靶区，如 DNA 碱基对。然而，当涉及辐射损失和涉及产生 δ 射线的相互作用时，情况会变得复杂。辐射损失产生光子，这些光子将在远离相互作用点很远的地方沉积能量。δ 射线是高能电子（因此不是真正的射线）。这些电子是通过硬碰撞将大量能量转移给原子核外电子而产生的。原子核外电子能够传播一段距离，并在远离碰撞起点的地方产生电离作用。

因此，一个带电粒子在给定体积内沉积的能量可能会被高估，除非 δ 射线电离达到平衡；在这种情况下，对于每一个离开小体积物质的 δ 射线，都有一个 δ 射线进入该体积以补偿能量的损失。常规 δ 射线电离平衡是无法达到的。带电粒子损失的能量不一定等于局部沉积的能量。辐射损失和 δ 射线可以通过使用所谓的限制碰撞阻止本领来计算，通常简称为有限阻止本领，此参数可以用来确定局部沉积的能量。若忽略辐射损失，只考虑碰撞损失（包括一些 δ 射线），那么碰撞损失会传递一定量的能量，这些能量将沉积在相互作用点附近，如图 3.6 所示。

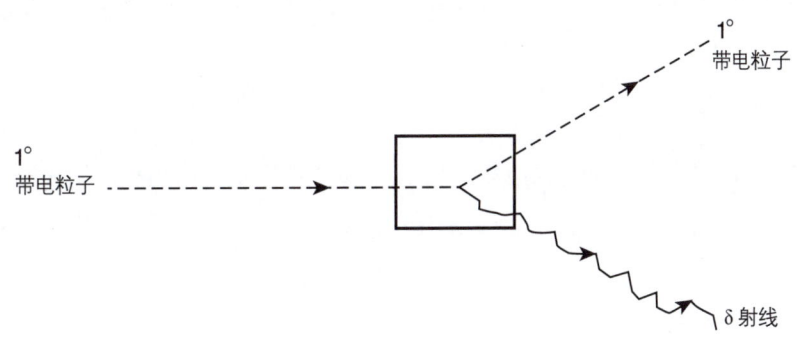

图 3.6 由于产生 δ 射线而造成小体积的能量损失

放射生物学家称有限阻止本领为传能线密度（LET）。LET 代表所有碰撞相互作用的阻止能力。在计算 LET 时，需要考虑所有的碰撞相互作用，包括 δ 射线的产生，直到指定的截止值。然而，在实际计算中，我们假定产生的光子将与远离辐射相互作用点的另一个电子相互作用，因此忽略了辐射相互作用的影响。关键需要认识到，阻止本领代表一个带电粒子在物质中失去的能量，而 LET 代表这些能量在物质局部区域的吸收情况。

虽然电离辐射与物质的相互作用方式相似，但不同类型的辐射在损伤生物系统方面的有效性上存在差异。影响辐射相对生物效应的关键因素是其路径上电离和激发的分布。LET 这个术语用来描述激发和电离事件。LET 表示粒子在单位射程长度的平均能量损失，单位为千电子伏特 / 微米（keV/μm）。

根据图 3.4 所示曲线的形状可以看出，粒子的 LET 会随运动距离的变化而变化。在通常情况下，

LET 值代表粒子随距离变化产生能量损失的平均值。LET 给出了单位射程的平均能量损失。带电粒子路径上能量损失的变化导致人们对 LET 的实用性提出了质疑。然而事实上，相比于不同辐射方式的能量沉积特性，LET 仍然是具有一定使用价值的方法。

不同出版物给出的 LET 值可能会不同，但以下数据可以作为代表性参考。所有引用的数据均以千电子伏特/微米为单位。动能为 10 keV 的电子束的 LET 值为 2.5，而动能为 1 MeV 的电子束的 LET 值为 0.2。请记住，能量越大，移动距离越远，所以给定粒子类型的平均 LET 值会随着动能的增加而减小。能量为 10 MeV 的质子束的 LET 值约为 5，而能量为 100 MeV 的质子束的 LET 值约为 0.5。

由于速度和电荷依赖于 dE/dX，相对较大且移动较慢的 α 粒子将更快地失去能量。例如，钋 -210 释放 5.3 MeV α 粒子的 LET 值几乎为 50。中子自身不能直接发生电离，但它们可能导致原子核分裂，从而产生具有相应高 LET 的带电荷粒子碎片。α 粒子具有高 LET，对正常组织能造成严重损害，同时与骨肿瘤治疗相关。因此，人体对 α 放射性同位素的吸收引起了极大关注。

镭与钙的摄取方式相似，很容易被骨组织吸收，并在骨组织中沉积，辐射骨髓和其他组织。1917 年，美国镭公司开始生产一种名为"Undark"的含镭涂料。顾名思义，这种涂料能在黑暗中发光。该公司雇佣了数千名员工，主要是女性，并将 Undark 涂在她们手表的指针和表盘上。员工被鼓励通过舔笔尖来保持所画线条和字符的清晰度，因此，员工定期不断地摄入少量的镭。之后，大量员工出现了严重的健康问题，包括贫血和下颌骨坏死，导致牙齿脱落。许多人后来发展成了肿瘤。

3.4 中子

中子不带电，因此它们不会直接引起电离。但它们很容易与原子核相互作用，并能通过撞击引发质子和其他核碎片的运动。光子与物质的相互作用几乎总是会产生高能电子，但中子与物质的相互作用是高度复杂且不易分类的。中子相互作用有几种结果，但有 2 种过程最为常见：①弹性散射：中子与原子核整体相互作用。原子核获得动能并通过介质反冲。原始中子失去能量，偏离原有轨道。当目标原子核较轻时（如氢原子）能量转移最大。②非弹性散射：非弹性散射被认为发生在中子被原子核吸收时，而不是被原子核散射。这里的情况开始变得有些复杂。原子核会变得不稳定，可能发生几种不同的现象，使其重新回到一个更稳定的状态。它可以发射出 1 个或多个中子，这些中子可以继续与其他原子核相互作用。它可能会射出质子、α 粒子或更大的核碎片，这些都具有高传能线密度（LET），在人体中沉积大量能量并造成相当大的正常组织损伤。原子核还可能为了返回到低能量状态而释放 1 个高能光子。

20 世纪 70 年代和 20 世纪 80 年代在进行了一些不成功的临床试验后，除了仍在开展的硼中子俘获治疗，已不再使用中子束。然而，临床光子束治疗可能会受到中子污染的影响。这是为什么呢？以下是关于光子束的中子污染。

医用光子束是通过阻止高能电子而产生的（参见第 2.3 节中的韧致辐射）。电子束的能量越高，产生的光子束的能量就越高。正如在第 1 章中所讨论的，质子和中子在原子核相结合，结合能约为每核 8 MeV。如果 1 个能量高于 8 MeV 的光子被原子核吸收，便会有 1 个中子被射出，这个过程称为光核相互作用。这种相互作用主要发生在重核，如治疗机头部的重金属（钨和铅）与临床中能量超过 10 MV 的光子之间。

在实践中，这个问题主要限于 15 MV 以上能量的光子束，但在 10 MV 的光子束中也可以检测到中子。这是放疗科可能面临的一个问题，原因有两个：首先，从治疗机中逸出的中子会在治疗室外造成辐射防护安全的问题。其次，直线加速器（linac）内的金属吸收中子，会使这些金属具有放射性（见第 1 章）。因此，从工作人员的安全角度来说，对装有高能光子治疗装置的治疗室进行充分的中子泄漏屏蔽至关重要。中子吸收后，高能光子的发射不是瞬间发生的。这种"诱导放射性"可能会在高能光子治疗结束后仍会持续几分钟，这意味着进入治疗室的工作人员可能会暴露在低强度的高能光子场中，因而会造成辐射防护安全问题。

如果遇到的技术问题需要拆卸治疗机头部，则辐射暴露问题会更加明显。直线加速器靶区附近的诱导放射性很高，为了降低维修人员的剂量率达到可接受的水平，可能意味着需要延迟若干个小时，维修工作才能开始。

3.5 较重带电粒子治疗的原理

3.5.1 质子

如前所述，所有带电粒子的能量损失率都呈现特定的形状，即以布拉格峰终结。

质子通常以与电子相同的方式向介质传递能量。如前所述，带电粒子将与原子核外电子发生软、硬相互作用，这是能量损失的主要因素。辐射相互作用对质子来说是普遍存在的，不会像电子那样发生广角散射，但由于与原子核的库仑力相互作用，可能发生窄角散射。与中子一样，质子也可能与原子核发生非弹性碰撞，导致较重的核碎片被射出。

质子不容易偏离它们的路径，因此在深处会保持有特征性的布拉格峰。高度局部化的剂量沉积模式和对正常组织的最小照射剂量，在放射治疗方面非常具有价值。因此，质子束对于放射治疗具有重要的用途。然而，对于单一能量的质子束，布拉格峰过于狭窄，不能在临床上使用。虽然我们希望避免辐射到正常组织，但错过靶区是不能接受的。

实现这一目标有 2 种主要方式，这取决于产生质子束的方法。从图 3.7 中可以看到，布拉格峰可以展开成一个平台。最大峰值代表束流的最高能量。较低的峰值代表来自不同强度的较低能束流的贡献，当它们加在一起时便产生了平台，这意味着相当厚的肿瘤可以被完全照射。

当无法在产生点改变束流能量时，可通过在束流中置入一个带有开放窗口的可变厚度的转轮来改变照射患者的束流能量（图 3.8）。当束流穿过转轮的开放位置时，照射到患者的质子处于最大能量。当它们通过轮子最厚的位置时，就会失去能量。

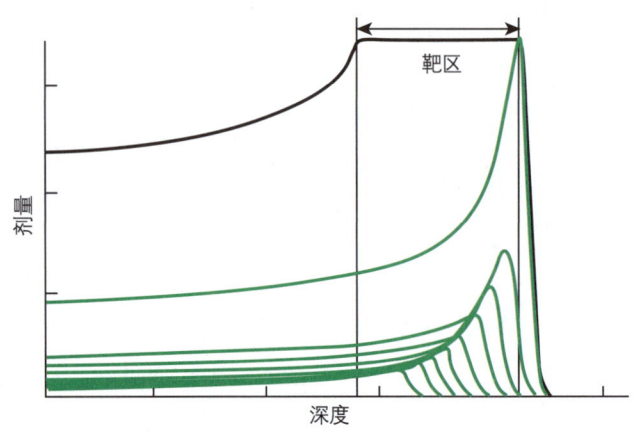

图 3.7 展开质子布拉格峰以覆盖靶标

转载自 Tony Lomax, Paul Scherrer Institute, Switzerland. Available at www.aapm.org/meetings/03SS/Presentations/Lomax.pdf

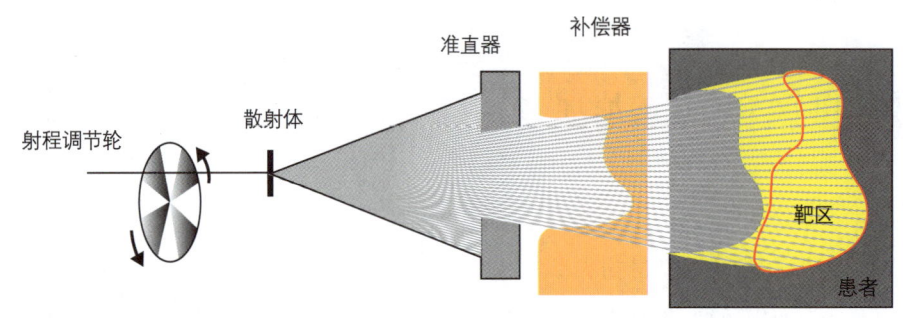

图 3.8 使用被动散射器和补偿器使剂量符合远端肿瘤极限

转载自 Tony Lomax, Paul Scherrer Institute, Switzerland. Available at www.aapm.org/meetings/03SS/Presentations/Lomax.pdf

因此，离开准直系统的束流是包含不同能量的混合束，其最大与最小能量差值与靶区肿瘤厚度相关。不过，此时的束流调制尚未完成。虽然旋转轮实现了能量展开，但尚未完成射束对肿瘤的适形。由于肿瘤远端通常邻近危及器官，需要在该区域快速降低剂量。为此，需在射束路径中置入补偿器，该装置通过随深度变化的轮廓调整，使剂量分布与靶区形状相匹配。

这种产生方法有一个主要的缺点。虽然剂量可以符合远端靶区的形状，但覆盖靶区最厚部分所需的能量分布不能横向改变，这意味着如果肿瘤厚度在束流横向上发生改变，通常在靶区近端处的正常组织将受到高剂量照射，如图 3.8 所示。

随着新技术的发展，系统能够提供更好的束流能量控制，不仅可以实现窄质子束通过扫描方式照射肿瘤，还可以根据所需的深度改变能量来治疗大肿瘤。这项技术被称为点扫描或主动散射。通过在整个体积中移动射束，将更适形的剂量输送到靶区体积的近端。

与传统形式的光子放射治疗一样，在治疗过程中需要考虑患者和器官的运动。点扫描 [也称为质子调强治疗（IMPT）] 提供了更多适形剂量的潜力，但是在治疗过程中患者体位或器官会发生运动，该方法也存在遗漏肿瘤的风险（图 3.9）。被动散射宽射束的多仓门方式降低了适形性，同时降低了运动靶区脱靶的风险。然而，最近使用点扫描质子束的门控治疗技术（见第 9.11.1 节）已经完成开发，目前所有新治疗装置都是采用点扫描形式。研究表明，被动散射产生的束流比点扫描产生的束流具有更高的中子污染，因此被认为不太适用于儿科肿瘤的治疗。

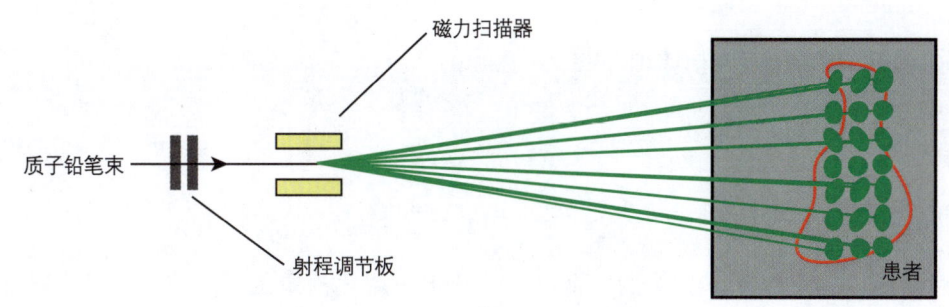

图 3.9　质子束点扫描示意图

转载自 Tony Lomax, Paul Scherrer Institute, Switzerland. Available at www.aapm.org/meetings/03SS/Presentations/Lomax.pdf

3.5.2 碳离子

碳离子在癌症治疗中也具有潜在的意义。由于碳离子重量约为质子的 12 倍，故相比于质子，其横向散射更小，半影更窄。但是，碳离子沉积的剂量不像质子那样在布拉格峰后迅速下降。这是由于核碎裂在这些核反应中会产生较轻的离子，离子虽较轻但具有较大的穿透力，因此在布拉格峰的远端产生了剂量拖尾。

> **译者注**：除光子以外，放射治疗也会使用某些带电粒子与中子。它们与物质相互作用的形式与光子不同，有其相应独特的治疗优势。了解本章原理有助于理解不同种类辐射的优势与劣势，帮助放射肿瘤医生选择最合适的治疗方法。

第 4 章 信息技术在放射治疗中的应用

Niall MacDougall, Andrew Morgan 著

4.1 导论

本章将讨论现代放射治疗（RT）的整个过程，从将患者数据录入医院信息系统、定义放疗目标、制定放疗计划、实施放疗成像，到治疗结束和最终随访，全方位阐述放射治疗与医院信息化的结合应用。本章将解释 DICOM、IP 地址、数据库和云等常用术语的具体含义，还将说明现代放射治疗信息技术系统的可能性和益处，同时展示人们在实际应用过程中因为疏忽可能遇到的风险。本章还为书中出现的所有信息技术（IT）概念提供了简单的参考说明。

4.2 计算机，谁需要它们？

现代放射治疗（RT）部门离不开信息技术的支持。即使追溯到 20 世纪 90 年代初，放射治疗计划制定和实施过程中使用的大部分数据仍然需要手动输入计算机系统。其治疗计划系统生成的数据大多都需要打印出来，然后再由人工输入直线加速器。这个过程不仅耗时费力，还极易出错，而且限制了患者在治疗中可以使用的数据量。直到 20 世纪 90 年代中期，随着多叶准直器的引入以及计算机断层扫描（CT）图像在治疗计划中的广泛应用，这种情况才得以好转。计算机性能的快速提升进一步推动了放射治疗领域的革新，使得大量数据得以调用，并高效地调用复杂的数学模型，从而可以高效地计算辐射剂量 [比如调强放射治疗（IMRT）、容积弧形调强放射治疗（VMAT）、图像引导放疗（IGRT）]。目前，计算机技术的最新发展已融入放射治疗领域，借助人工智能（AI）的应用，实现了在线自适应治疗和计算机辅助轮廓勾画。

计算机无处不在，如影像检查技术——磁共振成像（MRI）、CT、正电子发射断层扫描（PET）、超声等都依赖计算机生成图像。可以说，如果没有计算机的这种运算能力，以上这些影像检查技术也就根本无法实现。虽然生成图像是第一步，但是如何将这些图像从 CT 扫描仪传输至其他计算机并使其可以被读取，这俨然已经成为了一项新的挑战。在过去，CT 图像往往需要被打印到胶片上。阅片者能够通过胶片比较轻易地读取出患者的信息，如"患者姓名、住院编号"，并且通过胶片下方打印的断层图像能够获取所需要的全部信息。不过，我们也无需再赘述不再生成和存储这些胶片的益处。因为，任何在纸质和胶片档案部门工作过（或需调阅历史数据）的人，都深知其局限性。

如今，我们希望通过电子化手段以简化数据的访问，但整套系统的搭建却更为复杂。

计算机尚不如人类智能，无法可靠地区分患者姓名与住院编号等不同信息。此外，打印图像包含着

大量数据,需要庞大的电子储存空间来保存。因此,我们必须巧妙地设计,才能让这一系统实现高效运转。

4.3 数据通信

早在很久之前,通信就是人类亟待解决的一大问题。因此,能够简明而准确地传达信息的能力是非常重要的。正如两个人交流时必须使用同一种语言,同理,计算机之间的通信也必须使用类似的"语言"。并且,这种类比还可以进一步延伸——即使两个人使用同一种语言,不同地方的方言也可能会阻碍交流,从而导致错误的理解。

现在,试试带着这个类比想象一下,我们对计算机通信的理解将会变得更加容易。

在医学数字成像与通信(DICOM)出现之前,不同制造商的医疗设备使用各自不同的编程语言,导致设备之间无法通信。例如,如果将制造商 X 设备的 MRI 图像导入制造商 Y 的成像设备,制造商 Y 的设备将无法读取和显示制造商 X 的设备生成的图像。然而,DICOM 的出现解决了这一难题,实现了不同制造商的医疗设备之间的数据通信。

4.3.1 DICOM

DICOM 是一种结构化的电子信息通信方式。DICOM 文件是一种标准表格,包含与患者、医院和成像模式相关的所有详细信息。计算机在生成图像之前需要填写该表格(表 4.1)。如上文的例子,在引入 DICOM 之后,制造商 X 和制造商 Y 的成像设备将根据相同的方式(即 DICOM 标准)输入和输出数据,如此制造商 Y 的设备将能够读取并显示制造商 X 的设备生成的图像,从而实现数据互通。

表 4.1　DICOM 文件的简化示例

名称	数据
检查日期	20110404
模态	RT 图像
患者姓名	患者 A
患者 ID	123456
图像数据	

上图是一张经过计算机压缩处理的 CT 病理扫描图像，标记图像文件格式（TIFF）存储以节省空间。整个文件类似于一篇带有患者报告和图片的 Word 文档。

如果你对此感到惊讶，实在没有必要——因为其本质就是这么简单。值得注意的是，DICOM 标准包括了多种子类型，如果医疗设备声明"兼容 DICOM"是不够的，我们还必须确认兼容的到底是哪一种类型的 DICOM，保证兼容符合要求的"特定类型的 DICOM"。因为，这一差异极有可能会成为后续患者治疗的潜在风险源。至此，我们就已经把图像打包成了一个标准化数据包，下一步便是将其传输至放射治疗科。

现代成像技术生成的图像通常都采用 DICOM 格式。所有可能纳入放射治疗计划系统的图像类型（比如 CT、MRI、PET）均以 DICOM 格式存储。每种图像类型的标题略有不同。但是有了 DICOM，系统就可以理解标题的内容，并以正确的图像格式呈现给用户。

放射治疗系统中的 DICOM 格式包括 5 个主要子格式（见表 4.2 和图 4.1）。为了理解其应用场景，我们可以想象一下，如果一个放射治疗计划系统中存在一组 CT 图像，我们将如何对其进行处理。通常情况下，首要步骤是勾画轮廓，主要包括靶区以及危及器官。轮廓的勾画存在多种技术方法，具体细节在此不作赘述。关键在于最终要生成一组可用于设计治疗方案的轮廓数据，而此类轮廓数据集就可存储于名为"DICOM-RT（RT 结构集）"的专用子格式中。完成轮廓绘制后，计算机会生成包含一组 DICOM 图像和一个 DICOM-RT 的患者记录。这位患者记录包含了有关绘制轮廓的详细信息，包括轮廓数量、每个轮廓中的点数量以及它们的名称。接下来，在放疗计划中放置一些射束。这个过程会生成另一个名为放疗计划的 DICOM-RT 文件，其中包含每个治疗射束的详细信息，如名称、铅门设置、能量、监测单位等。完成射束定位后，计算机会进行剂量计算，并生成一个名为放疗剂量的 DICOM-RT 文件。该文件包含剂量计算矩阵的几何形状、剂量体积直方图数据等详细信息。在生成放疗计划过程中，计算机会生成一个名为放疗图像的数字重建放射影像。同时，使用电子射野成像设备拍摄的验证图像也会以放疗图像的格式生成。当放疗计划完成时，计算机会将这些文件发送至直线加速器控制系统。在患者接受治疗时，使用的治疗参数会被记录并与验证系统（R&V 系统）存储。同样，在治疗结束时，完整的治疗记录可以存储为放射治疗记录（表 4.2）。

表 4.2　放射治疗 DICOM 对象

DICOM-RT 对象	主要属性	示例内容
放射治疗结构数据集	患者解剖信息	计划靶区、危及器官、其他轮廓
放射治疗计划	使用医用直线加速器对患者进行治疗	治疗射束细节，如机架、准直器和治疗床角度；铅门和多叶准直器（MLC）位置
实时图像	放射治疗图像存储/传输	规划 CT、射野影像、锥形束 CT 等
放射治疗剂量	剂量分布数据	患者剂量分布（3D），剂量体积直方图
放疗治疗记录	患者接受治疗的详细信息	治疗日期和时间，传递的监测单位（MU），实际线性加速器设置

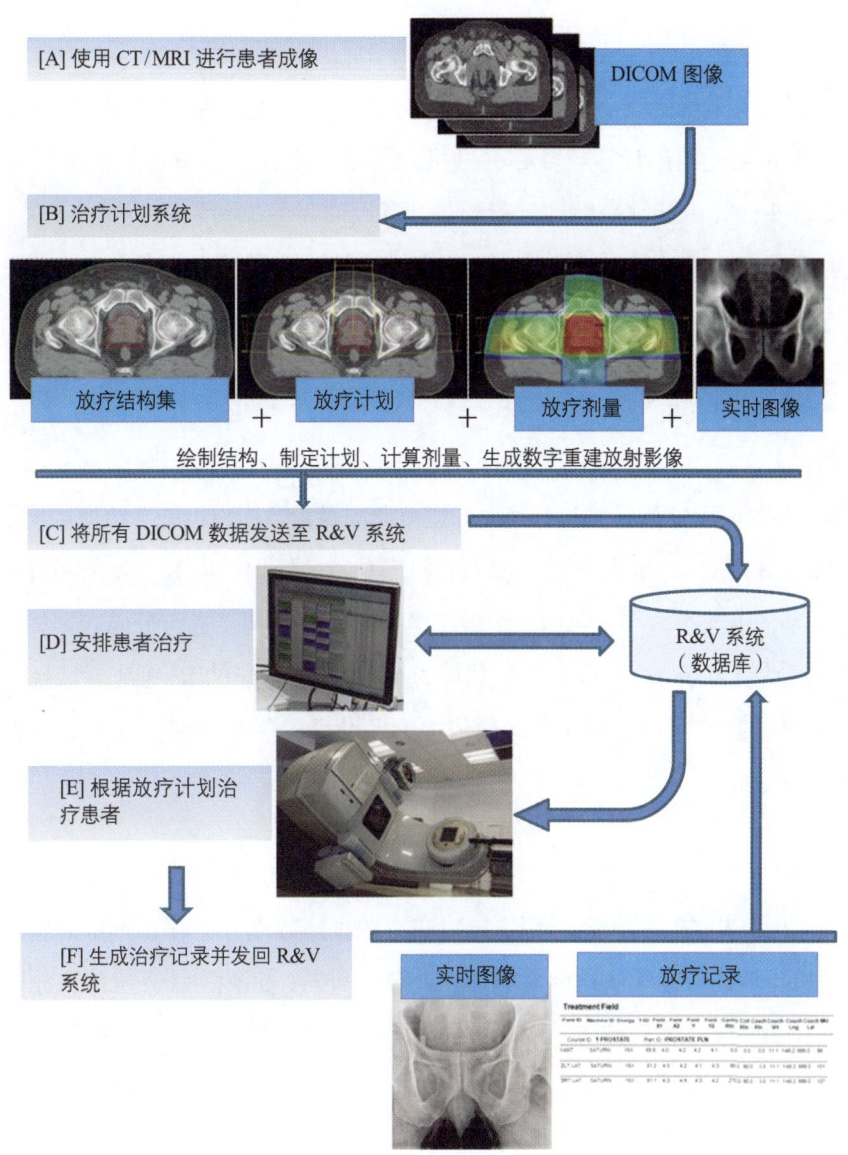

图 4.1　DICOM-RT 和放射治疗途径

4.3.2 记录与验证系统

记录与验证系统（R&V 系统）是一个包含各种软件的数据库，可以实现放射治疗中的许多功能。该系统最初的命名源于其用途，以记录医院提供的治疗并确保每天提供相同的治疗。然而，随着时间的推移，记录与验证系统变得更加复杂，不再仅用于记录治疗，而是具备了更多的功能，包括诊断、放疗计划、成像等，并且其功能仍在不断拓展。

综上所述，采用 DICOM 等国际标准的主要优势是实现患者数据的有效传输，延长患者数据的存储时效性。所有采用 DICOM 的设备制造商都提供备份和归档数据的机制。因此，如果患者在一家医院接受治疗后被转诊到另一家医院，在两家医院的设备都采用 DICOM 的情况下，患者的数据可以被不同医院的设备读取，为不同医院的医生制定新的放疗计划提供可靠的参考。

4.4 联网

一台单独的计算机（单机）有一定的用途，但是如果它可以与其他计算机进行通信，则其潜在用途将大大增加。一组相互通信的计算机被称为网络。网络的定义并没有最低要求的计算机数量，可以是 5 台或 500 台，这些计算机能够高效地进行通信，并及时将数据传输到需要的地方。在医院环境中，计算机通常通过物理网络（通常是电缆）连接。用电缆连接计算机的方法有很多，其中最简单的方法之一是使用集线器连接计算机。集线器是一个盒子，所有计算机的电缆都连接到该盒子上，使得计算机能够在彼此之间进行数据传输（类似于十字路口）。

4.4.1 IP 地址

为了进行数据传输，每台联网计算机都需要知道彼此的身份。用户可能会给他们使用的计算机起名为"规划系统"或"Linac 1 PC"，但计算机本身有着自己独特的标识，即 IP（互联网协议）地址。IP 地址通常是一个 12 位数字，由 4 组数字（每组 3 个数字）组成，使用句点进行分隔。例如，105.234.100.185。每组数字的取值范围必须为 0~255，这意味着共计约有 43 亿个可能的 IP 地址。每台联网计算机只能有一个 IP 地址，这样可以避免因重名而在网络通信中引发冲突和混乱。网络管理员的责任是为每台联网计算机分配唯一的 IP 地址。

4.4.2 数据存储

服务器是一种与网络相关联的设备。用户可以在本地存储数据，但存在一定的风险：①如果用户随后使用另一台计算机，他们可能无法访问之前正在处理的数据；②如果计算机出现故障，正在处理的用户数据可能会丢失；③如果计算机被盗，用户数据可能会泄露，甚至有患者数据被盗用的风险。

因此，常规操作是使用数据服务器。服务器可以理解为一种类似于台式计算机但规模比其更大的计算机。相比于台式计算机，它还具有一些额外的部件和功能。比如，当它的某一个组件发生故障时并不影响其使用，仍然能够继续运行。此外，服务器还搭载了支持多用户同时访问的专用软件。通过对服务器进行设置可以有效地解决前面提到的问题，原因如下：①所有用户都可以访问服务器；②服务器为其存储的数据创建多个副本，当其中一个副本发生故障，可以调取备份副本；③服务器位于访问受限的远程安全房间，将服务器被盗的可能性降至最低。

一个网络很可能有不止一台服务器，服务器旨在保护数据的完整性。大多数个人电脑只有一个硬盘用于数据存储。如果该硬盘发生故障，则存储在其中的数据可能会全部或部分丢失。然而，服务器具备独立磁盘冗余阵列（RAID）的架构，可以在至少两个独立硬盘之间复制和共享存储的所有数据。服务器控制器了解数据的存储位置，所以当其中一个磁盘故障时，可以轻松更换该磁盘，并利用其他磁盘中的冗余数据来恢复原本存储在故障磁盘上的数据。当然，如果有人窃取了整个服务器，这是绝对没有用的，所以为了防止整个服务器被盗导致数据丢失，服务器通常会存放在访问受限的远程安全房间。在某些情况下，当数据的重要性特别高时，可以通过将数据复制（镜像）到位于不同地理位置的另一台服务器上，以增加数据的安全性。

4.4.3 简单网络布局

介绍了网络的主要元素后，让我们来看看一个最基础的计算机网络是如何布局的（图 4.2）。

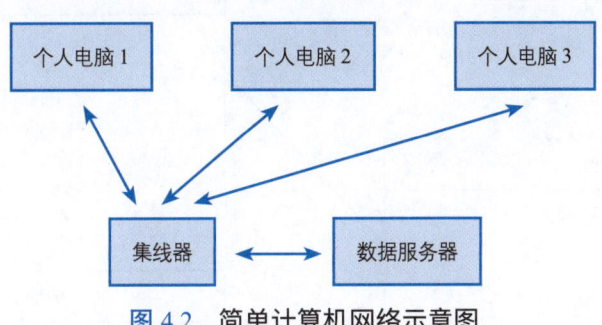

图 4.2　简单计算机网络示意图

图 4.3 展示了一个基础的放射治疗网络布局示意图。该网络包含以下步骤：首先，患者接受 CT 扫描，以获取必要的影像数据。随后，患者的 CT 扫描结果将被发送到医院的治疗系统中。在医院的治疗系统中，放射科医生会根据患者的 CT 扫描结果制定放射治疗计划。这个计划将作为患者放射治疗记录的基础，并会被发送到记录与验证系统中。在每次治疗的过程中，必要的直线加速器参数和剂量数据会被传输到放射科计算机上。任何治疗的修改或注释都可以添加到记录中，并存储在记录与验证系统中，以便未来使用。

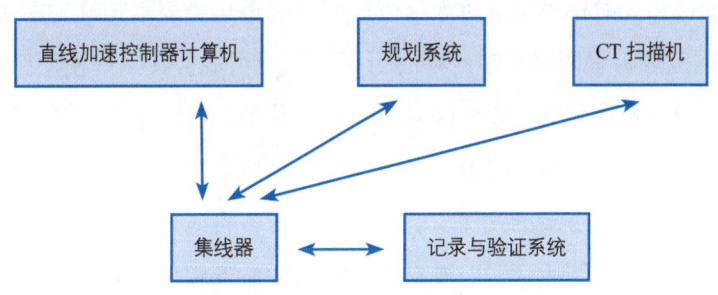

图 4.3　基础放射治疗网络布局示意图

需要注意的是，图 4.3 所示的是一个基础的放射治疗网络布局，而在较大的医院中，随着其他设备的添加，如射野成像设备、锥形束 CT 设备、CT、MRI 和 PET 扫描仪，放射治疗网络会变得更为复杂。然而，不论网络的复杂程度如何，其原理仍然相同。放射治疗网络上的每台计算机都拥有一个 IP 地址，以便实现与网络上其他计算机的通信。

4.4.4 云

随着医院和患者需求的增加，网络也在不断扩展（图 4.4），以便将记录与验证系统移动到不同的城市，甚至不同的国家。在这种情况下，放射科不再拥有自己的记录与验证系统服务器，而是选择付费使用其他运营商或个人的服务器,这就是所谓的"云",也就是别人的服务器。采用云计算的方法有利有弊,因此需要对其进行仔细评估。其中优势之一是可减少对现场复杂硬件的需求,避免了昂贵的硬件升级。然而,劣势之一是可能存在患者隐私泄露和数据非法访问的风险,这需要引起重视。

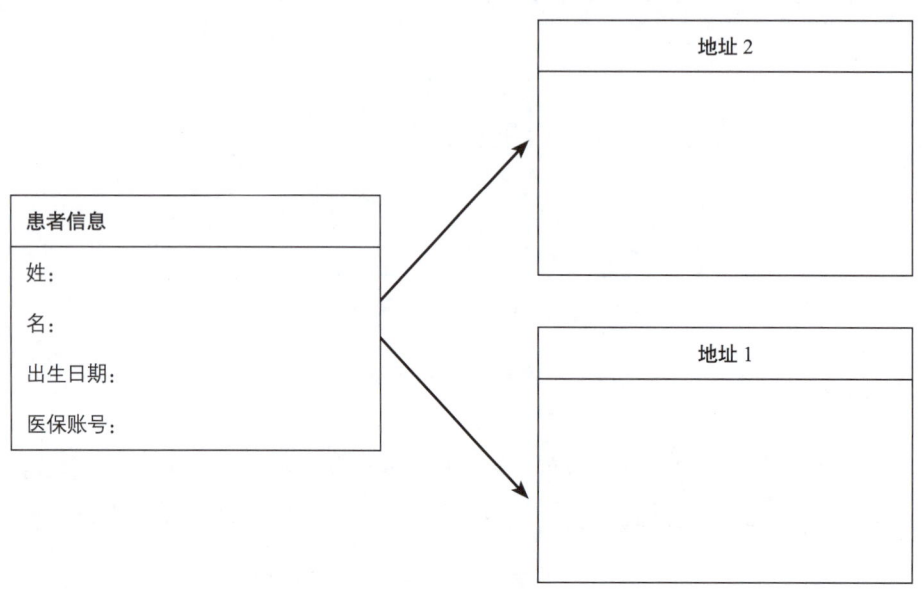

图 4.4 具有 2 个地址患者信息示意图

4.4.5 网络安全

医院的信息技术员和放射科医生都对计算机被网络病毒感染表示担忧。由于大多数计算机系统都使用 Windows 软件,因此成为了网络黑客潜在的目标。用户可能会在家中使用已经感染了病毒的计算机,并通过移动硬盘或类似设备将病毒传播到网络中。一旦其他人在网络上打开了这些文件,携带的病毒就会传播到其他计算机上。尽管大多数病毒可以很容易被防病毒软件识别,该软件会向用户发出潜在威胁的警告,但有些系统无法运行防病毒软件。例如,一些配备直线加速器的计算机和放疗计划系统为了避免由于软件安装可能导致的系统故障,而没有安装任何防病毒软件。因此,一些医院的计算机会安装防火墙。防火墙是一种位于医疗设备计算机和网络其余部分之间的保护系统,它通过许可和禁止的规则,允许计算机正常工作。同时,阻止病毒活动。此外,一些医院为了降低病毒感染的风险,还采取了禁用移动硬盘等措施。许多医院的计算机都曾经历过网络病毒感染,而大规模的网络病毒感染会导致患者治疗中断,严重情况下甚至会危及患者的生命。因此,采取各种手段保障网络安全对于放射治疗信息化来说是至关重要的。

4.5 患者安全

计算机技术在放射治疗(RT)中发挥了重要作用,其中一个关键因素是减少了转录错误(通过将信息仅存储于单一位置)。放射治疗数据的预处理过程涉及许多医务人员,他们可能需要在患者的治疗计划上添加新信息或修改现有信息。在放射治疗信息化之前，患者的安全治疗依赖于所有相关医务人员准确地手动录入和复制数据，一旦涉及大量数字，这将变得十分麻烦。然而，如果医务人员能够在放射治疗系统上生成患者治疗信息，并将其保存在其他医务人员和直线加速器都可以访问的服务器，则上述问题将得以轻松解决。而数据库正是解决这个问题的答案。

数据库的主要目的是以有序而不重复的方式存储信息。本质上，数据库是一种以尽可能最简单的方式存储大量相关数据的方法，能够准确记录并更新信息。传统意义上，每位患者都有一个纸质档案，档案中的每张纸上都贴有患者身份证号的贴纸，贴纸上包含患者独有的信息，如姓名、身份证号（ID）、地址等。医务人员可通过这些贴纸来识别患者并将患者数据归档。然而，当医务人员发现某位患者的ID一开始就被写错，并想要更正该患者档案中所有地方的患者ID时，传统方法显得力不从心。当然，数据库的出现解决了这一难题。

假设医务人员现在有一张记录患者ID的贴纸。首先，医务人员将这张贴纸上的患者信息录入计算机，并使用以下标识符生成唯一的患者ID：①唯一标识符（无法更改），如姓名、出生日期和医保账号。医务人员将这些信息一起存储在患者信息表中。②患者可以更改的标识符，如电话号码和地址。医务人员将其存储在地址表中。

然后，医务人员将两张表链接在一起，有时一个患者信息表可以链接两个地址表（见图4.4）。这是因为虽然一位患者只能拥有一个出生日期、姓名等，但其可以拥有多个地址、电话号码等。这些表根据同样的规则合并，这条规则就是一个关系，它构成了一个关系数据库。这个概念可以扩展到治疗过程（一位患者可以有多个疗程）、疗程阶段（一个疗程可以有多个阶段）等。通过数据库，医务人员只需对患者信息在一处进行存储和修改，则该患者的所有治疗计划、图像上的患者信息都将被修改，修改后打印出来的纸质报告都将显示正确的信息。

从这一个例子扩散，可能性将变得更大。数据库的应用实现了治疗信息的一键收集，可以追溯性地整合各类信息——从临床试验数据到工作量统计。但需要重点强调的是，在这个过程中，如果我们一开始就没有正确地录入信息，那么后期也将必然无法获取需要的数据。

有的人可能会抱着怀疑的态度质疑："这当然是一种理想状态——所有信息被集中存储，患者的治疗方案就不会因时间而改变，能够一直保持。但还有其他情况，比如存储内容有误呢？"

这是一个十分现实的问题。计算机固然能够确保信息的一致性，但临床工作人员还需要确保存储信息从一开始便准确无误。为此，在放疗患者放射治疗的过程中，通常设置了多重检查程序。无论治疗方案采用纸质记录还是电子化管理，这一原则都同样适用。

4.6 本章小节

本章旨在强调信息技术对于放射治疗的必要性和重要性，并尽可能消除放射科医生在面对信息技术问题时的一些恐惧心理。需要注意的是，尽管现有的信息技术使放射治疗变得更加完善，但放射治疗仍然面临许多未知的风险和挑战。

第 5 章　剂量测定：测量辐射剂量

Tony Greener, John Byrne　著

5.1 导论

准确测定剂量至关重要。剂量测定中的错误可导致肿瘤控制失败或不可接受的正常组织损伤。在临床试验中，假定观察到的反应是由特定剂量引起的，此时剂量的准确测定是至关重要的。尽管剂量测定很困难，但为了保证放射治疗的有效性，其准确度需要控制在 5% 以上。

辐射从辐射源发出，传播一段距离，然后与它所经过的物质相互作用，导致剂量沉积。当进行剂量测定时，从设备获得的数值是设备自身沉积能量的指示，而不是设备所在位置处的患者或介质中沉积能量的指示。了解如何将测量设备（探测器）的输出转换为介质中该点在探测器处本应传递的剂量非常重要。这可以通过学习吸收剂量、照射量和比释动能（kerma）的概念，以及它们之间的关系来理解，如下文所述。

5.1.1 吸收剂量

剂量学定义了电离辐射与其产生的效应之间的数值关系。这种效应将根据在给定质量的介质内沉积的能量多少而变化。同样，对于相同大小的沉积能量，如果能量沉积在较大或较小质量的介质内，则效应也会有所不同。吸收剂量的定义就是这些观察结果的简单表达。

吸收剂量的单位由国际辐射单位委员会（ICRU）（参见第 9.8.1 节）定义为每单位质量（m）吸收的能量（E）。

$$D = E/m$$

在国际单位制中，该值的单位是焦耳每千克（J/kg），并被赋予特殊名称戈瑞（Gy）。当规定剂量为 50 Gy 时，原则上也可以 50 J/kg 作为基本单位。与其他更显著的能量耗散相比，戈瑞很小。对于质量为 100 g（0.1 kg）的肿瘤，50 Gy 的总剂量导致的沉积能量仅为 $50 \times 0.1 = 5$ J。这仅与 1 kW 加热器工作 5 ms 的能量相当。受到辐射的组织温度会升高，但每戈瑞电离辐射的热效应非常小，常用的临床辐射剂量造成的组织温度升高一般低于 0.001 ℃（每戈瑞使水温升高 0.00024 ℃）。量热法，即测量这种温度升高的方法，尽管在技术上具有挑战性，但它是直接确定吸收剂量的唯一方法。该方法将在稍后讨论。肿瘤控制概率（TCP）和吸收剂量之间存在明确的关系（参见第 15.3.1 节），因此最好通过开具吸收剂量的处方来量化放疗的实施。

准确且可追溯的剂量测定对于保持单个部门内不同治疗设备之间的一致性，以及保持国内和国际不

同部门设备之间的一致性至关重要。临床试验和临床方案的采用默认依赖于剂量测定的一致性。

5.1.2 照射量

量化吸收剂量的方式取决于所涉及的辐射能量和可用于量化的技术。第一个定义的辐射量是照射量。这个概念依赖于将测量的电离事件的数量作为介质中沉积能量的指示。沉积的能量越大,剂量就越大。多年来,照射量的定义经历了多次细化,最新的定义是:

照射量的单位(X)被定义为 Q/m,其中 Q 是当质量为 m 的空气被光子辐射照射,释放的所有电子完全停止在空气中时,在空气中产生的离子(单一符号)的总电荷。

$$X = Q/m$$

在国际单位制中,照射量(X)的单位是库仑每千克(C/kg),其中库仑是电荷的国际单位。

照射量的定义特别提到空气作为产生离子的介质,离子被完全阻止并且仅涉及光子辐射。空气的有效原子序数(Z)(7.64)与水和软组织的有效原子序数(Z)(7.42)相似。当考虑在低千伏(kV)能量范围内的测量时,光电效应占主导地位(与 Z^3 成比例),这一点非常重要。

5.1.3 比释动能(Kerma):每单位质量释放的动能

所有剂量均由带电粒子(在本例中为电子)传递。光子需要激发电子来传递剂量,这个初始的作用称为比释动能。

光子不直接电离。它们不带有电荷,而是通过康普顿散射、光电效应,或电子对效应过程将能量转移到被照射的物质。这些相互作用会产生带电粒子,如反冲电子(康普顿)、自由电子(光电),或正负电子对(电子对效应)。然后带电粒子通过碰撞损失将能量传递给介质。引入比释动能(Kerma)的概念来描述两阶段过程的第一部分,它被定义为:

$$K = E_{tr}/m$$

其中,E_{tr} 是在质量 m 的介质中,不带电粒子释放给所有带电粒子的初始动能之和。比释动能(Kerma)是每单位质量释放的动能的英文缩写。比释动能的单位是焦耳每千克(J/kg),对于吸收剂量,其单位是戈瑞(Gy)。

比释动能与照射量的不同之处在于它可以定义任何介质,而不仅仅是空气。如果没有定义有关介质,则比释动能的陈述是不完整的。

5.2 照射量、比释动能(Kerma)和吸收剂量之间的关系

5.2.1 照射量和比释动能

空气比释动能量化了能量的转移,而照射量则量化了电离空气分子释放一定量的电荷所需要的能量。

照射量可以直接测量，但比释动能不能。然而，照射量和空气比释动能之间的关系很简单，并表明了如何从照射量中得出空气比释动能。

$$K_{air} = X \cdot \left(\frac{W}{e}\right) Gy$$

其中，W/e 是一个常数，值为 33.97 J/C，这是在空气中产生 1 C 电荷所需的能量。空气比释动能的测定确实比较容易，但没有患者是由空气组成的。从剂量测定的角度来看，理想的患者是完全由水组成的，因此我们对水的比释动能更感兴趣。

在研究比释动能和吸收剂量的关系之前，我们需要再介绍 2 个量。电离辐射源会产生辐射场；粒子通量和能量通量是用于表征辐射场的两个量。在辐射场内，将存在粒子流或粒子通量（Φ），该项被定义为入射到横截面积为（a）的球体上的粒子数（N）。通量定义为：

$$\Phi = \frac{N}{a} \quad (\text{SI 单位 m}^{-2})$$

选择球体而不是平面面积，使所呈现的横截面面积在所有方向上都是相同的。因此，粒子通量与辐射方向无关。

我们不仅可以考虑粒子的数量，还可以考虑这些粒子携带的能量。能量通量（Ψ）被定义为进入横截面积为（a）的球体的辐射能量（R）：

$$\Psi = \frac{R}{a} \quad (\text{SI 单位 J/m}^2)$$

5.2.2 比释动能和吸收剂量

吸收剂量是每单位质量的介质吸收的能量，而比释动能是介质内从光子转移到带电粒子的能量。考虑一个非常薄的介质，如图 5.1 中虚线所示，我们可以将需要解决的问题演化为如何使比释动能与吸收剂量相等。在这个例子中，我们仅考虑将光子作为入射辐射，电子作为带电粒子。入射的光子可能在介质内的任何点产生相互作用。相互作用点释放的动能用 E_{tr} 表示。我们可以看到，对于虚线所示的薄层介质之中的相互作用，传递的一些能量将通过碰撞损失而消耗并在该层内被吸收，而另一些则用 E_{out} 表示，将被传递到这层介质之外。能量 E_{out} 对虚线所示的层内的吸收剂量没有贡献。对于单光子相互作用，这代表了一个问题，即该区域的比释动能和吸收剂量永远不会相同。然而，在现实情况下，在整个照射体积中会发生许多类似的光子相互作用。

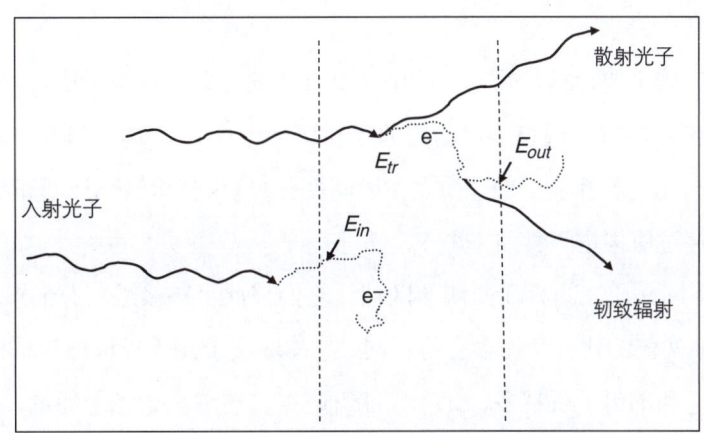

图 5.1　比释动能与剂量之间的关系

目标区域外部发生的一些相互作用会导致能量沉积在层内（E_{in}）。平均而言，离开薄层的电子所损失的动能（E_{out}）将由进入薄层的电子所获得的动能平衡，即 $E_{out}=E_{in}$。施加到该层的吸收剂量或净动能可以写为：

$$\text{剂量（Dose）} = \text{总能量转移} - E_{out} + E_{in}$$

如果我们假设上述条件成立，并且进出的总能量相同，则得出：

$$\text{剂量（Dose）} = \text{总能量转移}$$

如果进入的带电粒子能量等同于离开的能量，我们是在假设一种叫做带电粒子平衡（CPE）的状态存在于目标区域。

因此，假设 CPE 存在，我们得出这样的结论：介质中的吸收剂量（D_{med}）等于目标区域中通过碰撞转移和吸收的能量（K_{coll}）。

$$D_{med} = K_{coll} \quad \text{（假设存在 CPE）}$$

存在 CPE 的条件下，吸收剂量等于碰撞比释动能。对于低于约 300 keV 的 X 射线能量，轫致辐射造成的辐射损失可以忽略不计（即 $K_{rad} \approx 0$），因此吸收剂量和比释动能被认为是相同的。然而，当光子能量增加到兆伏（MV）范围时，比释动能和剂量之间的关系变得更加复杂。这里表述的 CPE 概念有些简化，并且很难在兆伏能量层级的射线中实现。我们在剂量最大值时得到了最接近 CPE 的情况。除此之外，比释动能曲线和剂量曲线之间的距离取决于光束能量，并且存在称为瞬态带电粒子平衡（TCPE）的条件。可以使用 TCPE 代替具有适当校正因子的 CPE。比释动能和剂量之间的关系将在第 6.3 节中进一步讨论。

5.2.3 电子平衡

CPE 的特殊条件（也称为电子平衡）是辐射剂量测定中的一个重要概念。如果进入空间的电子数量与离开空间的电子数量相同且能量相似，则存在电子平衡。为什么电子平衡如此重要？当电子平衡不发生时会产生什么后果？

如前所述，剂量测定的主要目标是确定介质中某个点的剂量，就像用于执行测量的探测器不存在时的情况一样。对此进行校正的方法假设了探测器的存在不会干扰介质中的CPE（参见第5.8.2节）。干扰CPE最常见的原因是与光子相互作用的介质发生阶跃变化。这是临床治疗计划和剂量测定的一个问题。一个很好的例子是辐射穿过肌肉进入骨骼（图5.2）。

参见图5.2中2种不同介质之间界面两侧的区域。它们彼此足够接近，我们可以假设每单位面积的光子数量是相同的。界面两侧的比释动能会有所不同，具体取决于光子与每种介质相互作用的容易程度；发生的相互作用越多，运动的电子就越多，比释动能就越高。这取决于光子能量、介质的原子序数和电子密度等因素。比释动能的这种变化与2种介质的质量能量传递系数（参见第2.5.3节）成比例，因此在边界处产生比释动能的阶跃变化。随着比释动能变化，根据2种介质的质量能量吸收系数的比率，边界每一侧的吸收剂量也会变化。

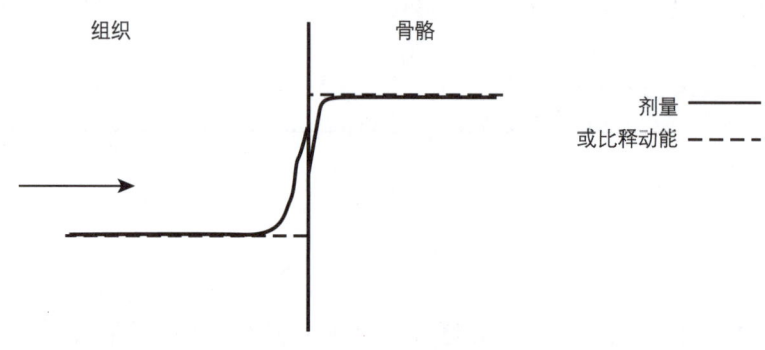

图5.2 组织分界面的剂量和比释动能

请注意，虽然比释动能曲线以离散的形式变化，但剂量变化更为平缓。靠近骨骼的肌肉剂量增加是由于电子从密度较高的骨骼向右侧反向散射所致。骨骼中剂量的增加是由于建成效应造成的，类似于光子束从空气传递到软组织时的情况，这将在第6章中进行描述。此类界面提供了电子不平衡的示例。界面在治疗计划中具有重要的临床意义，但最难准确建模。

这些接近界面的剂量建成或跌落效应的建模变化给计算机在这些区域的计划算法建模带来了挑战。如果不使用最新的算法，则可能会导致不准确。这个问题在更高的能量下会变得更加明显。实际例子包括在空气和喉壁之间的喉部浅表层的二次建成。类似的效应也可能发生在患者肺部，特别是在到达肿瘤前经过大量低密度肺部组织时。这个特殊的例子将在第9章中进一步讨论。为了减少这些影响，需要选择较低的光束能量（如6 MV）。

5.3 不同组织和介质的吸收剂量

关于质量能量吸收系数，两种不同介质在相同光子通量下每单位质量吸收的能量将与其质量能量吸收系数成正比。质量能量吸收系数之比为：

$$(\mu_{en}/\rho)_{med}/(\mu_{en}/\rho)_{air}$$

如果我们能够确定一种介质（如空气）中的吸收剂量，就可以通过乘以它们各自的质量能量吸收系数之比，将其转换为另一种介质（如水）中的吸收剂量。如第 5.2.2 节所述，在带电粒子平衡 (CPE) 条件下，空气剂量等于空气比释动能。基于此关系，我们可以将照射量与空气比释动能以及空气剂量联系起来。为将空气剂量转换为水剂量，采用以下转换公式：

$$D_{water} = D_{air} \cdot (\mu_{en}/\rho)_{water}/(\mu_{en}/\rho)_{air}$$

对于原子序数与空气相似的介质，比值 $(\mu_{en}/\rho)_{med}/(\mu_{en}/\rho)_{air}$ 逐渐变化，并且随能量变化不大。对于水和空气，能量在 100 keV 和 10 MeV 之间的光子能量，此比值约为 1.1。这是非常方便的，因为这样不需要精确地知道光子能量（光谱）的分布，就可以通过照射量测量来准确确定水的吸收剂量。

对于原子序数高于空气的介质（如骨骼），该比值会随能量的变化而发生巨大变化（图 5.3）。在较低能量下，光电效应在较高原子序数介质（与 Z^3 成比例）中比在空气中更容易发生，因此相对吸收率会很大。随着进入康普顿区的能量增加，电子密度成为决定相互作用概率的重要参数，使得比值近似恒定。我们还可以从中看出，在低能量下，骨骼单位质量吸收的能量是水的 4 倍以上。因此，对于这种治疗情况，没有表现出吸收差异的电子束可能更有利。

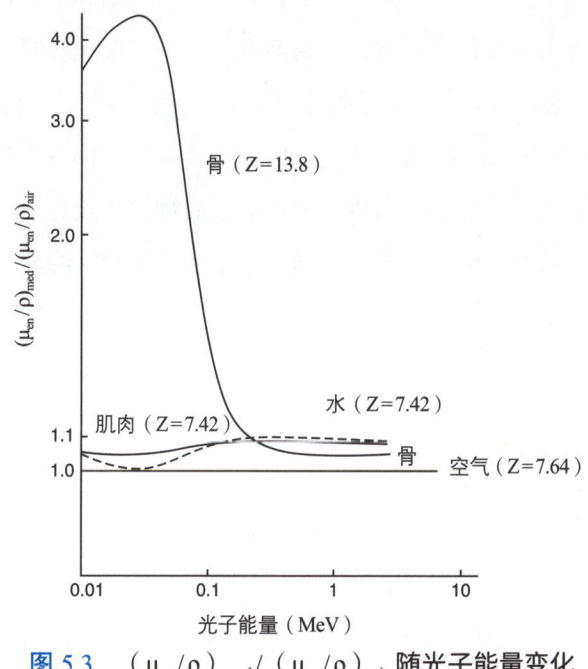

图 5.3　$(\mu_{en}/\rho)_{med}/(\mu_{en}/\rho)_{air}$ 随光子能量变化

经许可转载自 Meredith and Massey, The Fundamental Physics of Radiology, 3rd Edition, J Wright 1977

5.4 辐射测量方法

关于剂量仪的要求，辐射会产生多种效应，量化效应可以让我们测量剂量。原则上，任何效应都可以作为剂量测定的基础，只要能够确定测量的效应与吸收剂量之间的关系。

探测器要想性能良好，需要满足许多要求。同时，在剂量范围内需要足够准确、精确且灵敏。它在所使用的剂量范围内也需要呈线性且与剂量率无关；具有与剂量无关的响应（可以同样准确地测量大剂量或小剂量）。响应还应与能量无关，并且能够代表组织中的剂量，而不仅仅是探测器介质的剂量。最后，它应该足够小，具有用于高剂量梯度的空间分辨率。

没有探测器能完全满足所有这些要求，因此需要选择不同的探测器以适应不同的测量情况。

5.5 电离室设备

5.5.1 电离

如果在辐射与物质的相互作用中传递足够的能量，就会形成离子对。这种电离是由电子吸收足够的能量引起的，该能量超过了原子结合能，使得电子变成自由电子。其留下带正电的原子，形成离子对。产生的电离量与传递到介质的能量成正比，因此电离量的测量不仅可以作为辐射探测器的基础，而且可以作为剂量测定的基础。电离室通常测量空气中产生的电荷。

5.5.2 工作原理

关于施加电压的需要，为了测量产生的离子数量，必须将其收集起来。这可以简单的通过将它们吸引到带相反电荷的电极并可计数的设备来实现，称为静电计。在穿过介质时，产生的离子将被附近任何带相反电荷的离子吸引，并且有复合趋势。如果发生复合，则无法检测到电离事件，导致剂量将被低估。为了最大限度地减少复合概率，电极之间的电势差（电压）必须足以快速收集电子。电子的收集构成通过静电计的电流，进而可以通过电流计进行测量。随着电压的增加，收集到的电子数量（即阻止复合的电子数）增加，直至收集到所有可得到的电子。必须通过使用适当的绝缘介质来最大限度地减少电离室组件收集的电荷泄漏。

5.5.3 电离室的类型

5.5.3.1 自由空气电离室

自由空气电离室是测量能量高达 300 kV 左右的光子照射量的基准。自由空气电离室由国家标准实验室维护并用于校准参考标准，而参考标准又用于校准放射治疗部门使用的常规设备（见第 5.9 节）。自由空气电离室的设计尽可能符合照射量的定义并满足带电粒子平衡的条件，如图 5.4 所示。它由一个充满空气的金属盒组成，金属盒上有一个小孔，这个小孔设定了射入的射线面积（A），因此 X 射线只与腔室内的空气相互作用。X 射线与空气相互作用时产生的离子被吸引到盒子两侧的两个高压电极。电极间隔足以确保阴影区域中发出的电子在到达电极之前失去所有能量，即它们完全停止在空气中。只要阴影体积在盒子内足够远以实现完全电子建成，就会建立电子平衡。这意味着在虚线区域中产生，但进出虚线区域且未被电极收集的电子将从外部进入该区域，并随后被电极收集的电子所补偿。测量总电子电荷（Q），并根据空气密度（ρ）和阴影体积的大小来计算空气质量。应用几个小的校正因子来解释这些情况：入口孔径和阴影收集区域之间的空气中的 X 射线衰减、存在水蒸气、从外部进入腔室的散射辐射、轫致辐射产生的电离，以及并非所有电子都被正极所收集等。对于更高的能量，虽然基本结构相似，但能够测量 40~300 kVp 范围内能量的 NPL 中型自由空气电离室（见表 5.1）要比较低能量（8~50 kVp）的空气电离室大得多（约大 10^5 倍的敏感体积）。这对于满足照射量的定义并确保在测量体积处达到电子平衡是必要的。

随着射束能量的增加，平板的间距也必须增加，以防止电子在释放所有能量之前到达平板。

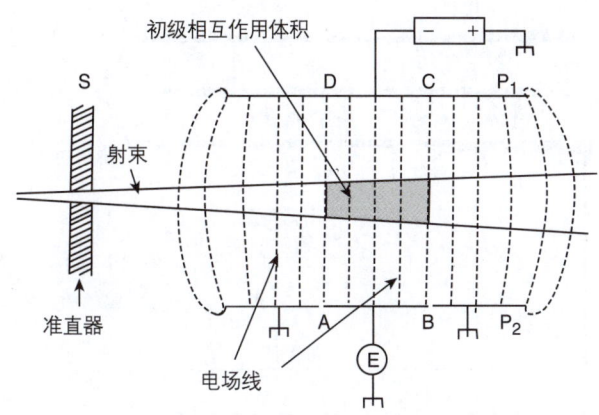

图 5.4　自由空气电离室示意图（AB 板外的保护板排除来自电场线弯曲的区域任何信号，以确保收集电离的体积是已知的）

5.5.3.2 指型电离室

在放疗部门中更常用的是相对较小的电离室，通常为顶针形状，它包含一个通常为 0.1~1.0 cm³ 的空腔。在该空腔内产生电离（有效体积内），在电离室的中心轴向电极及其导电壁之间被收集（图 5.5）。电离室的管壁使用石墨或导电塑料等低 Z 介质，接近组织或空气等效物。中心电极通常是铝。铝具有高的原子序数，但探测器整体的有效原子序数与空气相似。

常用的"Farmer"型指型电离室的外径为 7 mm，铝电极为 1 mm，石墨外壁为 0.5 mm，所以电极之间的间隙为 2.5 mm。在实践中，200 V 用于保证收集几乎所有产生的离子。套管是剂量测定系统中的关键部件之一，因为其精确地定义了发生空气电离的空腔体积，并形成了其中一个电极的空腔体积。制成套管的介质对于电离室的特性非常重要。标准 Farmer 型电离室可用于 50 kV~25 MV 的全范围放射治疗能量。

空腔型电离室千伏（kV）能量范围（至 300 kV）的理论基础与兆伏（MV）能量范围的理论基础截然不同。在千伏能量范围内，假定套管介质与空气等效，而在兆伏能量范围内，假定与水等效。详细描述超出了本章的范围，但为了完整性起见，简要概述如下。

对于上述自由空气电离室，如果可以将阴影测量体积周围的空气压缩（以便电子平衡仍然保持）1000 倍而不影响阴影体积，则该压缩体积中的电子射程也将减少 1000 倍。如果电子通量（即离开压缩体积的电子的数量）、方向和能量与空气中的相同，则带电粒子平衡的条件将得到满足。也就是说，如果我们可以用压缩的固体空气制作套管,则它的表现将与自由空气电离室相同。合适的套管介质(石墨、导电尼龙)具有与"非常密集"的空气相似的特性,可以通过模拟自由空气电离室来进行照射量测量。

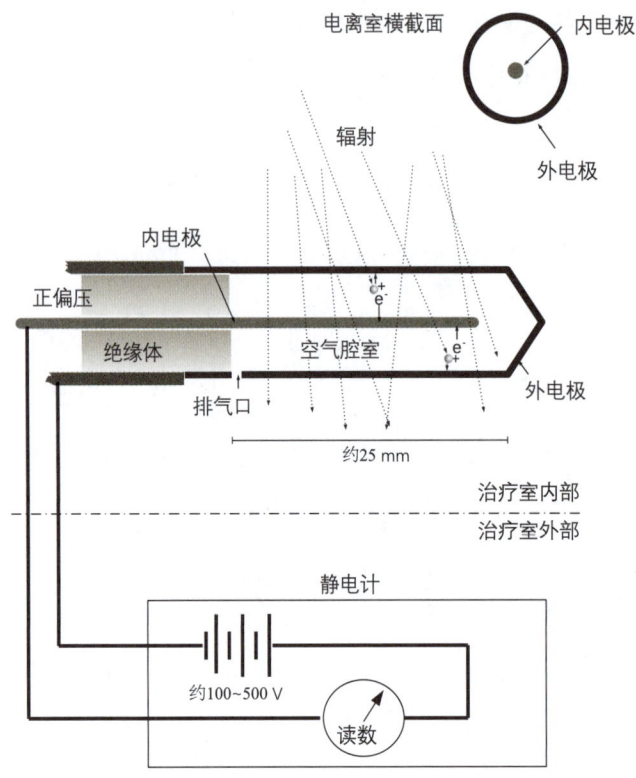

图 5.5 基础的指型电离室和静电计的示意图(电离室的导电内电极和外电极由绝缘体隔开。该电离室通过一根长电缆连接到治疗室外的静电计,该电缆为电极提供所需的电压,并传导空气腔室中电离产生的小电流。绝缘体填充减少了电荷的泄漏)

5.5.3.3 平行板电离室

圆柱形指型电离室的一个缺点是无法在高剂量梯度辐射场中精确定位剂量测定的位置。平面平行(或平行板)电离室可以更好地在空间中定义测量点,并在一维方向上具有更精细的测量分辨率。平行板电离室由两个导电板壁组成,通常只有一个射束入射壁,如图 5.6 所示。建议使用平行板电离室进行电子束的剂量测定和光子束的浅表及建成区的剂量测定。

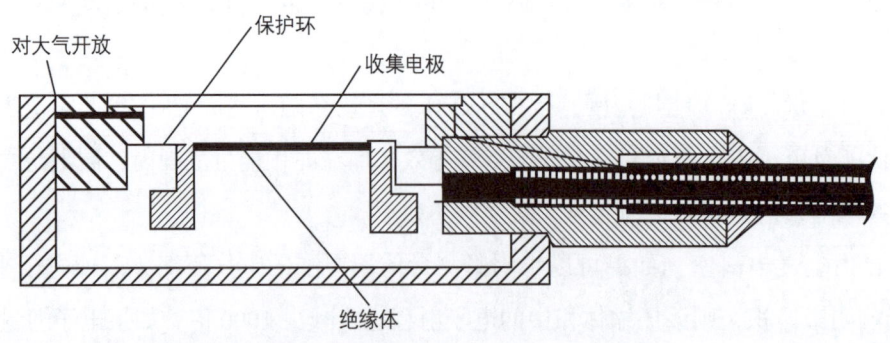

图 5.6 平行板电离室(测量点通常直接位于上电极内部。保护环定义了收集体积)

5.5.4 静电计

关于静电计工作原理简述如下。为了将腔室中产生的电离转化为照射量指标，必须收集和测量电离。为了量化照射量率，应使用电流表测量流过电路的电荷的速率（即电流）。为了量化总照射量，需要收集和测量腔室中产生的所有电荷（电荷移动时构成电流）。这是通过将电荷存储在电容器中直到照射结束，然后读取电容器两端的电位差来完成的。通常 0.6 cm^3 电离室产生的电流为 10^{-9} A，对于小体积的精确电离室，电流低至 10^{-12} A（百万分之一安培）。静电计也可用于评估剂量率，而不是通过测量电流每一时刻的变化来评估剂量。

5.6 其他测量设备

5.6.1 固态探测器

基于固体介质的探测器比充气探测器有更大的优势。它们的密度明显大于空气，因此与入射辐射发生相互作用的性能更强。以下部分总结了最常用的固态探测器。

5.6.1.1 热释光探测器

如果可以测量热释光（Thermoluminescent，TL）材料的光输出，并将产生的光量根据吸收剂量进行校准，则 TL 材料可以用作剂量计（TLD）。常用的 TL 材料包括有效原子序数（8.2）接近组织原子序数（7.4）的氟化锂（LiF）和有效原子序数（7.3）的硼酸锂（$Li_2B_4O_7$）。

在单个原子中，电子只能以离散的能态存在，但晶体中紧密堆积的原子结构意味着相邻原子之间的相互作用会产生不同的可存在的能量带：能量的较低范围称为价带，较高的范围称为导带。两者之间的能量范围（称为禁区）对于电子来说是不可用的，除非某些杂质构成了电子可以保持的能量状态。这些中间能态称为电子陷阱。对于 LiF 晶体，这些陷阱可以通过在晶体结构中引入少量的锰作为杂质来创建。

当原子中的电子吸收辐射能量时，它的能态可能从价带提升到导带。电子可能与带正电的"空穴"重新结合，并返回其默认的"基"态，在此过程中发射光子，从而产生称为荧光的现象。如果电子落在其中一个中间电子陷阱中，它就处于亚稳态，需要能量将其从能量陷阱中提升出来，以便返回到基态，在这个过程中发射光子。在热致发光中，热量用于提供所需的能量。这个过程如图 5.7 所示。电子可以在陷阱状态中驻留一段时间，这意味着我们可以存储辐射照射的记录，并在以后通过热释光读取它们。

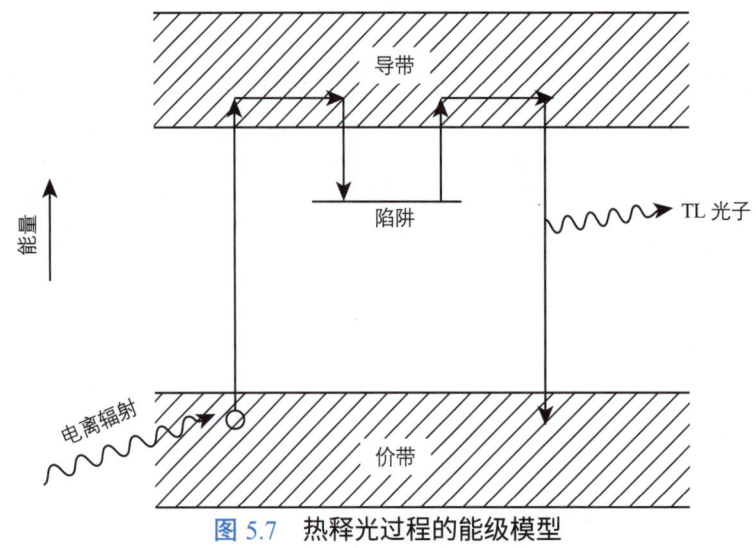

图 5.7　热释光过程的能级模型

随着施加温度的增加，释放捕获电子的可能性增加，因此释放的光量也增加。如果晶体包含不同能量的陷阱，则需要不同的热量来诱导每个能量陷阱发射 TL 光子。当施加热量时，发出的光量随温度的变化显示出非线性变化，称为辉光曲线（图 5.8），其中可能包含许多与不同能量陷阱相关的峰值。发射的总光量相当于辉光曲线下的面积，并且可以用剂量进行校准以产生 TL 剂量计。对于大范围的放射治疗能量，光输出是剂量的线性函数。使用前，必须清除任何现有的（或先前照射的残留物）捕获的电子（和空穴）。这可以通过使用特定温度和速率的加热和冷却循环来完成，该过程称为退火。

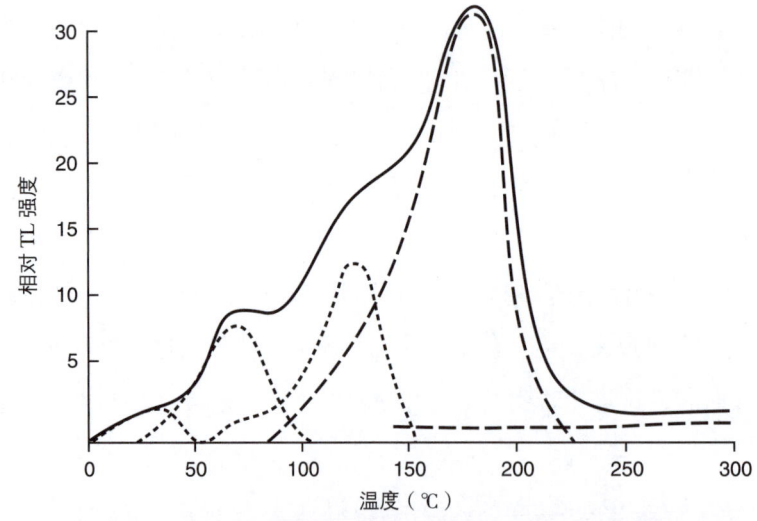

图 5.8　用于热释光剂量测定的辉光曲线和剂量曲线

TL 剂量计对于体内测量非常有用，因为它们很小。例如，可为 3 mm² × 1 mm 厚，并且不需要用导线连接到测量设备。它们的主要缺点是准确度通常限制在 3%~5%。TLD 的剂量响应取决于其退火历史，因此批次的 TLD 芯片应具有相同的退火历史。

5.6.1.2 硅二极管探测器

二极管剂量计由具有两个区域的硅（Si）晶体组成：1个带有过量正电荷的p区（或缺少电子，留下带正电的"空穴"）和1个带有过量负电荷（电子）的n区。实际上，这是通过采用p型硅衬底并在称为"掺杂"的过程中引入另一种材料的原子来产生的。这会创建一个p型硅和n型硅直接接触的区域。在该交界处，电子的局部扩散导致与交界处相邻的p区中的一些空穴被来自n区的电子填充。这导致p-n交界区域耗尽移动电荷，并称为耗尽层。由于该区域中电荷的扩散，在该耗尽层上产生了小的固有电势差（约0.7 V）。在这个p-n交界区域内或足够靠近的地方由电离辐射产生的自由电子，会从p区扩散到耗尽层，并被带到n区，产生电流。该电流可以在静电计中测量，无需施加偏置电压。因此，二极管探测器的有效体积在这个方向上非常小（约100 μm）。二极管本身的直径为1~2 mm，封装在防水材料中，并根据用途添加了构建材料，使其外部尺寸通常为3~10 mm。

与空气相比，硅（Si）的密度较高，并且形成离子对所需的平均能量较低（约为空气中的1/10），因此在相同的测量体积下，产生的辐射电流约为空气的18 000倍。因此，来自体积非常小的二极管探测器的信号与较大的空气电离室一样强。这些小体积探测器提供的更高分辨率使得它们在测量射束剂量曲线时特别有用（参见第6.4.1.2节），因为它们可以准确测量半影区域中快速变化的剂量。不过灵敏度和分辨率优势不足以使二极管成为理想的探测器。一个缺点是重复使用时由于辐射损伤而导致灵敏度发生变化。这意味着它们不可应用于参考或绝对剂量测定（第5.7节）。即使对于相对剂量测定，也需要以观察到的灵敏度变化一致的频率进行校准。现代二极管通常预先受到大剂量（kGy）的照射，虽然由于辐射损伤而降低了其初始灵敏度，但其灵敏度随累积剂量变化的幅度不太明显。

二极管通常用于检查患者的入射剂量，并由能量特异性的建成材料制成。二极管的响应随温度、射束能谱、剂量率和入射角变化而变化，因此需要小心使用才能获得良好的性能。如果二极管放置时的温度低于患者皮肤，而在照射期间温度升高，这样的温度变化可能特别难以处理。理想情况下，二极管的温度在测量和校准时应等同于皮肤温度。目前，可用的商用二极管表现出的灵敏度随温度变化相对较低[室温和皮肤温度（约32℃）之间的响应通常仅增加1%~2%]。

5.6.1.3 场效应晶体管探测器

金属氧化物半导体场效应晶体管（MOSFET）探测器是具有高空间分辨率的小型探测器。由于它们尺寸的原因，其对射束的衰减非常小。电离辐射导致电子永久地被捕获在氧化物层中，从而导致晶体管的阈值电压发生变化。连接到探测器的读取器可确定阈值电压的变化，并且如果探测器已针对已知剂量进行了适当校准，则可以将其直接转换为剂量。由于捕获电子的永久性，MOSFET作为剂量仪的寿命有限。它们通常用于直接测量患者的剂量，但通常在接受100 Gy的剂量后必须丢弃，根据治疗情况，可能只有少数患者可以使用。

MOSFET不需要剂量率校正，但它们对能量的响应确实有一些小的变化。与二极管一样，MOSFET也与温度有关。

5.6.2 化学探测器

辐射会导致某些材料发生化学变化，如果经过校准，这些材料可用于辐射测量系统。最常用的材料是射线照相胶片，历史上曾用于 X 射线诊断和放射治疗剂量测定。然而，由于成本和需要化学处理，射线照相胶片已经很少使用，大部分已被辐射自显色胶片所取代。

关于辐射自显色胶片，顾名思义，其在受到照射时会改变颜色。电离辐射照射程度越大，产生的颜色密度就越大，并且允许的透光率就越低。它是一种自显影胶片，颜色变化是由嵌入在基材上的乳液层中的染料聚合引起的。一旦产生，聚合物就会吸收光。

利用空间变化的不透明度，可以通过将均匀照明光源投射到胶片，来观察原始曝光变化。对于剂量测定，使用光密度计测量光透射率，光密度是在测量位置处使用（I）和不使用（I_0）胶片时测量的光强度的对数函数。光密度（OD）被定义为 $\log_{10}(I_0/I)$。吸收峰取决于所使用的胶片类型，如果可以提取该区域附近的波长，则可以获得最佳对比度。目前可用胶片的剂量范围为 0.01~20 Gy。尽管胶片不需要化学显影，但曝光后剂量图像会随着时间的推移而继续显影，并且通常需在读取之前放置 6 小时以达到稳定状态。

辐射自显色胶片具有很多优势：①空间分辨率高；②无需暗室，但胶片需避光保存；③响应与剂量率无关；④几乎可以等同于人体组织；⑤可浸入水中。

缺点是响应的非线性。为了达到 3% 范围内的精度，辐射自显色胶片仍然需要仔细设置并良好维护的扫描系统和处理系统以及剂量校准过程。

5.7 剂量测定探测器

5.7.1 绝对剂量测定

绝对剂量测定是指直接测量剂量，很少在标准实验室之外进行。对于千伏能量，使用自由空气电离室来测定；但对于兆伏能量，通常基于石墨热量计中温升的测量。当温升很小（皮肤温度）时，只能用专业设备测量。

5.7.2 参考剂量测定

参考剂量测定是使用明确定义的标准设置并使用经批准的参考标准静电计和与基准交叉校准过的电离室来确定吸收剂量。在英国，批准的二级标准（称为指定传输仪器）都是在能量、剂量和剂量率变化方面表现出高标准稳定性的电离室。用于外照射光子的电离室通常为 Farmer 型，还有用于电子的平行板电离室和用于近距离放射治疗源的井型电离室。

5.7.3 相对剂量测定

有许多剂量测定设备不能满足参考剂量测定的严格要求。当我们对剂量如何变化感兴趣而非实际剂量测定的情况下，这些设备仍然非常有用。如果相同的校正适用于 2 种测量，那么这些测量是有用的。

在这种情况下，没有必要进行电离到剂量的校正，并且实际上，所需的校正可能是未知的。此类测量案例包括深度剂量测定。例如，深度剂量百分比或射野尺寸因子，这两者均在第6章中讨论。在选择用于相对剂量测定的设备时，必须知道相对测量值之间的哪些量会发生变化，应选择对这种变化不敏感的设备。

5.8 电离与剂量的关系

5.8.1 体模材料

用于执行剂量测定的参考材料是水或水等效材料。水等效材料被设计为在进行测量的能谱上具有与真实水相同的辐射相互作用特性。商用固体水等效塑料材料是由多种材料按适当比例组合而成的均匀混合物，可与水精确匹配。还可以包括将密度修改为水的密度的材料，以便水等效材料中的深度与真实水中的深度相匹配。虽然这些材料比真正的水贵很多，但它们坚固耐用，并且可以快速、易于复制且准确地设置。

5.8.2 放射治疗部门的剂量测定

在兆伏能量下，辐射介质中的电子射程比千伏能量下的电子射程大得多，甚至"非常致密"的空空气电离室壁也必须变厚才能提供电子平衡，从而导致光子束不必要的衰减。在这些能量下，采用了称为"布拉格 - 格雷空腔理论（Bragg-Gray Cavity Theory）"的理论方法。想象将一个小的充满空气的空腔引入到受光子均匀照射的介质中，其中存在带电粒子平衡。如果该空腔不会以任何方式改变电子，则穿过空腔空气中的电子通量将与没有空腔的介质中的电子通量相同。如果相同数量和能量的电子穿过介质和空腔，则每单位质量损失的电子能量之比等于相关介质和气体的质量阻止本领之比。因此，通过测量照射量并推导空气剂量，并通过乘以介质（通常是水）和空气的质量阻止本领的比率可计算对周围介质的剂量。

5.9 剂量测定的校准和可追溯性

5.9.1 校准链

所有剂量计的首要要求是它们对辐射表现出一定的响应（R）。要使用该响应作为剂量测定，需要一个附加因子，即校准因子（F）。在设备受到辐射的条件下，该因子会将响应转换为吸收剂量（D）。

$$D = F \times R$$

对于医院使用的设备，通常将未校准的设备与另一个已校准的设备进行比较来确定该因子。校准因子是未校准读数与已校准设备所示的已知剂量相匹配所需的乘数。

确定新设备校准因子的过程称为相互比较或交叉校准。此过程必须小心执行。剂量测定实践规范

（Code of Practice，CoP）详细描述了如何执行此操作。CoP 提供以下方面的明确指导：①在已校准的二级标准和未校准的剂量计之间进行交叉校准；②使用已校准剂量计进行吸收剂量测定。

位于该校准"链"顶部的设备无法通过与其他设备进行比较来进行校准。校准链始于一级标准，这是一个从第一原则确定感兴趣量的设备。在这个层次结构中，所有设备都依赖于一级标准的准确性。图 5.9 显示了从中央维护的一级标准直至医院诊所的校准链。每个垂直箭头表示必须进行交叉校准，以便将一级标准校准沿链传播。CoP 详细说明了如何在临床中测量吸收剂量，以及如何进行二级标准和常规设备之间的交叉校准。

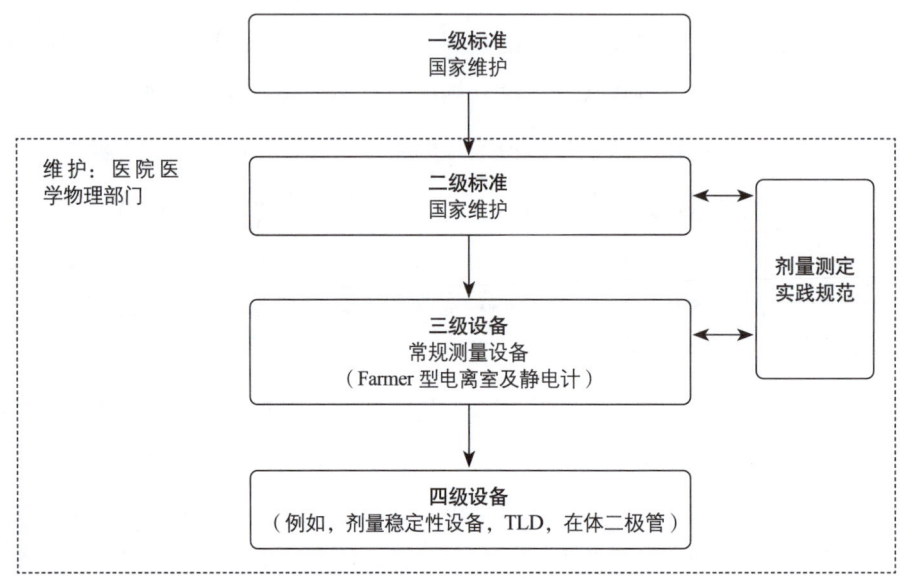

图 5.9　从国家维护的一级标准到医院诊所的校准链

5.9.2 剂量标准

5.9.2.1 国家标准

就其本质而言，一级标准是复杂的设备，需要专门的全职人员进行维护和操作。这些标准不可转移，也不适合在临床环境中使用。它们由国家级专门的一级标准剂量测定实验室（PSDL）维护。在英国，其由位于米德尔塞克斯郡特丁顿（Teddington, Middlesex）的国家物理实验室（NPL）来进行维护。目前，有 4 项涉及外照射光子和电子放射治疗的一级标准在 NPL 维护，表 5.1 总结了这些标准。

表 5.1 涵盖外照射光子和电子放射治疗的四个一级标准

主要标准	能量范围	实现数量
自由空气电离室	8.5~50 kVp	空气比释动能
自由空气电离室	50~280 kVp	空气比释动能
石墨量热计（光子）	Co60~25 MV	水的吸收剂量
石墨量热计（电子）	4~20 MeV	水的吸收剂量

为了满足带电粒子平衡的条件，自由空气电离室的大小应为被测量光子产生的最大能量的电子射程的两倍左右。在更高的能量下，这变得不切实际，因为它需要一个几米宽的腔室。因此，标准实验室使用空气填充石墨壁腔电离室来测量更高能量下的空气比释动能。石墨与空气相当，但密度更高，因此可以被认为是大体积的空气被压缩成石墨薄环。它依赖于准确确定石墨内空气腔的体积。对于已知的体积和大气条件，可以精确地计算出小空腔内空气的质量，并可以使用该空气质量释放的电荷来计算空气剂量。然后使用其他系数和布拉格·格雷（Bragg Gray）空腔理论从空气剂量中导出空气比释动能。

电离粒子在介质中释放的电荷导致能量级联，其中能量在许多次级粒子之间共享。最终，这些能量较低的电荷和离子复合，产生的能量以热量的形式释放出来。尽管每个治疗分次产生的电离数量足以导致细胞死亡，但所涉及的能量非常小。量热法是通过测量温升得出吸收剂量的技术。量热法的原理很简单，但由于涉及的温升较小，实际实现很困难。接受辐射介质中的吸收剂量由测量的温升乘以介质的比热容得出。比热容是使每单位质量的材料温度升高 1℃所需的能量。

$$D_{med} = C_{med} \times \Delta T$$

其中：

D_{med} = 介质的吸收剂量（J/kg）

C_{med} = 特定介质的比热容 [J/（kg·C）]

ΔT = 温升（℃）

上式中的假设是，接受辐照材料中没有发生其他可能导致吸收的能量不表现为温度升高的物理或化学变化。石墨目前用于一级标准量热计。与水相比，它是一种坚固稳定的介质，在相同剂量下（石墨为 0.0014 ℃/Gy），其温升是水的 6 倍。使用石墨的缺点是测量的剂量是石墨的，必须转换为水中的剂量。

不同国家测量方法的兼容性取决于各自国家标准的一致性。这是通过直接比较一级标准或通过中间机构 [例如，协调国际测量系统的巴黎国际计量局（BIPM）] 来测试的。国际上目前有 4 种不同的方法用于确定水的吸收剂量，这些方法显示出显著的一致性（< 1%）。目前，在国家物理实验室（NPL）维护的一级标准有 4 项涉及外照射光子和电子放射治疗的主要标准，表 5.1 总结了这些标准。

5.9.2.2 本地标准

PSDL 的作用是为本地（或二级）标准提供校准系数。"二级"表示它是根据一级标准校准的。该地方标准由一个或一组医院放射治疗物理部门维护，并通常每 3 年送往一级标准实验室进行重新校准。本地标准通常仅用于交叉校准其他常规测量的"三级"设备，一般每年 1 次。常规设备的主要用途是校准设备的输出值，然后通过以固定时间间隔重复测量来确认机器随时间的稳定性。"输出"是指在适当的参考条件下每个机器监测单位（或对于一些设备是时间）对应的吸收剂量（Gy）。此外，三级设备将用于校准其他四级设备。例如，剂量一致性检查装置、体内二极管、TLD 等。二级标准设备的质量和性能规格比用于常规测量的设备更高，并且需要仔细维护以便其校准系数在 PSDL 的后续重新校准期间保持有效。

5.9.3 剂量测定校正

上述方程 $D=F \times R$ 描述了根据剂量计响应（R）和校准因子（F）确定剂量（D）的方法，严格要求剂量计后续使用的条件与校准条件相同，以确保校准因子的有效性。条件变化的可能性很多：温度、压力、湿度、探测器方向、测量深度、总剂量和剂量率（每个直线加速器脉冲的剂量）。

探测器对上述任何一项的灵敏度越低越好。然而，所有探测器对上述列出的一种或多种变化都会敏感。这意味着探测器的响应必须根据其校准条件进行校正。

第 6 章　X 射线物理学

Ranald MacKay, Alan Hounsell　著

6.1 临床实践中 X 射线的使用

在外照射放射治疗中，辐射来源于距离患者表面存在一定距离的机器。X 射线只有在"射束打开"时产生，是加速电子与靶材料碰撞的产物；因此 X 射线就是轫致辐射（见第 2.2.3 节）。决定射束能量的一个重要因素是加速射束的电压。当电子在 50 000 V 的电压上加速时，电子将获得 50 000 eV 的能量，这是电子与靶材料相互作用产生轫致辐射时能够转移到 X 射线的最大能量。通常，治疗机上的能量用千伏（kV）或兆伏（MV）电压来表示，该电压表示最大似然能量。绝大多数光子能量都小于这一最大值，X 射线能谱在大约 1/3 最大值处具有峰值（见第 2 章，图 2.2）。

X 射束的光子能谱的形状取决于靶材料、射束过滤，以及 X 射线机头的设计。然而，射束的穿透能力与最大加速电位有关。X 射线治疗机的治疗深度从治疗小于 5 mm 的浅表 X 光机，到用于治疗身体内部肿瘤的直线加速器（表 6.1）。

尽管兆伏级电压严格来说适用于任何超过 1 MV 的射束，但是实践中放射治疗束通常为 4~25 MV，对于标准加速器提供的调强放射治疗（IMRT）和容积弧形调强放射治疗（VMAT），它们最常见的双光子能量组合是 6 MV 和 10 MV。

表 6.1　不同放射治疗设备的使用范围

	加速电位	临床治疗深度	临床应用
浅表 X 射束	50 kV~160 kV	< 5 mm	皮肤病变
正电压 X 射束	160 kV~300 kV	< 6 cm	浅表目标，如皮肤、表浅组织和肋骨
兆伏级 X 射束	> 1 MV	< 30 cm	深部肿瘤，如前列腺

6.2 射束质量和质量指标

射束质量是衡量其穿透介质能力的指标——能量越高，射束的穿透力越强（表 6.1）。然而，不同机器上产生相同能量的射束，其穿透介质的程度也可能不同。这是由于加速电子的能量、靶材料厚度和成分、任何附加过滤以及射束定义系统设计方面的微小差异所致。

以下是需要明确指定射束能量的原因：①能够预测射束的穿透特性；②用于剂量学方案，其中标准实验室的数据是以能量为单位进行规定的（见第 5 章）；③允许比较不同中心的治疗单位和临床研究结

果（见第 15 章）。有几种描述射束质量的方法，接下来将讨论这些方法。

6.2.1 千伏级 X 射线的质量指标

用于描述射束特定质量的指标取决于该射束的能量。在千伏级能量下，使用半值层（HVL）（见第 2 章），即指定吸收体的厚度能够将射束的强度降低到原始值的 1/2。它描述了射束穿透介质的能力，因此与临床相关。半值层是通过测量指定介质的吸收曲线得到的。有时，能谱分布不同的射束可能具有相同的第一半值层，但第二半值层不同。这是因为射束由不同能量的 X 射线谱组成，这些光谱的衰减程度不同。第一半值层与第二半值层的比值称为均匀性指数，对于单能射束其值为 1，不均匀射束< 1。在测量半值层时，使用具有良好几何形状的射束及减少散射辐射非常重要。当宽束入射到衰减材料片上时，除了主辐射外，还存在额外的散射辐射。这就产生了看起来更具有穿透力的射束，其增加的幅度通常取决于照射野的大小（图 6.1）。

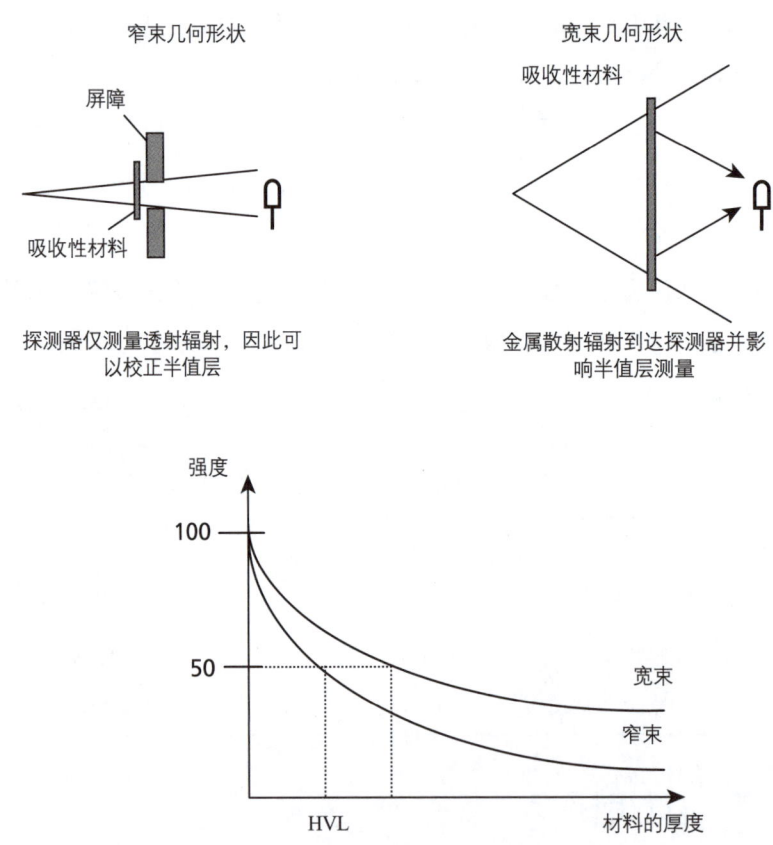

图 6.1 用校正的窄束和未校正的宽束的几何形状测量半值层（HVL）以及得到的衰减曲线

用来指定千伏级和正电压 X 射线的是半值层（HVL）、峰值（kVp）和过滤器（通常在测量 HVL 之前添加的，用来硬化射束）。示例数值如表 6.2 所示。浅表能量的半值层通常以铝厚度（mm）为单位指定，而较高能量则以铜厚度（mm）为单位指定。

表 6.2　典型的千伏特值和附加过滤值的半值层的标值

kVp	附加过滤值（铝厚度，mm）	半值层标值（铝厚度，mm）
100	1.15	2.1
70	0.75	1.1

6.2.2 兆伏级射束质量

在兆伏级射束中，纯金属（用于千伏级射束）中的半值层（HVL）不适用，因为它既随能量缓慢变化，也可能受到高能量处的电子对生成的影响。水是一种更适合的材料，因为它与组织等效。有几种方法可以使用水来确定射束能量。

6.2.2.1 组织模体比（TPR_{10}^{20}）即质量指数（QI）

通过测量深度电离曲线上远远超过 d_{max} 的两点的比值来指定 X 射束衰减。这样避免了在 d_{max} 处进行测量时可能受到电子束流污染影响的问题。组织模体比（TPR）测量是在辐射源到电离室距离不变的情况下，两个深度的剂量比值。为了表征能量，使用在水中固定的电离室到辐射源的距离为 100 cm、射野大小为 10 cm×10 cm 及深度为 20 cm 和 10 cm 时剂量的比值（图 6.2）。

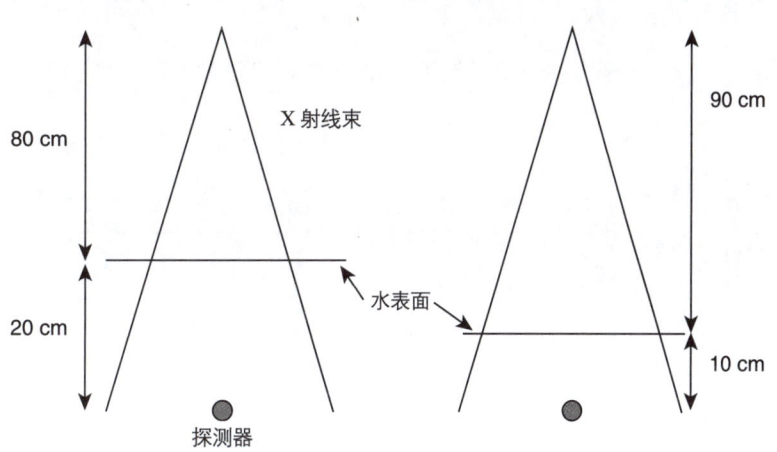

图 6.2　在兆伏级能量下测量几何形状来确定质量指数

剂量差异主要是由于水中辐射的衰减引起的，因为 2 次测量都在相同的距离上进行，这消除了平方反比的影响。

虽然该比值对射束能量的依赖性较弱，但它被普遍用作射束质量的表征参数，尤其在剂量测定领域具有重要应用。以英国兆伏级剂量测定体系（参见第 5 章）为例，医院通过质量指数（QI）将本地射束与英国国家物理实验室（NPL）的标准射束建立关联，从而获得次级标准剂量计的校准因子。除该方法外，射束能量的确定还可通过其他多种技术途径实现。

6.2.2.2 使用百分深度剂量（PDD）数据

在特定深度和特定照射野测量的 2 个中心轴百分深度剂量的比值可以用作衡量射束能量的指标。体模表面是在一个固定的辐射源到表面距离（SSD），并且射野大小是在体模表面确定的。这通常用于质量控制测量，操作简单，但对能量变化不够敏感。常用的深度为 5 cm 与 15 cm 或 10 cm 与 20 cm。

另一种方法是在超过最大深度（d_{max}）一定距离处使用百分深度剂量（PDD）值。有两种方法可以做到：①特定 PDD 值的深度，如 d_{80}（cm）；②特定深度的剂量，如 D_{10}（%）。

这些指标的优点是相对容易测量，并且在整个质量范围内变化显著，相关的深度经常在临床上使用（图 6.3）。这 2 种方法都用于直线加速器（linac）制造商，通常使用 D_{10}（%）值指定射束质量。《英国放射学杂志》（BJR）增刊 25 提供了有关这些指标典型值的详细信息。表 6.3 中给出了一些示例值。

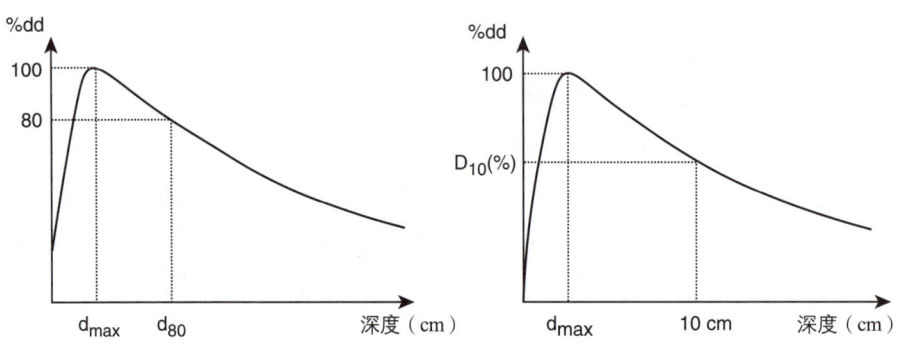

图 6.3　示意图说明了使用 PDD 指定射束能量的不同方法

表 6.3　在兆伏级能量下指定射束能量的不同方法的标值示例

标值 MV	D_{10}（%）	d_{80}（cm）	d_{max}	QI	PDD（5）/PDD（15）
4	63.0	5.9	1.0	0.626	1.80
6	67.5	6.7	1.5	0.677	1.68
8	71.0	7.5	2.0	0.713	1.61
15	77.3	9.2	3.0	0.757	1.52

6.3 深度剂量特性

患者体内的剂量沉积可以从 3 个主要部分考虑（图 6.4）：①表面剂量；②建成区域的剂量；③超过最大剂量深度区域的剂量。

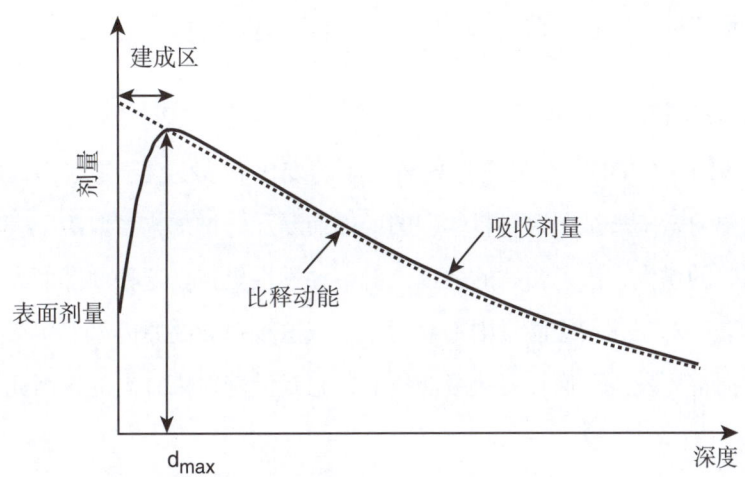

图 6.4 吸收剂量（实线）与比释动能（虚线）关于深度的函数（建成区域指的是剂量达到最大值之前曲线的部分。随着深度的增加，由于射束的衰减以及辐射源的扩散，剂量下降）

当光子束入射到介质时，它开始与物质中的原子相互作用而失去能量。放疗中的主要相互作用是光电效应、康普顿散射或电子对产生（见第 2.4 节）。在兆伏级能量下最常见的相互作用是康普顿散射，它主要生成穿过介质的正向散射的电子，电离原子并沉积剂量。光子束释放给电子的动能称为比释动能（单位质量释放的动能，详见第 5.2.2 节）。比释动能在表面最高，那里的光子束强度最大，但是相反剂量很低。随着深度的增加，比释动能减小，因为光子束被衰减，能够转移能量的光子数量减少。

体模表面存在一些剂量，来自于体模的反向散射，以及来自治疗机头和空气间隙的辐射污染（光子，主要是电子）。随着能量的增加，表面剂量值减小。这降低了放射治疗束入口处的皮肤剂量，这种效应称为"皮肤保留"。皮肤剂量随着射野的增大而增加，如果物理楔形板被引入射束中剂量也会增加。实际上，由于深度剂量曲线的快速梯度变化导致缺乏电子平衡，以及使用为测量一定深度处剂量而设计的标准电离室的复杂性，表面剂量很难测量。

进入模体后，可用于相互作用的光子减少，比释动能下降，但随着电子在表面或接近表面运动，到达其路径的终点并沉积更多能量，剂量正在"建成"。在表面下 d_{max} 处，剂量达到最大值。理论上，在这一点比释动能曲线与剂量曲线相交，也就是带电粒子平衡点（CPE，见第 5 章），即沉积的能量与转移的能量相同。实际上，由于在辐射源和模体表面之间空气中产生散射电子，这种假设通常是无效的。d_{max} 随着能量的增加而增大，它也随着射野大小和物理楔形板的增加而变化。这是由于散射电子在组织中沉积能量，导致建成区域的剂量增加。

超过 d_{max} 深度处，由于光子束的衰减和平方反比定律，比释动能和剂量都会降低。光束的衰减速率取决于其能量——光束能量越高，衰减越小。然而，由于光束扩散导致的剂量减少受到平方反比定律的控制，与能量无关，故在 100 cm 距离处大约每厘米减少 2%。随着比释动能和转移的能量减少，沉积的能量也减少。两条曲线平行下降，比释动能曲线较低，它们之间的间隔距离与光子能量有关。能量越高，运动中的电子在到达路径的终点，并沉积大部分剂量之前所行进的距离就越大。超过 d_{max} 处，比释动能和剂量之间的关系是恒定的,并且存在瞬态带电粒子平衡(TCPE)。

6.3.1 随射野大小变化

如图 6.5a 所示,射束的 PDD 特性随着照射野大小的变化而改变。这是因为材料中的深度剂量具有散射辐射成分。散射辐射量随着被照射材料体积的增加而增加,增加幅度取决于表面射野大小和介质内部的深度。随着照射野的增大,散射辐射的增加,射束穿透性更强。这种效应的大小也与能量有关,对于千伏级能量更为显著,对于兆伏级能量则不显著。造成这种差异的原因是发生散射的方向。在较低能量下,散射在所有方向都可发生,而在兆伏级能量下,它是沿着射束方向的,因此对中心轴剂量的影响相对较小。

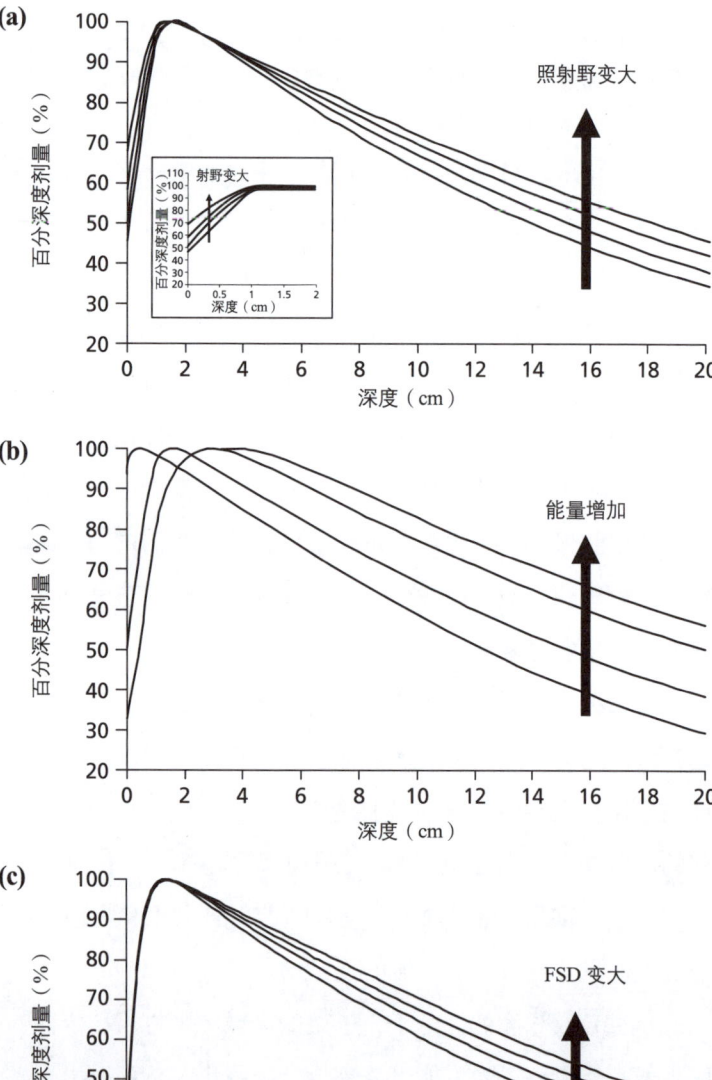

图 6.5 百分深度剂量的变化。(a)在能量为 6 MV 时,射野大小的边长为 5、10、20、40 cm 下,百分深度剂量的变化;(b)对于 Co-60、6 MV、15 MV 和 25 MV 能量下,百分深度剂量的变化;(c)在能量为 6 MV 且射野为 10 cm×10 cm 时,对于 80 cm、100 cm、120 cm 和 150 cm 的 FSD 下,百分深度剂量的变化

6.3.2 随能量变化

射束的深度剂量特性随射束能量的变化而变化。这是由于射束衰减的变化是射束能量的函数。射束的能量越高，其穿透性越强，如图 6.5b 所示。

6.3.3 随焦点 - 表面距离（FSD）变化

射束的 PDD 特性随 FSD（图 6.5c）的变化而变化。这是因为 PDD 既与射束衰减有关，又与平方反比有关。随着 FSD 的增加，随平方反比变化的影响减小，射束变得更具有穿透性。同样，随着 FSD 的减小，随平方反比变化更加显著，射束穿透性减弱。需要注意的是，对于给定的射野大小和能量，一旦 FSD 达到 90 cm 或更高，则表面剂量就会相当稳定。如果 FSD 降至 90 cm 以下，加速器机头中产生的电子数量会增加，更多的电子可以到达表面，表面剂量开始增加。

6.4 描述治疗束的方法

本节中，在讨论等剂量曲线概念之前，先讨论射线束几何和射野大小的定义。

6.4.1 射束几何

有标准的射束几何的定义是非常重要的。由于射束发散，随着到 X 射线源的距离增加，治疗射野变大。

6.4.1.1 射野尺寸的定义

这是对二维方形或矩形射野的描述。射野尺寸通常定义在等中心平面上，一般位于 FSD 100 cm 处。等中心平面上的射野尺寸也被称为铅门设置。或者，可以使用表面射野尺寸，这与铅门设置不同，除非表面与等中心平面处于相同的距离。随着与 X 射线源距离的增加，射束将会发散，因此在增大或减小 FSD 下进行的治疗将具有与加速器铅门位置所不同的表面射野尺寸。

照射野的定义有两种方式：几何射野和剂量学射野。几何射野是由从源正前面中心点出发的线经过准直器系统前缘在射野中的投影，这些线定义了射束的几何边缘。剂量学射野是由指定等剂量曲线围成的区域。几何射野相当于 50% 等剂量曲线定义的剂量学射野大小，而治疗上有用的射野尺寸通常由 90% 或 95% 等剂量曲线定义。

在考虑小于 4 cm × 4 cm 的射野时必须小心。当射束的准直器定义了这样一个小射野，导致有限光子源被遮挡，并且缺少横向带电粒子平衡，那么几何射野和剂量学射野之间的关系就被打破。应遵循特定的专业指南进行小射野剂量测定。

6.4.1.2 射束剂量曲线和半影

射束剂量曲线是指沿中心轴垂直方向上穿过中心轴的射束剂量分布图，其以中心轴处剂量为标准进行归一化处理。

在水中 10 cm 等中心处测量的射束剂量曲线可以展现几种关键特征，射束剂量曲线已经归一化到射束中心的强度（图6.6）。剂量曲线有两个重要测定量是平坦度和对称性。平坦度是指在射束中央80%的特定深度处，最大剂量和最小剂量之间的差异。射束的平坦度由加速器机头中的滤波器表征（见第11章）。射束对称性是射束剂量曲线上两点剂量的表征，每个点与中心轴等距。当这些点相互之间的距离差异在3%以内时，一般认为射束是对称的，现代直线加速器产生的射束通常在这个值内。对于放射治疗计划来说，一个平坦和对称的射束是理想的；平坦度和对称性的变化可表明射束能量的变化或波导中射束变化。平坦度随着深度、照射野大小和射束能量的变化而改变。

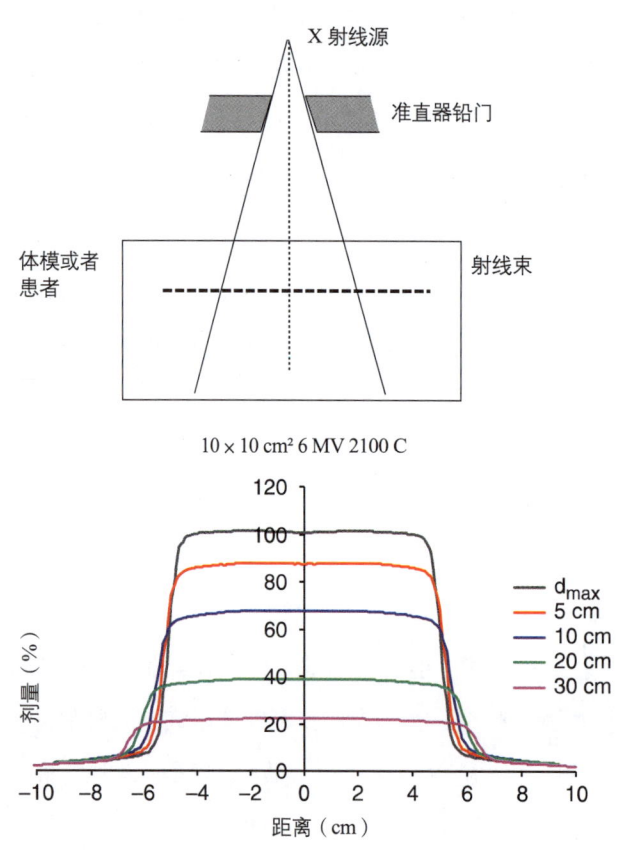

图6.6 示意图说明了在模体不同深度处绘制的一系列射线束剂量曲线以及测量条件

射线的边缘称为半影。其被定义为等中心平面上的80%和20%剂量之间的距离。半影是由于X射线源的有限大小（Co-60源，线性加速器焦点大小）和散射辐射，以及射束光子和射束外的次级电子（由光子相互作用产生）而产生的。半影的形状受到焦点大小和形状（可以是椭圆形，而不是圆形）、光子和电子的散射以及准直器的形状和性质的影响（第11.3.2.5节）。半影在挡铅上方（内部）比在挡铅下方（外部）要大。在介质中，半影的变化范围随介质中深度变化而变化。在半影之外，剂量逐渐消失，主要是由于来自射束开放部分的散射辐射和治疗单元的挡铅的传输所致。

由于发散，射束剂量曲线随着深度增加而变宽。此外，由于存在更多的散射辐射，因此半影变得更宽（图6.7）。随着射束的衰减，其强度减小，如在深度剂量曲线上的下降所示。

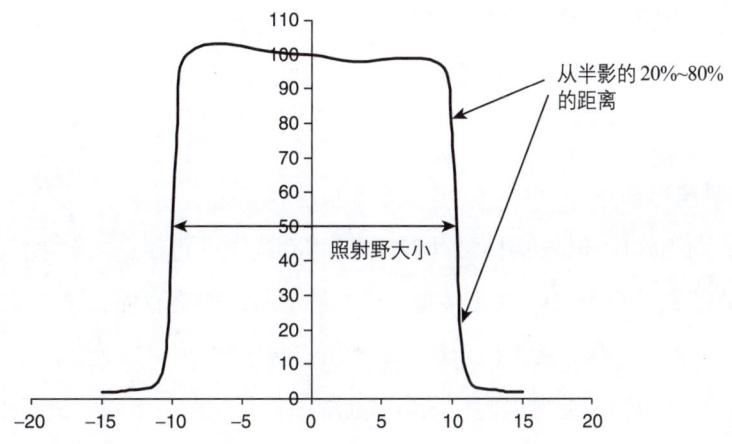

图 6.7 照射野大小为 20 cm × 20 cm，深度为 10 cm 所测量的射束剂量曲线

6.4.2 等剂量线

连接平面上所有具有相同百分剂量值点的线称为等剂量线。在任何给定平面上显示一组等剂量线（对于单能射束，通常以 10% 的增量）的图表称为等剂量分布。对于叠加射束，为了清晰起见，可以显示较少的曲线。

6.5 射束修正装置

治疗束既可以在几何形状上进行修改，也可以对其强度分布进行修正。这些可以通过调强放射治疗（IMRT）技术来实现。另一种广泛使用的方法是使用楔形板来实现简单的强度变化。

6.5.1 楔形板原理

楔形射束主要有 3 个用途：①组合非正交角度的射束；②补偿表面形状的变化；③补偿射束垂直入射到楔形野时深度剂量衰减的变化。

产生楔形射束的 3 种系统：①手动固定楔形板；②通用楔形板；③动态楔形板。

6.5.1.1 手动或物理楔形板

楔形板现在很少使用。这些楔形板一般是铝、黄铜或钢制品。通常会使用一系列不同的楔形板，如 15°、30°、45°、60° 等。它们有不同的尺寸，也可能由不同材料制成。在非零机架角度和准直器角度下，插入和拆卸楔形板会很困难。此外，携带和储存楔形板时需要在治疗室内进行仔细的人体工程学设计。它们还会阻挡患者摆位的光野，因此通常在患者摆位后插入楔形板，这增加了手动处理的问题。

6.5.1.2 通用楔形板

通过将楔形板与平野（Plain）或开野照射相结合，可以使用单个物理楔形来产生一系列楔形角。这种设计的楔形板被用于医科达（Elekta）加速器。楔形板会自动定位于治疗机头的射束中，位于镜子位置上方，以及监测电离室下方。然而，楔形板的使用范围只能在一个方向上。这导致将楔形板与多叶准直器（MLC）结合使用会存在问题，如果能够在叶片运动方向和与此垂直的方向上进行楔形处理可能会很有效。

6.5.1.3 动态或虚拟楔形板

动态或虚拟楔形板的工作原理是在射束工作时通过移动次级准直器进而对治疗野进行调整。楔形野的角度取决于次级准直器在治疗野中停留的时间。通过移动不同的准直器，可以实现不同方向的楔形调整。对于瓦里安（Varian）动态楔形板，楔形因子密切依赖射野大小，这种影响需要在治疗计划系统内进行精心建模。离轴和半阻的楔形野也以同样的方式创造。同样，对楔形因子进行建模时需要非常细心。

6.5.2 楔形因子（WF）

为了在楔形野内向某一点传递与均匀射野相同的辐射剂量，需要在加速器上增加设置的监测器的数量。这是通过楔形因子来实现的。楔形因子被定义为在放置楔形板时的剂量与没有放置楔形板时的剂量之比，但并非总是在射束中心轴的点上：

$$楔形因子（WF）= 楔形野剂量 / 平野剂量$$

楔形因子的倒数表示为传递与没有放置楔形板时相同剂量所需监测单位（MU）的增加量。楔形因子是楔形板种类、楔形角度、射束能量、照射野大小和形状、离轴位置和深度的函数（图6.8）。

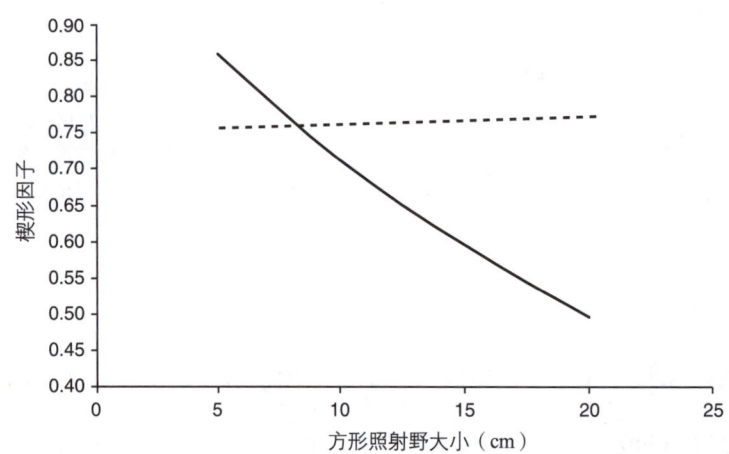

图6.8 在15 MV下，人工楔形板（虚线）和瓦里安动态楔形板（实线）的楔形因子随方形照射野大小的变化情况

6.5.2.1 楔形因子随照射野尺寸的变化

对于物理楔形板，楔形因子随照射野变大而变大。这是由于射野变大，源于楔形板的散射辐射量增加，对于临床上常用尺寸射野增加量为5%~10%。对于动态楔形板，随着射野变大，楔形因子变化会更大，可高达50%。

6.5.2.2 楔形因子随离轴变化

在离轴情况下,物理楔形板的楔形因子倾向于遵循楔形的轮廓,即它们在楔形方向上增加或减少,而在非楔形方向上保持近似恒定。对于动态楔形板,楔形因子与具有相同射野大小的轴上因子大致匹配,只有很小的差异。

6.5.2.3 对百分深度剂量(PDD)的影响

楔形板硬化了射束,即提高了射束的平均能量,使得在楔形野下的百分深度剂量与平野条件下相比,更具穿透性,这是因为能谱较低的部分被楔形板吸收。这在低能量(4~6 MV)区域更为明显,这段能量区域中康普顿散射占主导地位。在更高能量(>15 MV)区域中,电子对的产生变得更重要,可能出现射束软化(与没有楔形野相比深度剂量减少)。对于动态楔形板,射束没有变硬,因此百分深度剂量或楔形因子并没有随深度变化而变化。移动的铅门几乎导致射束完全衰减,因此没有射束发生硬化。

6.5.3 楔形角

楔形角被定义为在参考深度(通常为 10 cm)处穿过中心轴的等剂量曲线上,将距中心轴等距且距射野宽度一半的两点连接在一起的直线的斜率。其他定义包括标称等剂量线(如80%等剂量线)在中心轴上的切线与垂直于中心轴的线之间的夹角(图 6.9)。临床上使用的楔形角通常在 10°~60°。

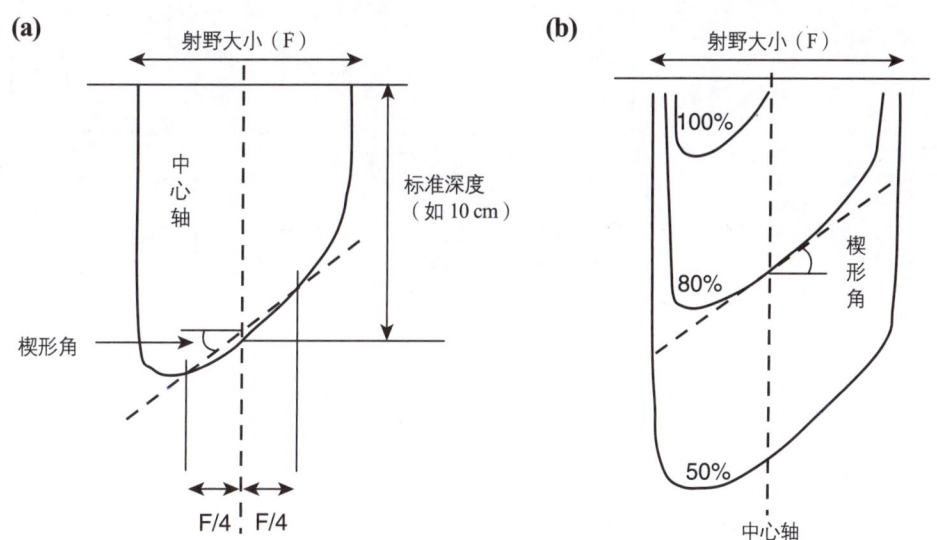

图 6.9 (a) IEC 对楔形角的定义;(b) 另外一种定义也在使用中

6.6 成形射野

本节讨论了成形射野效应。为了解成形治疗野如何影响射束的剂量学特性,探讨影响照射野剂量的不同成分是有帮助的。

6.6.1 原射线剂量

这是射束入射到体模或患者身上而产生的剂量(不包括患者体内散射辐射)。它由两个部分组成:直接的原射线辐射和来自治疗机头的散射辐射(准直器散射)。

6.6.1.1 初级辐射

这一部分是源自 X 射线靶材料的辐射,经过平整滤波器并未发生相互作用。它不依赖于射野大小。

6.6.1.2 机头散射

这部分辐射成分主要来源于平坦滤波器和准直器、初级准直器以及监测电离室和反射镜。通常位于治疗机头内散射平面的焦点源上,如图 6.10a 所示。这一部分与射野大小有关;随着准直器变大,散射源更多,从治疗机头出现的辐射也更多。

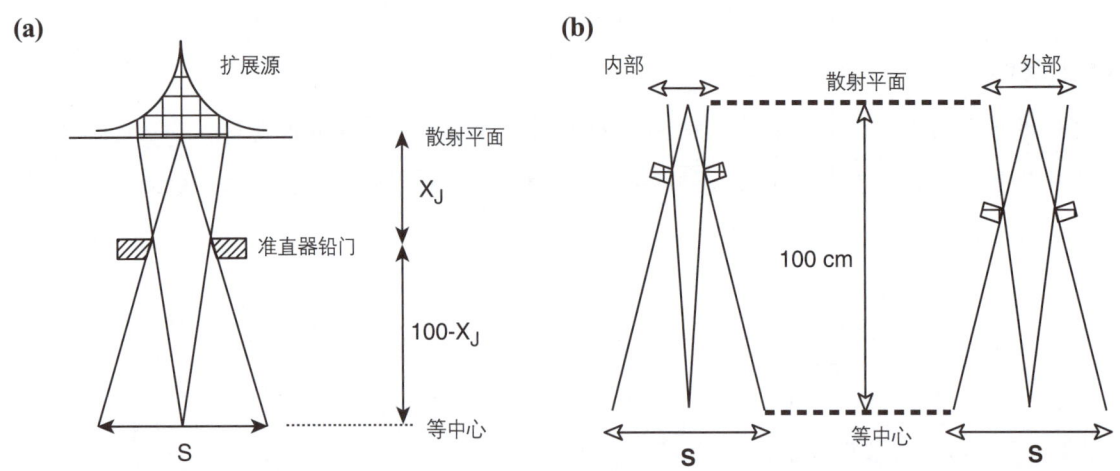

图 6.10 (a)机头散射成分是由一个扩展源表示的;(b)铅门在治疗机头内的位置影响了扩展源从等中心的可见范围

6.6.1.3 准直器变换

机头散射会出现这样的效应:对于细长射野(如 30 cm × 4 cm)的输出与相同细长射野但是长度维度更长(如 4 cm × 30 cm)的输出不同。这种影响可能是百分之几,这是由于不同准直器暴露的散射平面量不同(见图 6.10b)。即使两个细长射野的焦点源的面积保持不变,但其形状也会发生变化,导致准直器散射的辐射量不同。

6.6.2 患者体内的散射

在患者身上,接受照射体积内会发生散射。这种散射辐射成分被称为"模体散射"。浅表射野越大,散射辐射就越多(图 6.11)。随着深度的增加,散射辐射的量和比例也会增加。通常,低能量下的散射辐射更多。

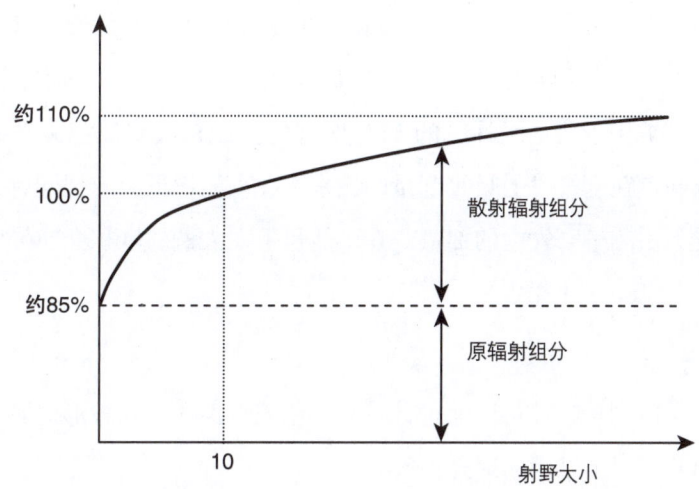

图6.11 示意图显示了随着射野变大输出变大,以及相对贡献的变化。所示的标值仅供参考

6.6.3 考虑散射辐射的方法

有几种考虑到散射辐射导致射野大小和形状变化的方法。以下是一些更常见的方法。

6.6.3.1 散射因子（SF）

散射因子（SF）被定义为某一点的总吸收剂量与该点原射线剂量之比：

$$散射因子（SF）= 总剂量 / 原射线剂量$$

散射因子取决于射束能量、射野大小和深度。当射野趋近于零时，散射因子趋近于1。

6.6.3.2 峰值散射因子（PSF）

这是散射因子的一种特殊情况，其中参考点位于射线轴上的最大剂量深度处。

6.6.3.3 背散射因子（BSF）

这是散射因子的一种特殊情况，其感兴趣点位于模体表面。它在能量低于400 kV的情况下使用。

6.6.3.4 输出因子

输出因子是在给定射野大小下 d_{max} 处的剂量，以参考射野大小（通常为10 cm × 10 cm）为标准进行归一化。

6.6.3.5 组织模体比（TPR）、组织最大剂量比（TMR）、组织空气比（TAR）

这些量都给出了组织剂量，作为某个参考条件下测量的参考剂量的比率。要计算组织剂量，需要将参考剂量乘以适当的比率。所有这些比率都是指射束中同一点（通常是等中心）处的剂量，因此没有发散效应，也没有SSD依赖性。这些比率取决于深度（d）、能量（E），以及射野大小和形状。深度依赖是由于衰减和散射而引起的，并不包括发散效应。

①组织模体比（TPR）。TPR（见图6.2）被定义为中心轴上任意给定深度处的吸收剂量与中心轴上离辐射源相同距离处的吸收剂量之比，但要求将模体进行移动使该点位于指定的参考深度。准直器的

设置保持不变。②组织最大剂量比（TMR）。TMR 是 TPR 的一种特殊情况，其中参考深度是最大剂量深度。③组织空气比（TAR）。TAR 定义为组织最大剂量比（TMR）和峰值散射因子（PSF）的乘积。TAR 曾用于 Co-60，但已被用于兆伏级计算的 TPR 所替代。TAR 最初被定义为在组织中某一深度中心轴上点的吸收剂量与相同点在空气中的吸收剂量的比率。在高能量下会出现问题，其中电子平衡需要非常厚的堆积介质，因此无法测量空气中的剂量。在高能量下，大量的堆积介质导致衰减和散射，因此无法测量原射线剂量。

6.6.3.6 等效方形野

矩形和圆形射野的深度剂量特性可以通过计算具有相同特性的等效方形射野来表示。不仅是有相同面积的方形射野，而是具有以下维度的射野：

$$\sigma = \frac{2ab}{(a+b)}$$

其中 a 和 b 是矩形的两条边，σ 是等效方形的边长的大小。这只是一个近似值。*BJR Supplement 25* 中有大量有关等效射野的数据。

6.6.3.7 不规则野的散射

对于不规则野，通常采用 Clarkson 区域积分技术。不规则野被划分为一系列圆形野。然后，这些区域可以相加以确定不规则野的输出（见第 9.7.3 节）。不规则野的剂量计算通常在治疗计划系统中进行。

第 7 章 电子束物理学

George Pitchford, Andrew Nisbet　著

7.1 临床实践中使用的电子束

高能电子束与光子束相比具有优势。电子束深度 - 剂量曲线特点包括较小的皮肤保护效应、在最大剂量深度（d_{max}）附近的一定深度内相对均匀的剂量以及有限的穿透范围，即一定深度后剂量曲线相对快速下降。图 7.1a 展示了个体的百分深度剂量（PDD）结构，而图 7.1b 显示了典型的中心轴深度剂量曲线。

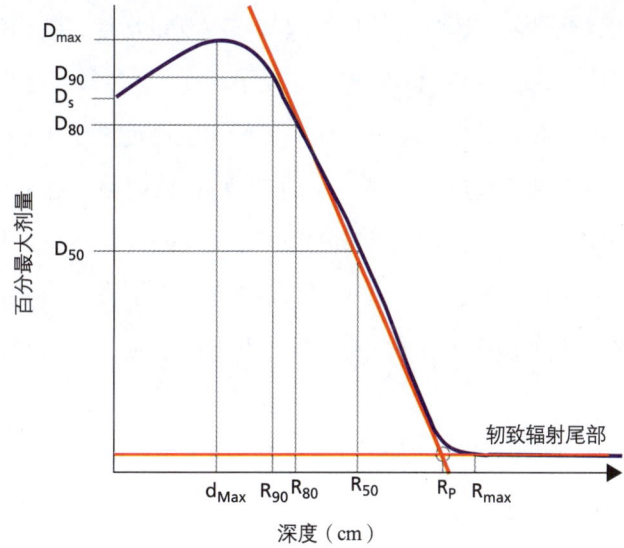

图 7.1a　电子百分深度剂量（PDD）的解剖结构及其范围指标。d_{max} 代表最大剂量深度，此例中为 100%。R_{90} 和 R_{50} 定义为剂量达到 90% 和 50% 等剂量的深度；D_{90} 和 D_{50} 分别对应这些深度的百分剂量。Rp 是电子束的实际射程，通过沿着深度剂量曲线下降部分的直线外推获得。R_{max} 是射束的最大穿透深度，在此深度之后，剂量完全由治疗头内产生的韧致辐射 X 射线引起

经许可转载自 International Atomic Energy Agency (IAEA), Strydom, W., Parker, W., Olivares, M., "Electron beams: physical and clinical aspects", Radiation Oncology Physics: A Handbook for Teachers and Students, IAEA, Vienna (2005) 273–300

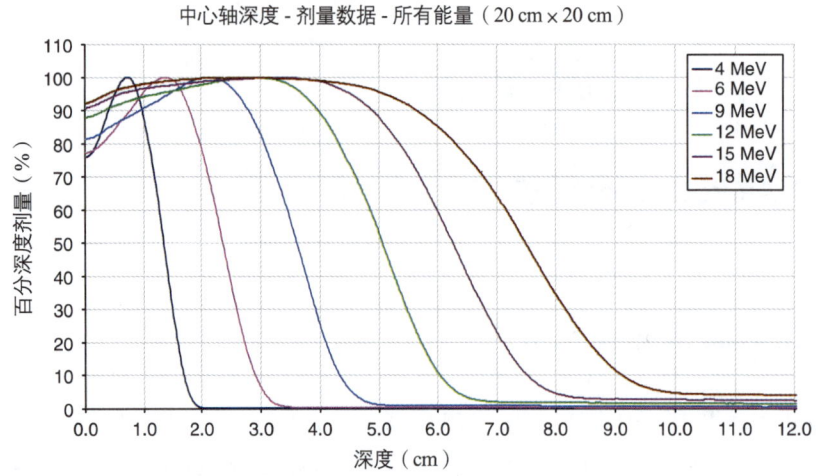

图 7.1b　中心轴深度剂量（4 MeV~18 MeV，20 cm × 20 cm 射野）

电子束治疗主要是为位于患者表层或仅有限深度的靶区提供治疗方案。而千伏级（kV）X 射线则对于高原子序数组织，如软骨或骨骼，因光电效应引起的吸收剂量增加，使治疗获益。

过去，电子束的能量范围主要是 5~35 MeV，与高能光子相比，这些较高能量的电子束没有显著优势。现代直线极速器能够提供 4~20 MeV 的高能电子。人们开始对极高能电子（VHEE，50~250 MeV），特别是达到超高剂量率（即平均剂量率超过 100 Gy/s）的 FLASH 放射治疗越来越感兴趣。

尽管调强放射治疗（IMRT）和容积弧形调强放射治疗（VMAT）已经很常见，但电子束治疗在以下几种临床情景中仍在使用：①皮肤和嘴唇；②胸壁和颈部的术后及复发性疾病；③有限体积内的增强剂量应用，如乳腺肿瘤床的可能肿瘤靶区体积（GTTV）和瘢痕区域；④全身皮肤照射，治疗如蕈样肉芽肿和皮肤淋巴瘤等疾病。

电子束在治疗皮肤基底细胞癌和鳞状细胞癌方面已有多年应用，并在卡波西肉瘤的治疗中也取得成功，虽然目前这些疾病主要采用其他治疗方法。

乳腺切除术后的患者可以采用低能电子束放射治疗以保护后方的肺部，而不影响局部疾病控制。历史上，电子束在治疗头颈部癌症，尤其是脊髓上方组织时被广泛使用。当光子治疗接近脊髓的耐受剂量时，可以使用电子束来增加该区域剂量，同时使用光子继续治疗远离脊髓的组织。剂量的快速下降有助于保持脊髓剂量在安全范围内。电子束与光子束的射野需要精确匹配。目前，随着 IMRT 的发展，这种方法已基本过时。

全身皮肤电子束治疗（TSET）是治疗蕈样真菌病的有效方法，特别是对于有厚的全身性斑块或肿瘤疾病的患者，该技术可选择性地用于皮肤外疾病。剂量响应关系已非常明确，可以实现完全持久的反应。鉴于剂量深度的快速下降和低韧致辐射成分，通常使用 2~9 MeV 的电子。韧致辐射尾部（有时称作光子污染）的升高是由电子束穿过治疗头内高原子序数组件时产生的。这使得能够在不超过骨髓耐受度的情况下，治疗表层约 1 cm 深度的皮肤病变。基于以下任一种方法的治疗技术已被开发：①平移法，患者平躺并相对足够宽的射束进行移动，以覆盖患者的横向区域；②大射野技术，采用站立姿态的患者，通过结合宽射束和扩展 SSD（源皮距）进行治疗。

虽然许多传统上由电子束完成的治疗现在可通过 IMRT/VMAT 实现，但电子束在未来的放射治疗中仍具有其应用价值。例如，一些研究团队正在研究强度和能量可调的电子束放射治疗，这对于浅表头颈部肿瘤治疗可能是一种新的选择。同时，也在探索使用强度和能量调制的光子与电子混合束的动态放射治疗，这种方法在乳腺癌术后放疗中通过回顾性计划研究已显示出能够最大程度减少心脏受到的剂量。

大部分电子线治疗是采用以固定源皮距（SSD）单野垂直投照，通常需要使用限光筒。在某些情况下，可以直接将电子线限光筒直接放置在皮肤上，而不是采用固定间隔距离。如果患者表面的情况妨碍在标准 SSD 位置放置电子线限光筒，就采用非标准的 SSD。这种情况下就需要对 SSD 的微小变化进行电子束输出的调整。理论上，这样的调整应通过测量虚拟源的位置，用平方反比定律推算修正。

7.2 能量范围

第 3 章介绍了电子束与人体的相互作用，并引入了近似连续减速（CSDA）的概念。电子损失所有能量的那一个点确定了其射程。若射束中所有电子以相同方式损失能量，则它们会停在同一深度。但实际上，由于散射作用，到达的深度会有所差异，这种差异被称为射程歧离。同一能量电子的路径长度（即总行进距离）是相同的（图 7.2）。这也解释了电子束深度剂量曲线的特征形状：表面剂量高，在最大剂量深度附近剂量相对稳定，随即快速下降，直至由轫致辐射 X 射线构成的低剂量尾部（见图 7.1a）。电子射程（单位为 cm）可以通过将平均电子能量（单位为 MeV）除以 2 来近似得出。

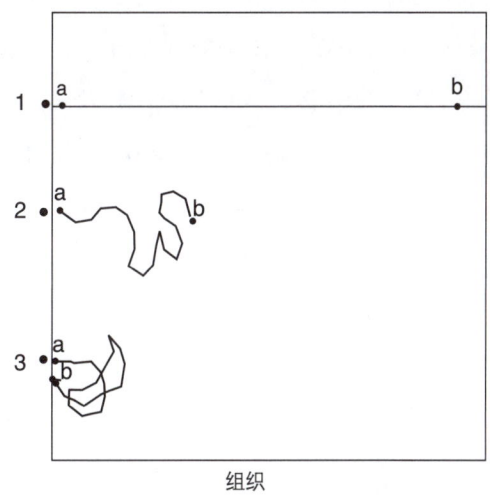

图 7.2 考虑 3 个电子在组织中移动，它们从 a 点到 b 点的过程中损失能量，并以剂量形式在组织中沉积 [这 3 个电子的路径长度是相同的，即它们走过的距离一致。然而，它们在组织中到达的深度存在变化，这取决于它们路径的散射程度。当这一现象应用于大量电子时，电子在组织中的"范围"（即深度）会在一定范围内分布，这就是所谓的射程岐离]

在临床数据中，深度剂量通常按与特定百分深度剂量对应的深度显示。当肿瘤医生确定了相关靶区的最大深度后，他们可以根据该射野尺寸的深度剂量表来选择覆盖该靶区所需的能量。表 7.1 展示了一系列典型的深度剂量值。但需要注意，不同的直线加速器（linac）可能会有不同的值。因此，在实际应用中必须使用治疗设备的本地数据集。

表 7.1 特定射野大小 / 限光筒的代表性深度

入射能量（MeV）	6	8	10	12	14	16
最大剂量深度（cm）	1.2	1.8	2.3	2.9	3.3	3.7
90% 深度	1.7	2.3	3.1	3.9	4.7	5.2
80% 深度	1.9	2.7	3.5	4.3	5.1	5.6
50% 深度	2.3	3.0	4.0	4.9	5.8	6.4
10% 深度	3.0	3.9	5.2	6.0	7.3	8.3

入射能量 E_0 指的是患者表面的平均能量。实际射程是在剂量下降到韧致辐射尾部交汇点处，在约 1%~5% 剂量水平的深度处，这代表了入射电子束的射程。在评估靶区覆盖度时，需要考虑的关键参数包括表面剂量（见第 7.5 节）、最大剂量深度，以及肿瘤的最小剂量，这些通常是治疗范围内需要包含的，通常取 90%，或有时是 85% 的等剂量线。在评估对下方正常组织的剂量影响时，靶区外的剂量非常关键。

7.3 百分深度剂量

参考图 7.1b，深度剂量曲线展现了以下特点：①表面剂量较高，随电子能量增加而提高，这与光子束的表现相反；②最大剂量深度处的剂量建成区域，在高能电子下可能更为广泛；③超过最大剂量深度后，剂量迅速下降，高能量电子的下降速度较慢；④低剂量的韧致辐射尾部，在高能束下略有增加。

关于中心轴深度剂量值，存在几条简单的经验法则：①治疗范围内 85%~90% 剂量线（在曲线下降侧）大约为入射能量 E_0 的 1/3 cm；②电子穿过水或软组织每增加 1 cm，平均能量减少约 2 MeV，因此实际范围 Rp 约为 $0.5E_0$ cm；③50% 深度剂量位于治疗范围深度与实际范围深度的中间位置。然而，小射野会显著降低 90% 和 50% 剂量的深度，而实际范围则保持不变（见第 7.4 节）。

7.4 深度剂量影响因素：射野尺寸

对于大于 10 cm × 10 cm 的射野，当改变射野大小时，中心轴深度剂量在建成区以外相对固定，但在建成区内会有所变化，这是由于电子在加速器头部结构中的散射，其程度随射野大小而异。

当从束流中心到射野边的距离超过散射电子的横向范围，超过最大剂量深度（d_{max}）的中心轴深度剂量就会表现出一致性，电子平衡得以建立，特别是在电子能量达到 10 MeV 时。图 7.3 和图 7.4 分别展示了 50% 剂量点（R_{50}）和最大剂量深度（d_{max}）随射野大小和电子束能量的变化。

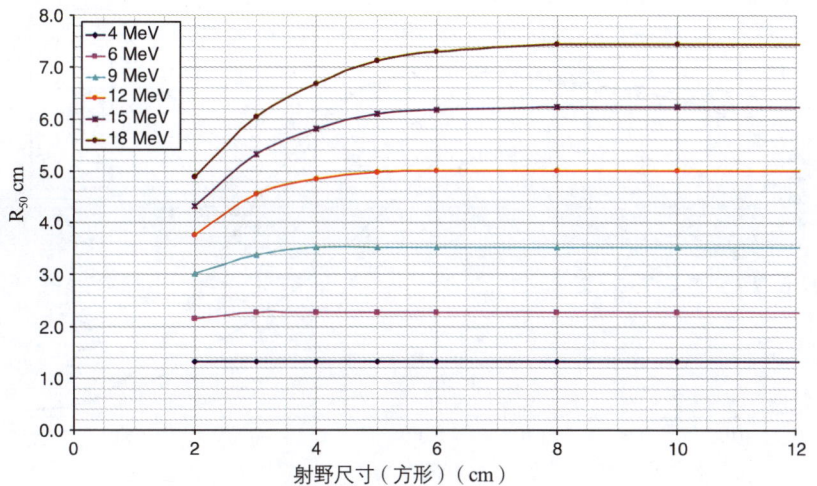

图 7.3　R_{50} 随射野大小和电子束能量变化的关系

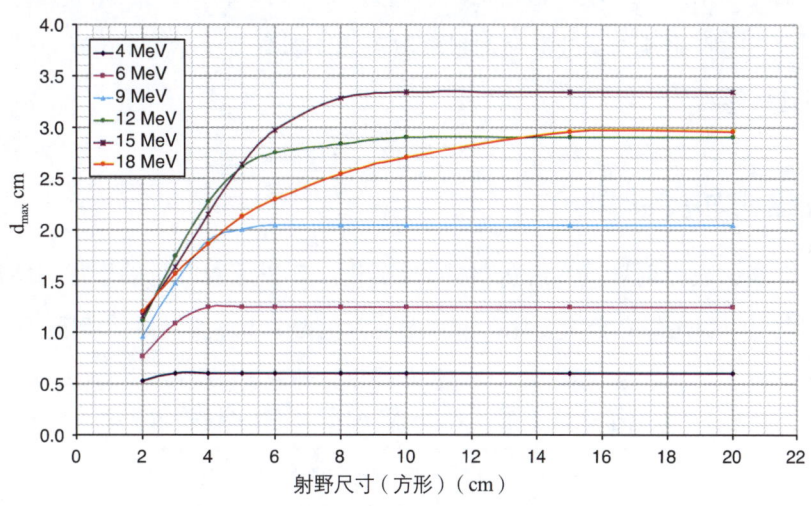

图 7.4　d_{max} 随射野大小和电子束能量变化的关系

对于超过 14 MeV 的能量，最大（100%）中心轴剂量位置 d_{max} 在低 E_0 能量下更靠近表面，18 MeV 的曲线在图 7.1b 中有所示。

对于小于 6 cm × 6 cm 的小射野，情况更为复杂。射野变小时，射野中心轴的电子平衡被打破，即使射野的尺寸小于电子能量的实际射程，也会发生这种情况。剂量最大值和其他高剂量值向表面移动，从而增加了表面剂量。依赖于 E_0 的实际射程保持不变，因此剂量下降的梯度减小，导致治疗范围缩短，这在图 7.5 中有所证实。

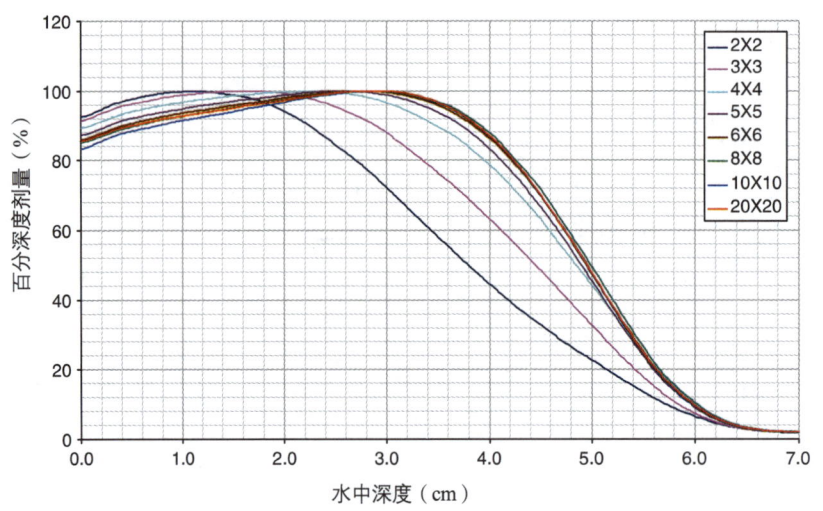

图 7.5　12 MeV 下射野大小对深度剂量的影响

使用更高能量的电子束并不会改善治疗范围，因为 E_0 越高，将治疗范围深度向表面拉拽的效果越明显。高剂量等剂量线的收缩减少了被治疗剂量值覆盖的体积宽度（见第 7.6 节）。在开展小射野电子治疗时，必须考虑这些影响。

7.5 电子束建成和皮肤保护

根据初始电子能量，表面剂量从大约 75%~95% 变化。剂量随着能量的增加而增加，如表 7.2 所示的代表性值。射野大小的变化只有轻微变化，但需要注意的是，高能量下的小射野可能表现不同。

表 7.2　电子表面剂量（6~18 MeV 及 6~25 cm 的限光筒）

能量（MeV）	电子表面剂量 相对于 100% 最大剂量				
	限光筒				
	6 cm	10 cm	15 cm	20 cm	25 cm
5	74.8	75.1	75.5	76.0	75.7
9	77.6	77.9	78.2	79.0	78.7
12	84.1	83.4	83.6	84.6	84.3
15	88.4	88.0	87.8	88.4	88.4
18	91.8	91.4	90.7	90.7	90.7

在放射治疗中，有时需要在患者表面获得 90%~100% 的剂量，这可以通过使用组织补偿物（Bolus）实现。Bolus 是一种灵活的组织等效材料，如 Superflab™，提供多种厚度选择。它被放置在患者皮肤上，以便射束首先穿过 Bolus 再达到皮肤表面。蜡也常用作 Bolus，通常根据每位患者的治疗需求定制。其

主要作用是使剂量在 Bolus 内聚集，进而将更高的剂量引到患者表面，同时可以降低辐射在特定区域的穿透能力，以保护靶区后方的重要器官或平衡头颈部等不规则表面的剂量分布。Bolus 的使用效果可以在图 7.6 中观察到。

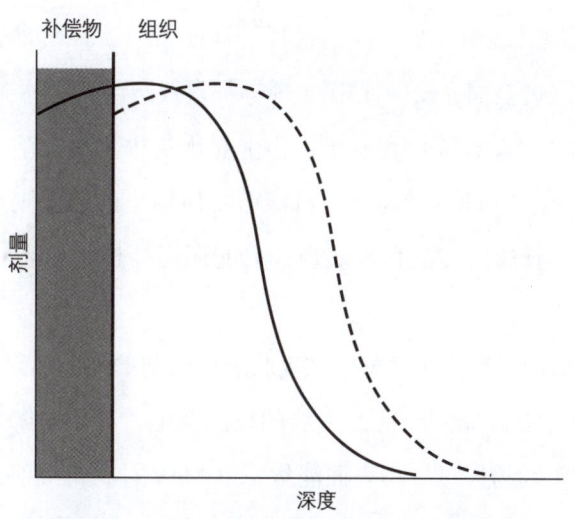

图 7.6　有 / 无组织补偿物的 PDD 曲线

7.6 电子束的等剂量曲线

电子束的等剂量线与高能光子束的形状大相径庭。电子束在穿透患者体内时能量逐渐减少，侧向散射电子数量增加，导致随着治疗深度增加，半影区域也随之增大。电子束穿过患者表皮后立即开始扩散，直至接近 70% 最大剂量深度时逐渐变窄。在接近表面区域时，50% 等剂量线紧贴射野几何边缘延伸。较高剂量级别从 50% 线逐步分离，且在高剂量区域宽度变窄，意味着超过 90% 的高剂量体积在治疗深度处比表面或最大剂量深度（d_{max}）更为狭窄，如图 7.7 所示。这种收缩在射野的每侧约为 $2E_0$ mm，并且在矩形射野对角线上更明显，具体数值取决于加速器。

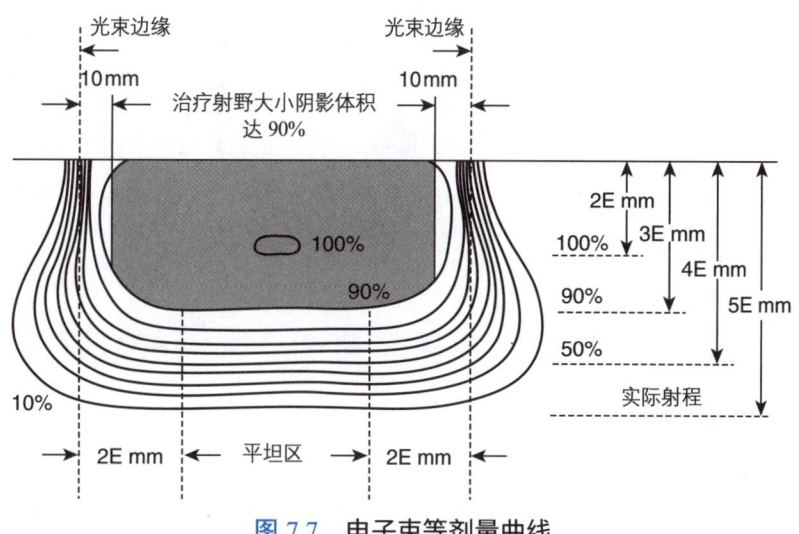

图 7.7　电子束等剂量曲线

经许可转载自 Handbook of Radiotherapy Physics: Theory and Practice edited by P Mayles, A Nahum, J C Rosenwald, Copyright 2007. Reproduced with permission of Taylor & Francis Group LLC

较低剂量级别向外扩展，使得在一定深度之外，射野外侧的几何边缘也能传递显著剂量。如果束流边缘附近存在危及器官，这一点需要特别注意。

临床方面。如果靶区位于表层，使用的能量可能无法提供足够的表面剂量。此时，可以通过使用组织补偿物或能量降低器来提升表面剂量，同时选择更高能量以确保覆盖到远端靶区所需的剂量。一种方法是应用更宽的束流于患者表面，以确保用 90% 等剂量线围绕靶区达到一定深度；另一种方法是，当危及器官靠近或位于靶区边缘时，需要在射野大小上做出折中。这在治疗鼻子、脸颊周围的小体积或接近眼睛的区域时尤为关键。在此种情况下，可能需要使用小的不规则形状射野，这可以通过从铅片或低熔点合金（LMPA）切割成所需形状来实现；可能还需要进行患者特定切割件的剂量测定以验证临床数据。

如果切割件过薄，可能会因为高原子序材料在皮肤表面引起的前向散射电子和轫致辐射而导致患者表面剂量增加，这与直线加速器目标中产生 X 射线的机制类似，而不是降低剂量。经验规则是，所需铅片的最小厚度（以毫米计）约为束流平均表面能量（以 MeV 计）的一半。对于通常含铋、铅和锡的低熔点合金（LMPA），这一数值需增加 1.2 倍。通常情况下，这样的厚度能保证在低能量下透射率小于 5%，在 20 MeV 时透射率可达到 10%。

在一些临床情况下，能够使用两个或更多相邻的治疗射野可能会很有益，例如：①治疗不规则表面，如胸壁、头皮，可能需要使用相互倾斜或垂直排列的治疗射野。在射野边缘使用吸收剂可以减轻潜在的重叠问题；②针对目标体积内不同深度的治疗需求；③覆盖比标准限光筒更大的区域，如皮肤淋巴瘤的治疗。

然而，由于电子束等剂量曲线的特性，使用相邻治疗射野时存在一些显著问题：①在相邻治疗射野的表面边缘衔接可能会在深层产生热点；②通过在表面预留计算间隙来实现深度匹配可能会在靶区内部产生冷点；③射野相对位置的微小变动可能在热点或冷点区域导致显著差异。

可以通过多种策略来缓解这些问题：①将相邻的治疗射野边缘远离任何危及区域；②使用移动连接技术，类似于某些光子治疗技术，如颅内-脊柱放射治疗，以"模糊"重叠区域；③相邻治疗射野之间角度轻微偏转以减少热点；④沿射野方向使用条状吸收体或降能器；⑤在治疗前以及更复杂的情况下或者在治疗过程中，通过实验测试来验证剂量和剂量分布；⑥可以考虑使用电子弧形疗法替代相邻射野，但这需要大量的技术准备。

7.7 表面倾斜和非均质性对剂量分布的影响

7.7.1 表面倾斜

在电子束治疗大面积胸壁时，可能会出现电子束部分与患者表面倾斜入射的情况（图 7.8）。定义角度 α 为束流中心轴与患者皮肤表面法线之间的角度时，可以观察到：①当 α < 20° 时，对深度剂量的影响较小，等剂量线沿着皮肤表面变化；②当 α 为 20°~30° 时，等剂量线仍然沿表面分布，但如果准直

器边缘有间隙，半影区会变宽；③当 α 在 40°~60° 时，深度剂量会减少，表面剂量增加；由于伴随扩展的源皮距（SSD），表面剂量增加可能大于通量损失从而产生热点；④当 α＞60° 时，百分深度剂量失去其特征形状（更接近于浅层 X 射线），实际范围的值会改变，并且最大剂量会急剧上升。

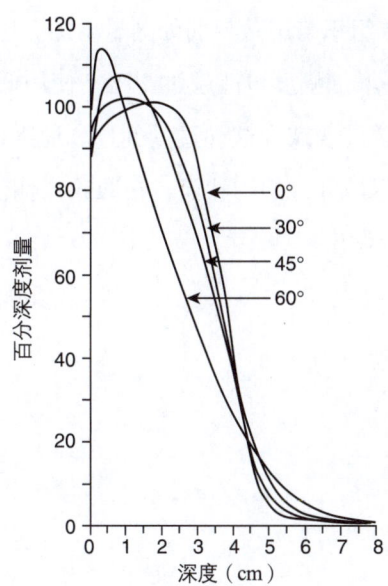

图 7.8 对于 10 MeV 电子束，深度剂量随沿中心轴入射角变化的变化
注意，入射角增加超过 30° 会导致最大剂量的深度减少，但超过 60° 会导致最高剂量的大幅增加
经许可转载自 Williams and Thwaites, Radiotherapy Physics in Practice, 1993, Oxford University Press

为了减少表面倾角的较严重影响，最好调整射野的角度，使得准直器边缘周围的落差保持一致。如果这一调整无法实现，可以通过使用不同厚度的 Bolus 和选择更高的电子能量来补偿差异。

7.7.2 非均质性

非均质性影响剂量分布，取决于：①电子束的能量和射野大小；②相对于射野大小非均质性的尺寸；③非均质物体的形状和组成。

两个主要效应：①吸收的变化及其对等剂量值深度的影响，这在较大的非均匀性区域内最为明显，如超过其边界的胸壁下的肺部；②介质之间散射的差异，这在小的非均质区域或大的非均质区域的表面特别重要。

散射效应非常复杂，从高密度区域散射到低密度区域的电子比例要高于从低密度区域散射到高密度区域的电子比例。这导致在高密度区域内或其远端产生低剂量区，而在低密度区域内及其远端形成高剂量区。

随着能量的增加，这些效应增强，需要预测非均质深度处的有效电子能量。基于蒙特卡罗（Monte Carlo）的治疗计划系统（见第 9.14.4 节）能够提供这些界面效应的最佳估计，适用于多种情况，包括：①涉及空气、肺和骨骼的界面；②表面不规则性，如成形 Bolus、铅切割件、鼻子和耳朵。

耳朵处可能出现的显著问题可以通过使用组织等效插件（如蜡）来解决，以避免空气/组织界面问题。

7.8 内部屏蔽

内部屏蔽常用于保护靶区下方的结构，在治疗嘴唇、脸颊、耳朵和眼睑时尤为常见。确定给定能量下所需屏蔽材料最小厚度是必要的。在空间受限的情况下，如眼睑下，屏蔽的厚度可能会有所限制。

屏蔽材料会引起反向散射，导致组织与屏蔽界面处剂量增加。这种过量剂量随着屏蔽材料原子序数 Z 的增加和电子能量的降低而增加，增加幅度可能超过 50%。使用低 Z 材料（例如，牙科蜡）作为涂层机制可以通过吸收低能反向散射电子显著减少这种过量剂量。通常，2 mm 厚的铅层外面覆盖 8 mm 的蜡是常见的做法，这在嘴唇内侧使用是可行的。然而，在眼睑内侧使用任何形式的屏蔽可能不切实际。采用内部屏蔽可能需要在规定剂量上做出一些妥协。

第 8 章 用于治疗计划的影像

Frances Lavender, Gemma Whitelaw 著

8.1 导论：计划图像的用途

计划图像的信息贯穿患者的整个治疗路径。因此，我们必须了解与这些图像相关的局限性和不确定性，以及它们在治疗过程中对剂量准确性的影响。图像需要符合预期的用途，同时确保将患者所受的剂量控制在最低合理可行原则（ALARP）内（请参阅第 14.4 节）。

所以，在治疗计划中使用图像的主要目的是什么（图 8.1）？图像被用于：①对靶区和危及器官进行"映射"和识别（解剖成像）；②量化功能参数（功能成像）；③可视化靶区或其他解剖结构的位置随时间的变化 [四维（4D）成像]；④剂量计算所需的测量参数；⑤创建"摆位图像"，用于在治疗中定位患者。

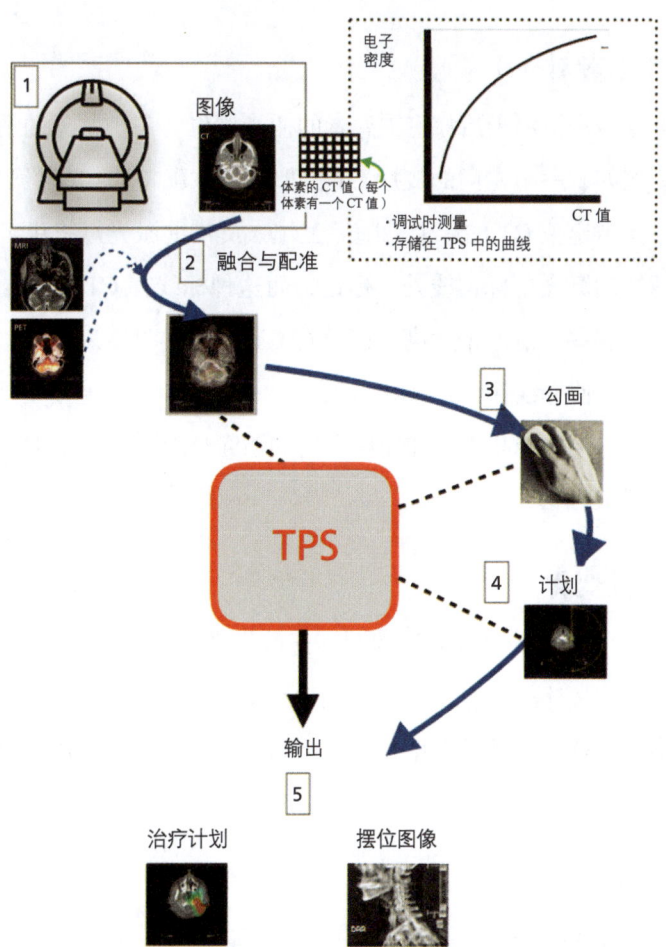

图 8.1　放疗计划过程的每个阶段如何使用图像的示例
经许可转载自 RaySearch Laboratories, Stockholm, Sweden

8.2 理想的计划数据集

放疗图像通常被称为放疗计划数据集。这些数据被导入治疗计划系统（TPS），用于计算最佳的治疗计划和剂量分布。一个理想的放疗计划数据集应当确保计划图像中的所有信息与治疗时的情况完全一致。例如，在一个理想的 3D CT 扫描中，患者在计划数据集中的位置与每个分次治疗时的位置应相同。此外，患者所有器官的位置、大小和密度都应完全相同（例如，直肠和膀胱充盈相同，肠道气体的数量或位置不变等）。如果患者器官处于完全静止状态，这一目标将会更容易实现。然而，如果患者器官处于运动状态，则需要对其进行量化，然后利用这种评估来指导放疗计划。以下是理想的放疗计划数据集的一些特征。

8.2.1 患者位置的可重复性

扫描时患者的位置要尽可能与治疗时的位置一致。诊断级扫描设备通常具有弯曲状的床台。直线加速器（linacs）具有平板状的床台。为了生成放疗计划图像，需要将平板状的床安装到 CT、MRI 或 PET 扫描仪上，以确保患者处于类似的位置。我们还希望患者在治疗期间使用与直线加速器相同的固定设备（如定位膜、脚固定架、乳腺托架、真空垫等），以最大限度地减少患者移动并确保摆位的可重复性。

8.2.2 外部参考点（患者对齐）

影像数据集上的参考点通常被用于治疗室中患者的初步摆位。一个常见的情况是在患者的皮肤上贴敷标记铅点和画定位线。例如，一个专门的放疗 CT 模拟定位室配备与加速器治疗室中相匹配的激光定位系统。首先，患者躺在模拟定位 CT 的床上，随后工作人员借助激光灯将患者对齐，并用记号笔在患者朝向天花板侧和左右两侧的激光灯标记线处做标记，而这种标线在 CT 图像上是看不到的。将金属铅点贴敷在标记线上后，由于这些铅点的密度高，能够在 CT 图像上明显识别到。扫描完成后，工作人员在标记线上做一个小点标记，使标线保留下来。当患者第一次在加速器上接受治疗时，他们躺在治疗床上，移动治疗床，使患者的定位标线与直线加速器室内的激光灯对准，完成对患者摆位和调整，实施最终的成像和位置校准（见第 10 章）。

8.2.3 体内器官的位置变化

体内器官的位置和形状的变化，可以通过控制其充盈度来控制动度（例如，膀胱充盈的饮水方案，直肠充盈的灌肠方案）。通常，医生们使用四维（4D）成像技术来确定器官的移动。在某些情况下，可以将基准标记物插入器官。这些通常是小型高密度标志物，在图像上可以清晰识别，因此可以用于跟踪器官的运动。

8.2.4 系统间的准确传输

图像将从扫描设备导出并导入到治疗计划系统中。因此，治疗计划系统必须能够从所有成像系统中"读取"图像，且不会发生任何损坏或数据丢失。所有成像系统（例如，来自所有制造商的 PET、

MRI、CT扫描仪）必须符合医学数字成像与通信（DICOM）标准，以确保数据在系统之间的准确传输（见第4章）。

8.2.5 适当的图像质量

图像质量必须与图像的用途相匹配（详见第8.1节）。对于使用电离辐射的成像（例如，CT和PET），图像质量与患者接受的剂量密切相关。具体决定图像质量的因素因每种成像方式而异。

8.2.6 减少伪影

我们需要确保数据集中的定量信息准确。伪影是一种特征，它无法准确表示被成像物体。这给计划数据集带来了不准确性。例如，伪影可能会改变图像中的CT值或标准摄取值（SUV），或者在图像中引入几何畸变。因此，需要识别伪影并进行校正，以减少或补偿这些不准确性。

8.2.7 选择最有用的信息类型（解剖或功能成像）

通常，医生会使用多个影像数据集来为决策提供不同类型的信息。例如，解剖成像为医生提供了结构的几何地图，功能成像则揭示了体内特定过程的发生。功能信息有助于诊断、分期、轮廓勾画和治疗方案的选择。对于剂量计算，医生则需要准确的解剖信息。

8.3 计算机断层扫描（CT）

用于放疗计划的最常见成像方式是计算机断层扫描（CT）。我们首先需要了解CT图像是如何获取和重建的。

8.3.1 CT扫描仪是如何工作的

CT扫描仪的环形机架包含一个X射线管和一组X射线探测器。从射线管中发射出的X射线穿过患者形成"扇形"X射线束。射线管和探测器以每秒最高3.3转的速度围绕机架旋转。CT图像数据采集主要有两种类型：①轴向扫描，即在X射线束打开时扫描床保持静止。扫描床在获得第一个纵向扫描截面时保持固定位置。当前扫描结束后，扫描床纵向移动，并停止，然后获得下一个纵向扫描截面。对于轴向扫描，射束的开关是自动的；②螺旋扫描，即扫描床在X射线束开启时连续纵向移动床面。从患者的角度来看，X射线束在其周围的运动轨迹呈螺旋状。

在机架的每个角度，由于患者体内的光子相互作用，一部分X射线束会被衰减，剩余的X射线束会达到探测器。是什么决定了有多少X射线能够到达探测器？

让我们回顾一下第2章中讨论过的光子相互作用。如果射线束穿过患者体内高密度区域，如骨骼或金属植入物，光子相互作用的概率相较于软组织会增加。因此，与在软组织中相比，X射线束在骨骼或金属中衰减得更多，到达探测器的光子也更少；如果患者体型较大，那么射线束穿过人体组织的距离（路径长度）一定比在体型较小的患者中穿过的距离更大。随着组织中路径长度增加，光子发生相互作用的概率也会增大，到达探测器的光子数量就会减少。

利用探测器组中每个点检测到的 X 射线数量，系统使用滤波反投影或迭代重建等过程重建出三维图像。这个重建后的输出是一组图像，或者称为"切片"。每个切片由一个体积元素（体素）矩阵组成。体素大小定义了图像的分辨率。每个体素都有一个相对应的 CT 值。CT 值的单位是亨氏单位（HU），定义为：

$$\text{CT 值（HU）} = \frac{\mu_{某材料} - \mu_{水}}{\mu_{水}} \times 1000$$

其中，μ 是线性衰减系数，它是每单位材料厚度衰减的射线束的比例。射线束穿过材料时的强度变化由以下方程描述：

$$I = I_0 \, e^{-\mu x}$$

其中，I_0 是 X 射线束的初始强度，I 是 X 射线束在材料中穿过距离 x 后的强度。表 8.1 中展示了一些典型的 CT 值。当 CT 值大于 0 HU 时，说明材料的衰减性能强于水。CT 值小于 0 HU 时，说明该材料的衰减性能比水弱。

表 8.1　不同组织的近似 CT 值

组织类型	CT 值（HU）
骨骼	300
肌肉	50
软组织	0~50
水	0
脂肪	−100
肺组织	−200
空气	−1000

为了可视化这个 CT 值矩阵，每个 CT 值都分配了一个灰度值。可以通过对 CT 图像"加窗"来调整灰度的数值和范围。窗宽调节会改变图像的外观，使不同组织变得更亮或更暗，但不会改变 CT 值。

8.3.2 采集参数

既然我们已经了解了 CT 背后的理论，那么让我们来想想在获取 CT 扫描图像时可以使用的不同设置，包括：①毫安：X 射线管电流，以毫安（mA）为单位。请参阅第 2.3.5 节，了解毫安和千伏与 X 射线管发射的光子数量和能量之间的关系。CT 扫描仪使用毫安调制功能来自动增加和减少毫安（在预定义范围内），以适应患者不同区域的衰减情况；②毫安秒：以毫安秒（mAs）为单位的射线管电流 - 时间乘积，是射线管电流与每次旋转的曝光时间的乘积；③千伏：X 射线管电压，以千伏（kV）为单位。

双能 CT 的描述请参阅第 8.3.5 节；④切片厚度和分辨率：CT 扫描仪中的探测器阵列由许多小的探测器元件组成。例如，一台 64 层 CT 扫描仪具有一个由 64 排探测器元件组成的阵列，每个元件在扫描床长轴方向上的长度为 0.5 mm。在这样的扫描仪上，可以实现的最小采集切片厚度通常为 0.5 mm。此时，沿患者长轴方向的分辨率为 0.5 mm。然而，选择最小的采集切片厚度可能会导致扫描时间过长，患者所受的剂量超过所需的剂量。如果计划数据集的分辨率不要求达 0.5 mm，在采集时可以将探测器行组合在一起以增加切片厚度，从而最大限度地减少患者所受剂量，并减少扫描时间。

8.3.3 重建参数

扫描完成后，可以使用后处理技术来改变图像的属性。

（1）滤波器、卷积核：可以应用图像处理滤波器或卷积核来改变图像的外观。例如，这些可以使图像看起来更"平滑"或减少噪声，改变对比度，或使边缘看起来更清晰。

（2）重建分辨率：在纵向轴上的最小分辨率受探测器元件尺寸的限制。然而，在扫描后，可以通过合并各组探测器元件的数据，将数据集切片重建为更大的切片厚度。

（3）减少金属伪影：另一种应用于 CT 扫描的常见算法是减少金属伪影。如果患者体内存在金属（如牙齿充填物、植入物），那么射线束的衰减会非常严重。这可能导致出现"条状"伪影（图 10.3）。算法可以通过估算没有金属存在时的 CT 值大小，并改变受影响体素的 CT 值来减少这些伪影。

参与计划的工作人员必须意识到重建参数可能会改变图像中的 CT 值或几何精度。这些影响将由物理师在 CT 扫描仪的调试过程中进行测量。

8.3.4 了解 CT 成像的统计过程和剂量

举个例子，如果增加 CT 扫描协议中 mAs，会发生什么？增加 mAs→增加 X 射线管阴极的电流→更多的电子从阴极发射→在阳极发射更多的光子→因此更多的光子将到达探测器。如图 8.2 所示，这将得到更好的图像。然而，阳极发射的光子越多，也就意味着入射到患者身上的光子越多，因此组织中衰减的光子也就越多，从而导致患者受到的剂量增加。

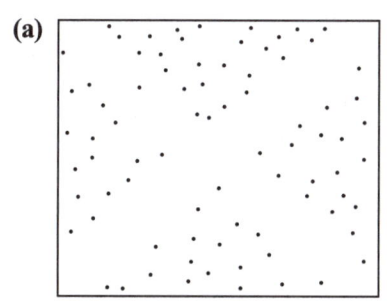
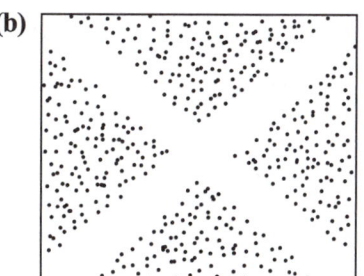

图 8.2 由大量光子产生的图像（b）看起来比由较少光子产生的图像（a）有更少的"噪声"，但会导致患者接受更高的剂量

8.3.5 双能 CT

双能 CT 机使用 2 种不同能量的 X 射线束（如 80 kV 和 140 kV）来创建 CT 数据集。通过使用各种重建技术，双能数据集可以提供更好的对比度、减少伪影，或者提供有关材料化学成分的信息。

8.3.6 治疗计划系统中的 CT 校准曲线

为了计算剂量，治疗计划系统需要知道不同组织的电子密度或质量密度。然而，CT 扫描并不直接包含这些信息。因此，治疗计划系统需要将 CT 值转换为电子密度（单位体积的电子数）或质量密度。这一转换通过建立一条校准曲线来完成，该曲线定义了特定 CT 扫描仪的 CT 值与电子密度或质量密度之间的关系。当新的 CT 扫描仪投入使用时，物理师将使用包含不同密度插入物的模体来测量校准曲线（图 8.3）。

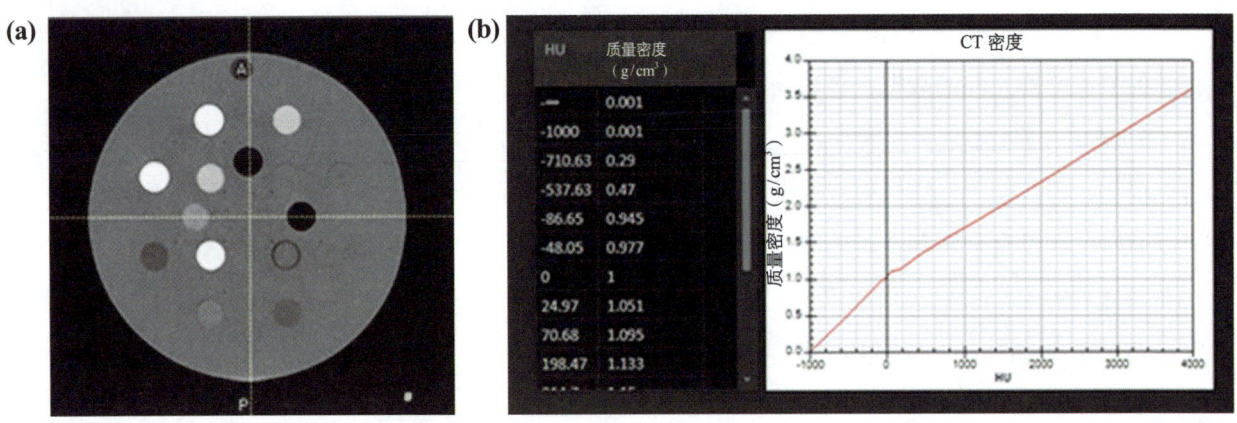

图 8.3 包含不同密度材料插入物的模体，用于测量一系列材料的 CT 值（a）；输入到治疗计划系统中的 CT 值（HU）到质量密度（g/cm³）的校正曲线（b）
经许可转载自 RaySearch Laboratories, Stockholm, Sweden

插入物的电子密度和质量密度由制造商提供。物理师将对模体进行扫描并测量每个插入物的 CT 值。然后将 CT 值绘制成电子密度或质量密度曲线。然后将这个校准曲线输入到治疗计划系统中，计划系统将使用该校准曲线来计算在该 CT 扫描机上扫描的每位患者的剂量。校准曲线取决于 X 射线束的能量。因此，大多数中心的所有放疗计划扫描 CT 协议都使用相同的 kV 值设置，以便对所有图像使用相同的校准曲线。

8.4 IR（ME）R 和放射治疗中的伴随暴露

伴随《电离辐射（医疗暴露）条例》[IR（ME）R]（第 14.7.2 节）中被定义为放疗过程中除治疗暴露以外的所有暴露。因此，这将包括来自诸如 CT 或 PET 等电离辐射模式的治疗前图像，以及治疗过程中的定位和位置验证图像。IR（ME）R 规定从业人员和操作人员必须确保伴随暴露产生的剂量与最低合理可行原则（ALARP）相一致。因此，必须优化 CT 协议，以便提供所需图像质量的同时将患者剂量降至最低。CT 扫描仪投入使用时，物理师将进行采集和重建参数的测试，将得到的每种扫描类型的最佳参数作为扫描协议进行存储。

> **示例：优化 CT 扫描协议**
>
> 您的部门购买了一台新的 CT 扫描仪用于放疗模拟定位。您被要求与物理师和放射师一起设置扫描协议。所有 CT 协议都将使用 120 kV。对于以下扫描类型，您可能会选择哪些参数？
>
> （a）眼眶　　　（b）骨盆　　　（c）头颈部
>
> **答案**：（a）使用薄的切片厚度以在小的解剖区域（如眼眶、晶状体、视神经）上获得良好的分辨率；（b）身体较宽的部位含有大量骨骼，因此使用足够高的 mAs 来获得必要的图像质量，但要保持 ALARP 以尽可能地减少患者剂量；（c）牙齿填充物可能导致图像中出现条状伪影，使用金属伪影算法来减少这种伪影。

8.5 放射治疗计划中常用的其他类型的影像

8.5.1 超声

超声（US）是一种非电离辐射成像模式，利用频率高于人类听觉（＞ 20 kHz）的声波。高频声波是由换能器中的压电晶体产生的。这些声波通过一种水基凝胶进入被扫描的组织，声波在不同声阻抗的组织边界处发生反射，这些反射波再次被压电晶体检测到，并被转换成电信号，从而形成图像。图像是通过查询换能器检测到的每个回声所需的时长来创建的。组织边界深度越大，超声产生和检测之间的时间差越大。

在超声检查中，根据不同的区域有多种换能器可供选择。曲线型换能器通常用于腹部成像，而较小、视野更广的换能器更适合于经阴道和经直肠成像。虽然大多数超声成像都是二维的，但也可以用于三维和四维图像。利用多普勒效应，超声还可以用于监测和测量体内运动的物体，这在血流成像中得到了应用。

在放射治疗科，经腹部超声常用于外照射治疗前的膀胱体积测量。良好的膀胱准备和体积一致性对于准确的射线投照至关重要。超声也常用于定位近距离放疗施源器的位置，如确保在高剂量率后装放疗前阴道圆柱体施源器的正确位置。超声也广泛应用于低剂量率前列腺近距离放疗。在制订放疗计划前，使用具有垂直压电阵列的经直肠探头对患者进行体积成像，类似于使用 CT 成像制订外照射计划。然后，医生和物理师在超声引导下放置放射源。在使用超声时，应采用强有力的质量保证机制，如现有专业指南中概述的机制，特别是关于图像分辨率、信噪比、距离和体积测量等方面。

8.5.2 PET

正电子发射断层扫描（PET）是一种利用正电子发射放射性药物的功能成像技术。一些放射性同位素的原子核中质子比中子多，这使得原子核不稳定。为了转变为更稳定的状态，放射性同位素可以通过正电子发射（见第 1.5.4 节）进行衰变，其中一个质子变成一个中子，并发射一个正电子。正电子是反物质电子。它与电子具有相同的质量，但电荷为 +1。如果一个正电子遇到一个电子，它们通过"湮灭事件"相互作用，将它们的能量转移到 2 个 511 keV 的光子上。

通过将放射性同位素附着在参与特定生理过程的物质上，我们不仅可以看到这一过程发生的位置，还可以获得与这一过程有关的时间尺度的信息。例如，放射性同位素氟-18（^{18}F）可以附着在葡萄糖类似物，如氟代脱氧葡萄糖（FDG）上，形成放射性药物 ^{18}F-FDG。其可以被注入到血液中，然后被组织吸收。正电子会与组织中的电子发生湮灭，产生的部分 511 keV 光子将逃逸出体外，并被患者周围的探测器检测到。通过使用葡萄糖类似物，图像将突出显示高代谢活性的区域。另一种常用的放射性药物是碳-11 胆碱（^{11}C-胆碱），它将突出显示细胞膜中磷脂代谢活性的区域。标准摄取值（SUV）在考虑注射剂量和患者体重等参数的同时，提供了区域内示踪剂摄取的指标。

PET 扫描仪通常配备了内置的 CT 扫描仪（PET-CT 扫描仪）。这使得 PET 和 CT 图像可以进行连续拍摄，而患者无需在扫描时移动。CT 数据提供解剖信息，并用于对 PET 数据进行校正，如衰减校正。

8.5.3 MRI

磁共振成像（MRI）利用磁场和射频（RF）脉冲来操纵质子的自旋，并检测质子返回其原始状态时发出的射频能量。MRI 利用了粒子的一种量子力学特性，称为"自旋"。简单来说，我们可以将质子看作小条形磁铁。在 MRI 扫描仪产生的强磁场中，组织中的质子倾向于在磁场中排列整齐。扫描仪发出射频脉冲来"激发"质子。当质子"放松"回到其原始能量状态时，会释放射频能量，由接收器检测，并重建成 MR 图像。

人体内含有大量的水，因此也含有大量氢原子。氢原子的核是一个单个质子。由于氢原子的性质和在体内的丰度，通常使用氢原子信号来生成 MR 图像。通过使用不同的场和射频脉冲序列，可以突出显示不同的组织或过程，如图 8.4 所示。

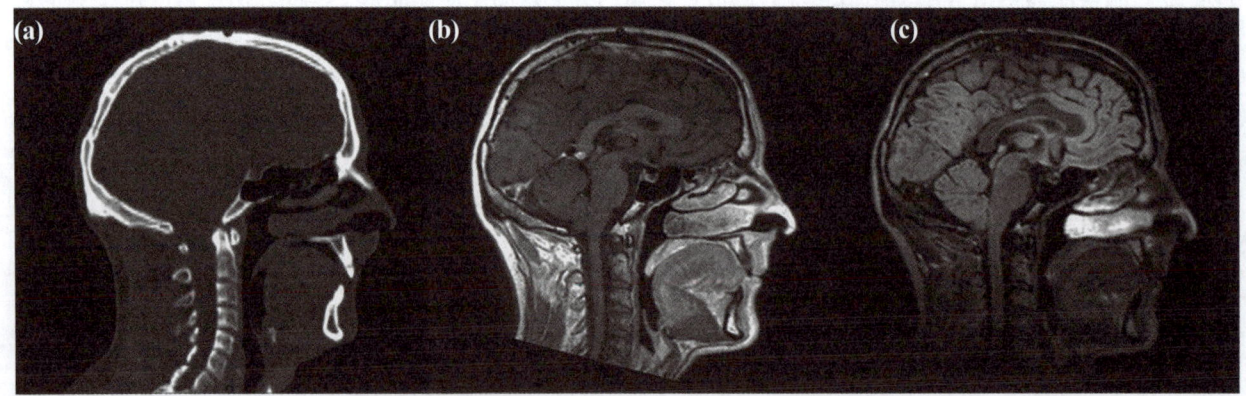

图 8.4　脑外照射放疗计划前获得的三张图像。计划 CT（a），一张 T_1 序列 MRI（b），一张 T_2 FLAIR 序列 MRI（c）

经许可转载自 RaySearch Laboratories, Stockholm, Sweden

关于 MR 图像可以用来计算剂量吗？在磁共振成像中，医生通常无法直接获取组织的电子密度，而这正是治疗计划系统用来计算剂量所需的信息。但是，如果医生能够确定每个 MRI 像素中的组织类型，就可以对每个像素应用 CT 值，从而创建一个"类 CT"图像，再使用适当的校准曲线来估算剂量。

8.5.4 四维（4D）成像

四维（4D）成像在重建三维（3D）数据时结合了时间维度。这使我们能够捕捉到扫描过程中发生的运动。例如，一位医生对患者进行 4D CT 肺部扫描。首先，医生需要知道呼吸周期的每一部分对应于 CT 扫描的相应部分。因此，医生需要在 CT 扫描期间记录患者的呼吸周期。有很多方法可以测量这一点，例如：可以在患者的皮肤上放置一个带有红外反射器的塑料块，并使用红外摄像机来检测其运动；也可以将身体内特定结构的运动（如肋骨的一部分）作为替代物，或者测量吸入的空气体积。为了显示肿瘤在呼吸周期不同阶段的位置图像，将轨迹分成多个部分（图 8.5）。对于每个部分，对每个治疗床位置的图像数据进行求和并重建，这将给出与呼吸周期的特定振幅或相位范围相对应的肺部图像。通过按顺序播放这些图像，可以创建一个类似电影的动态图像，以显示整个呼吸周期的运动。与 3D CT 扫描相比，4D CT 扫描需要更长的采集时间且患者所受的总剂量更高。

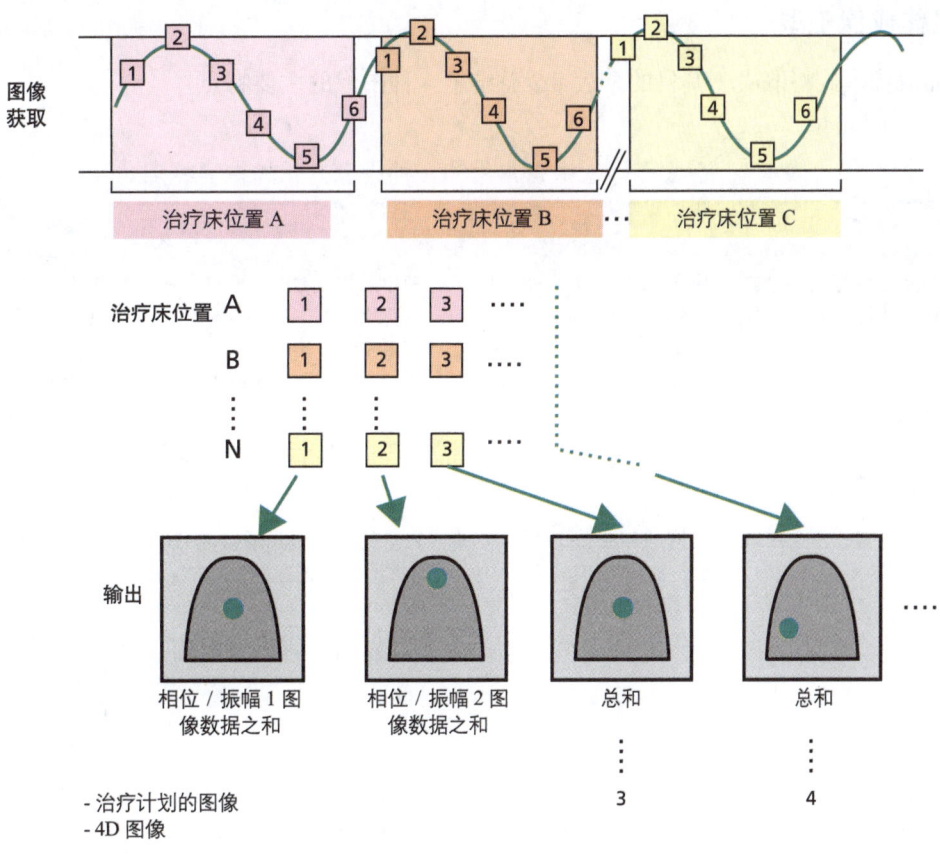

图 8.5　4D CT 工作原理简化图

全程记录 CT 扫描过程中患者的呼吸周期（绿色正弦线）。成像数据分为"箱"（这个简单例子中有 6 个箱。临床数据至少分为 10 个箱）。每个时间箱的数据是所有治疗床位置的总和

> **示例：4D CT**
>
> 一位同事建议对 2 名患者进行 4D CT 扫描，以用于直线加速器外照射治疗的放疗计划。如果您是从业者，您在 IR（ME）R 下的角色是什么？4D CT 扫描是否适合每个患者？
>
> （A）患者 1：接受左肺尖部小病灶放疗。需要进行 4D CT 扫描以评估肿瘤的运动情况。
>
> （B）患者 2：接受前列腺和淋巴结放疗。需要进行 4D CT 扫描以评估淋巴结靶 PTV 附近肠道的运动情况。
>
> **答案**：从业者负责证明辐射暴露的合理性。对于患者 1，4D CT 可能是合理的，因为它可以提供肿瘤在呼吸过程中如何移动的信息，从而可以实现更加精准的放疗。对于患者 2，4D 扫描将显示扫描时肠道的位置。然而，在每个治疗分次期间，肠道的位置可能会不同。在这种情况下，4D CT 扫描使患者所受的高剂量是不合理的，因为从 4D CT 中没有获得低剂量 3D CT 无法确定的任何额外信息。

8.5.5 最佳成像类型

最合适的成像模式将取决于其目的。表 8.2 总结了 4 种图像的主要特点。

表 8.2　在放疗计划中，常用的 4 种成像方式的主要特点

	CT	MRI	PET	US
特点	光子从 X 射线管发射，并在组织中进行光子相互作用； CT 值量化光子衰减； 利用校准曲线将 CT 值（HU）转化为电子密度； TPS 利用电子密度计算剂量	质子像小磁铁一样，趋于与外部磁场相同的排列； 射频脉冲"激发"质子； 当质子"放松"回到初始状态时，发射射频能量，能量被接收器检测	使用一种发射正电子的放射性药物； 正电子与组织中的电子相互作用，将它们的能量传递给两个 511 keV 的光子； 光子从人体中逃逸并被探测	高频声波从换能器传输到组织； 在不同密度材料的边界，一些声波发生反射，然后被超声探头探测
优点	解剖信息丰富，不会出现明显的几何畸变； 采集时间短； 分辨率高	不同的 MRI 序列可以提供解剖和功能信息； 软组织对比度好； 无辐射剂量	PET 的功能信息通常与 CT 解剖信息相匹配（PET-CT）； 敏感度高	实时功能信息和解剖信息（自适应计划）； 超声探头可放置在治疗区域附近（如用于前列腺近距离治疗的经直肠探头）； 价格便宜； 无辐射剂量
缺点	有辐射剂量； 软组织对比度差； 高密度材料会出现伪影（如金属）	几何畸变； 高分辨率图像的采集时间较长； 铁磁性材料（如一些植入物）不能靠近 MRI 扫描仪	有辐射剂量； 有限分辨率； 采集时间较长	大体积成像引入几何畸变

8.6 图像配准 / 融合

如果将多个成像数据集导入 TPS，则需要将它们彼此"对齐"。这个过程被称为图像配准或融合。例如，一个患者可能在同一天进行了 CT 模拟定位扫描（主要图像）和多次不同 MRI 序列的脑部 MRI 扫描（次要图像）。那么为何这些影像在导入 TPS 系统时无法自动对齐？首先，CT 扫描仪与 MRI 扫描仪具有不同的空间坐标系统，CT 影像的"中心点"与 MRI 影像的"中心点"并不重合；其次，尽管通过使用平板床、相同固定装置或盆腔患者的膀胱/直肠充盈方案等措施，极力想要达到患者在两种扫描设备中体位一致的效果，但仍不可避免的是不同检查中仍然会存在摆位差异；最后，多序列 MRI 扫描耗时为数分钟至半小时不等，在此期间患者很难完全保持静止，而内部器官也必然会发生移动。因此，不同采集序列的 MRI 影像可能需要进行相互配准。

在 TPS 中打开图像后，剂量师或物理师将使用选定的解剖标志物，如骨骼、软组织、外部轮廓或基准点，将次要图像配准到主要图像上。通常情况下，不可能完全对齐图像的所有部分，因此需要考虑将图像的哪一部分作为最适合对齐的部分。一般用靶区周围的组织进行配准，因为这是次要图像数据集用于勾画大体肿瘤靶区（GTV）和临床靶区（CTV）的地方。配准的准确性至关重要，因为任何配准错误都会降低放疗的定位精度。因此，临床医生应该在勾画前检查配准情况。

刚性和形变配准。上述部分描述了刚性配准，这意味着每个图像都可以被平移、旋转、放大或缩小，但不能被扭曲。图像中的每个体素都会以相同的幅度进行平移、放大或缩小，或者围绕相同的点进行旋转。刚性配准在两个图像数据集之间没有明显解剖学变化的情况下具有很好的配准效果（图 8.6a~c）。

在非刚性或"可变形"配准中，体素的网格可以被"扭曲"，即不同的体素会经历不同的变换。当存在肿瘤收缩、体重减轻或器官形状变化等情况时，这种配准尤其有用（图 8.6d~e）。

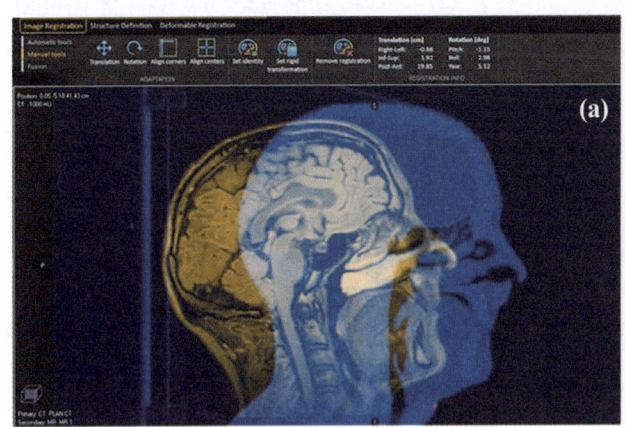
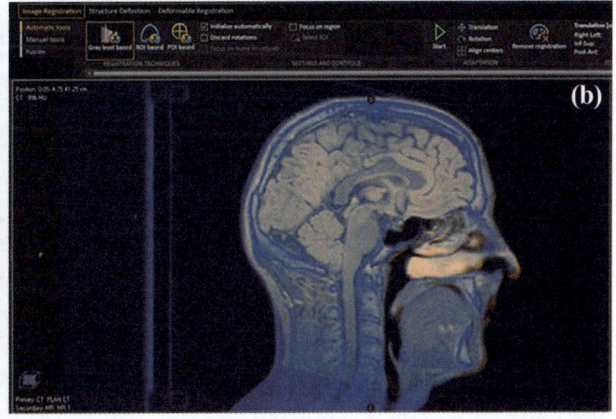

图 8.6 （a）配准前的 MRI 和计划 CT 图像；（b）一次配准。图片上方的工具栏显示了该软件中的手动配准（a）和自动配准（b）工具；（c）操作者可以使用各种显示设置，如"检查器"视图来检查配准及准确性；（d）形变配准。矢量化显示说明了图像网格是如何"扭曲"的；（e）所产生的形变后的图像（右）。需要注意的是，为了说明大矢量形变的影响，本示例中的 MRI 图像是故意以非临床方式变形的

经许可转载自 RaySearch Laboratories, Stockholm, Sweden

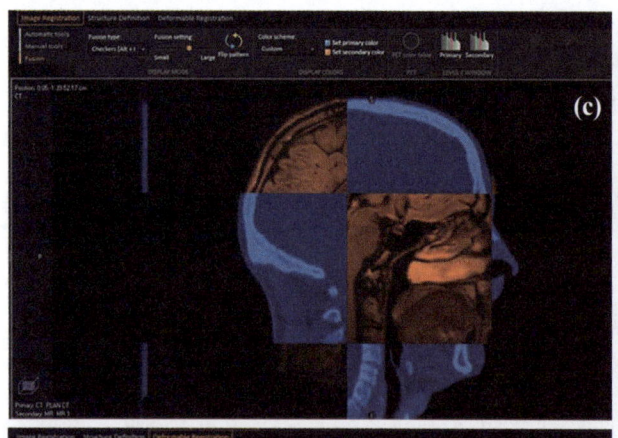
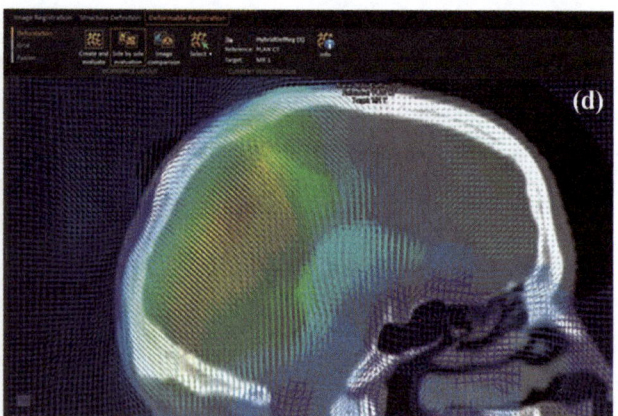
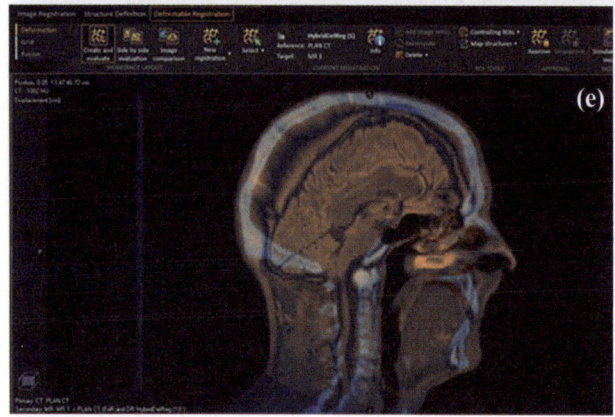

图 8.6 （续）

8.7 勾画

图像配准完成后，临床医生将对靶区和危及器官进行勾画。CT 扫描参数将在扫描时进行优化，以提供勾画所需的图像质量，同时将患者的伴随剂量保持在 ALARP。在进行勾画时，临床医生需要知道哪组图像用于剂量计算，以及由于配准而产生的不确定性的大小。一旦完成勾画，下一个阶段就是计划设计与优化（见第 9 章）。

8.8 摆位图像

首次治疗时，患者躺在治疗床上，并通过体表标记线将其对齐，之后将患者移动到计划等中心位置，通常会进行位置"验证"的图像。这将在第 10.1 节中进行讨论。在计划设计阶段，物理师将创建可以与验证图像进行比较的摆位图像。

一种常见的摆位图像类型是数字重建放射影像（DRR）。这些是从计划 CT 数据集创建的 2D 影像。因此，它们可能看起来像平面 X 射线，但它们是通过沿着 CT 数据集的投影对体素的 CT 值进行求和来生成的。通过仅在所选范围内求和 CT 值（例如，与骨骼相关的范围），可以对 DRR 进行操作，使其看起来像平面 X 射线图像（例如，在 DRR 中可以清晰地看到骨骼）。同样，可以选择不同的范围来最大限度地提高不同密度的组织之间的对比度，如空气/肺和软组织之间（例如，在乳腺治疗中观察患者体表和胸壁）或者查看高密度物质（例如，用于前列腺癌治疗的放射性粒子）。DRR 的示例见第 10 章的图 10.1。

第 9 章 外照射治疗计划

Christopher Dean, Niall MacDougall, Andrew Morgan 著

9.1 我们在治疗计划中需要什么？

治疗计划是利用与患者相关的数据（如第 8 章所述）以及与直线加速器（linac）治疗束相关的数据，创建一组指令和参数的过程，这些指令和参数允许我们向患者体内的某个区域输送已知的剂量。然而，这个术语覆盖了很广泛剂量学复杂性的范围。我们可以想象的最简单的治疗计划是一个正常入射到患者表面的单一射野。这种计划的简单性表明它可能是极其简单的临床场景，因此可能不需要使用治疗计划系统（TPS）来定义治疗参数。

另一个极端的情况，是使用调制束递送剂量（见第 9.10 节）的完全在线自适应放疗，它基于治疗当天靶区和（或）危及器官的解剖位置及其关系来递送处方剂量。这种类型的放射治疗当然需要使用（至少 1 个）TPS 来确保尽可能准确地将预期剂量递送给患者。

在第 8 章中详细讨论了患者摆位、固定、成像以确定靶区位置、器官运动，以及为治疗计划构建的患者虚拟电子模型等问题，在本章将着重讨论治疗计划设计各种方法的基本原理、选择的理由，以及所涉及的步骤和剂量计算。

9.2 治疗计划所需的射束参数

从第 6 章我们知道，在水箱（模体）中测量时，可配置的射束参数是会影响辐射束的辐射剂量特性的。在治疗计划中使用的射束的主要特性如下。

9.2.1 中心轴深度剂量

这个因素告诉我们剂量如何随着从表面到感兴趣点的中心轴的距离长度变化而变化。如果我们有一个固定的源皮距（SSD），它被定义为百分深度剂量（PDD）；如果我们考虑固定源轴距（SAD）进行等中心治疗，则为组织最大剂量比（TMR）。

①固定 SSD 设置：从患者表面到感兴趣点的每一次深度（d）增加意味着它更深（上面有更多的衰减物质）并且离辐射源更远（因此它有一个平方反比定律特征，见第 2.7 节）；②固定 SAD（等中心）设置：每一次深度的增加仅意味着上面有更多的衰减物质，因为辐射源和感兴趣点之间的距离保持不变（没有平方反比定律的变化）。因此，TMR 曲线相对于等效 PDD 曲线在最大剂量深度 d_{max} 之后更平缓（图 9.1）。剂量深度也随着束能、准直射野大小、不均匀性以及射野中楔形板或射束均整器的存在或缺失而变化。

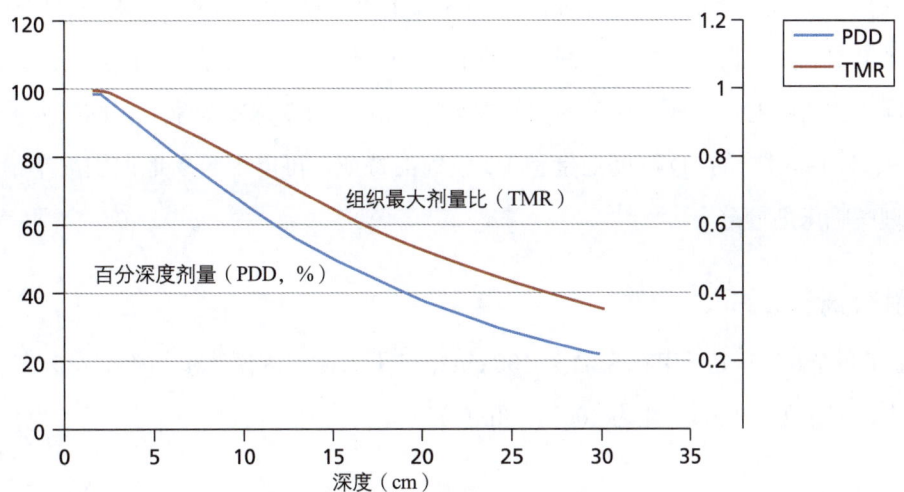

图9.1 6 MV 射束的百分深度剂量。仅显示从 d_{max} 开始的数据,请注意,两条曲线的 d_{max} 是相同的

9.2.2 输出因子

输出因子是在保持其他所有条件不变的情况下,随着射野大小变化,d_{max} 处中心轴上的剂量如何变化(见图6.11)。它是一个非线性函数,由两部分组成,即准直器散射因子和模体散射因子。最显著的效应是在射野大小范围的较小端,准直器射野边缘与中心轴之间的距离接近于该射束能量可能行进的电子的横向距离。随着横向电子平衡开始被打破,每台机器输出的剂量在中心轴上开始迅速下降到低于该极限。输出因子也随射束能量以及射野中是否有楔形板而变化。

9.2.3 射束离轴剂量分布

射束离轴剂量分布说明了剂量如何沿着垂直于射束中心轴的变化,通常沿着射束的主轴(见图6.7)。射束离轴曲线随着射束能量、深度、准直射野大小,以及射野中是否有楔形板而变化。

在直线加速器和(或)治疗计划系统(TPS)的调试中,所有这些数据都由放疗物理师通过直接在水中测量获得。在充分的数据检查之后,这些基本测量数据输入到 TPS 中,用来生成"射束模型"。根据 TPS 的不同,使用这些数据创建射束模型的方法也各不相同。这个射束模型随后与患者图像数据一起使用,来计算(模拟)患者体内的吸收剂量。第 9.14 节将详细介绍用于患者剂量计算的各种模型的复杂度。剂量计算模型通常被称为剂量算法。

除了测量数据输入到 TPS 外,还通常将(至少)深度剂量数据和输出因子数据以图标的形式独立留存,便于简单放疗计划的手工剂量计算及加速器参数设置。第 9.7 节中将有更多关于手工剂量计算的内容。

9.3 简单射野的等剂量分布

最早的 TPS 直接使用深度剂量信息(一维函数)和轮廓信息(一维函数)的简单组合,以二维(2D)

方式在患者中模拟和显示剂量分布。尽管现在的 TPS 在生成吸收剂量方面更加复杂，但这两组 1D 数据的组合说明了等剂量线是如何产生的。等剂量线连接在患者体内接收相等吸收剂量的点，就像地图上的等高线连接相同海拔高度的点一样。在三维空间中（2D 轮廓 + 1D 深度剂量），剂量显示为等剂量面。

通过了解来自简单射野的 1D 深度剂量和 1D 轮廓的特征，可以很容易地识别简单射野的 2D 等剂量分布，进而理解临床剂量分布。

9.3.1 单射野剂量分布

图 9.2 显示了一个 6 MV 光子束在 SSD 为 100 cm 条件下入射到水模体中的等剂量分布。该剂量分布，在射束中心轴上的 d_{max} 处，被归一化为 100%（红色）。

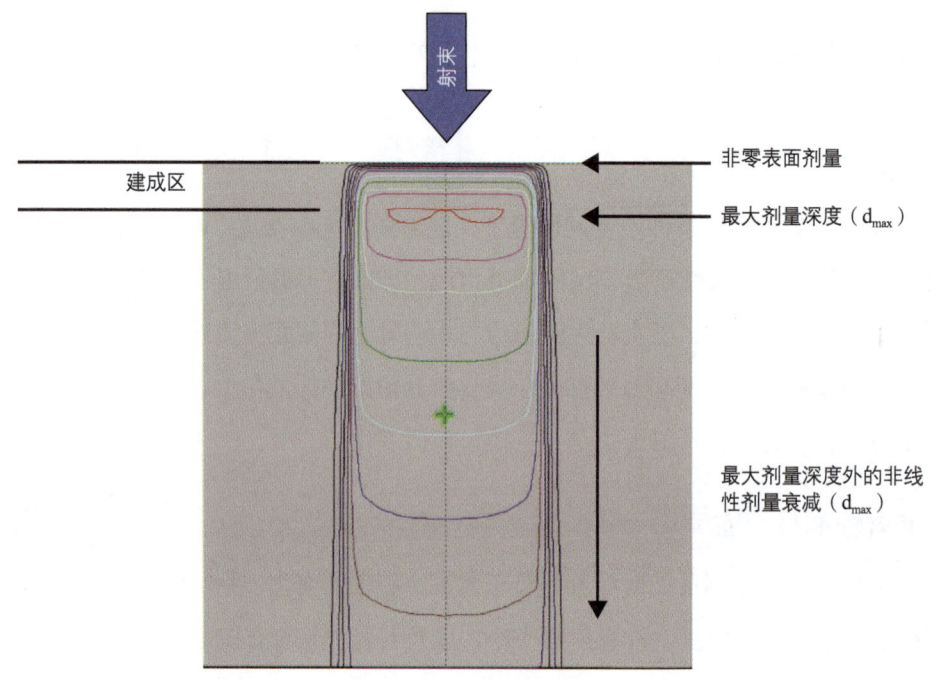

图 9.2　6 MV 光子束在 SSD 为 100 cm 条件下入射到水模体中的归一化等剂量分布 100% 红色、95% 紫色、90% 黄色，之后以 10% 的幅度下降到 10% 的剂量

特点包括：①患者表面的非零剂量，源于治疗头的低能散射辐射、患者表层的反向散射，以及治疗头和患者表面之间空气中的电离电子；②从表面到 d_{max} 的等剂量线非常接近，表示在建成区剂量迅速增加；③随着深度增加，等剂量线之间的间距变大，非线性深度剂量曲线的梯度逐渐变平，表明在 d_{max} 之后的深度剂量递减；④随着深度增加，半影变宽，表明了准直距离增加和更深处低能散射剂量增加的混合效应；⑤随着深度增加，等剂量线变得更圆，表明了由于均整滤波器形状导致的射束硬化差异效应（参见第 11.3.2.2 节）。更靠近中心轴的光子平均具有更高的能量，因为它们穿过了高密度均整滤波器中更多的材料，类似于第 6.5.2.3 节中讨论的楔形板的效应。最后 2 种效应的作用是随着靶区在患者体内深度的增加，将覆盖目标体积所需的射野大小增加到指定的等剂量水平。

这种类型的配置用于治疗转移性脊髓压迫（MSCC）等疾病，因为它可以在没有 TPS 的情况下非常快速地进行计划、检查和照射。然而，它在射束穿过靶区的方向上，存在高度的剂量不均一性（图 9.3）。典型的 6 MV X 线 PDD 在最大剂量深度外的衰减为 4%~5%/cm，因此，为了治疗 4 cm 厚的脊椎转移性肿物，整个靶区将存在 16%~20% 的剂量不均一性。但对于这种临床适应证来说是可以接受的，并且仍然考虑到了脊髓剂量耐受性。然而，对于更深的靶区，为了在肿瘤位置获得所需的处方剂量，表面剂量必须高出很多，以抵消剂量的指数递减，这种简单的射野布置可能导致不可接受的表面高剂量，必须视情况而定。

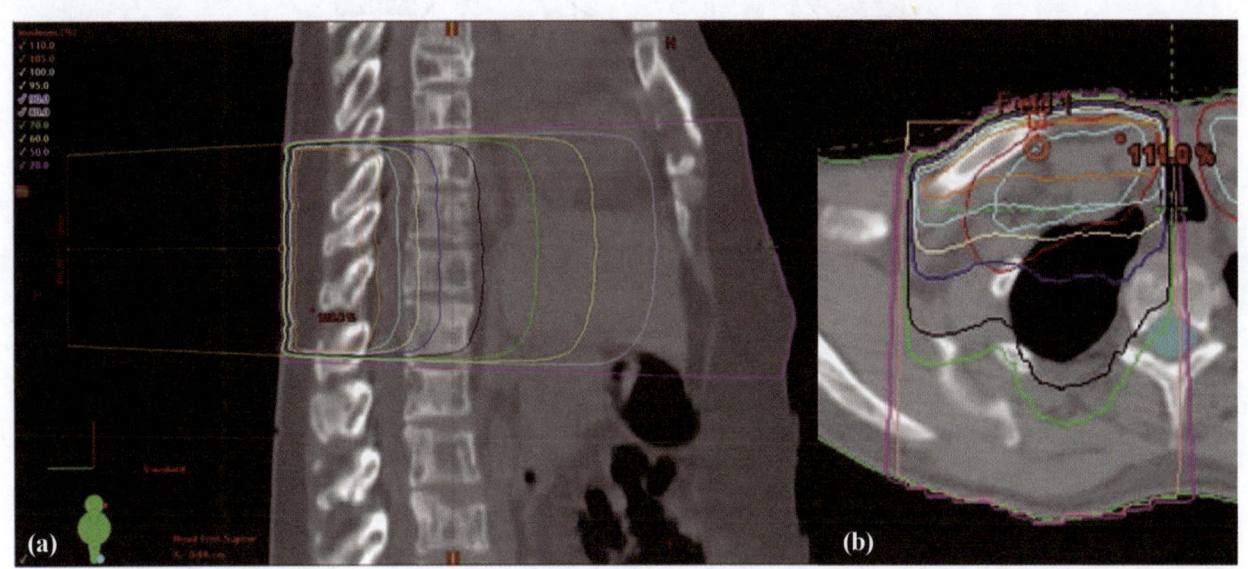

图 9.3 单射野等剂量分布的临床示例。（a）转移性脊髓压迫（MSCC）治疗的矢状面剂量分布，处方剂量为 5 分次 20 Gy，归一化为 100%（青色等剂量）。前部椎体在后部接受略小于 100% 和在前部接受略大于 80% 的不均匀剂量。脊髓接受的最大剂量小于处方剂量（橙红色所示）的 110%，这低于引起脊髓放疗并发症的最大耐受剂量；（b）右锁骨上窝治疗的冠状位剂量分布，处方剂量为 15 分次 40 Gy，靶区（红色所示）大部分被 90% 的等剂量（蓝色所示）覆盖。与 MSCC 相比，由于到靶区远端边界（当前示例是锁骨上窝的后缘）的深度减小，点剂量最大值较小

9.3.2 平行对穿野的剂量分布

相对更复杂一点的情况，是反向平行对（POP）。图 9.4 描述了这种情况，其中一个射野的百分深度剂量部分抵消了另一射野的百分深度剂量，从而在对穿区域内产生了更加均匀的剂量分布。射束能量和对穿范围内的患者宽度也会影响剂量的均一性。设置射野参数，如机器跳数（见第 9.7.4 节）、射束能量等，以使患者中心位置的剂量等于处方剂量，并且使得该中心位置的剂量与最大剂量之间的差异最小。

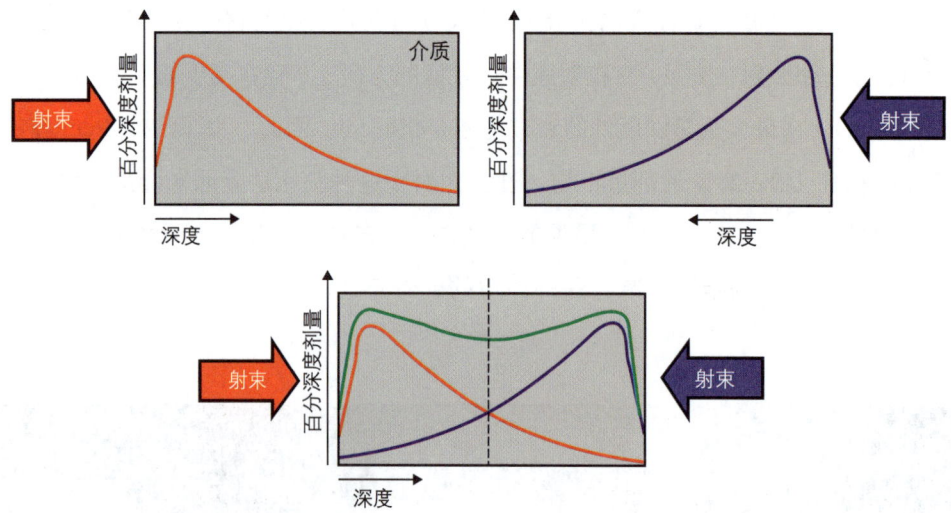

图 9.4 平行对穿野百分深度剂量。下图绿色线表示红色和蓝色百分深度剂量的总和。虚线表示中分线

在图 9.5 中可以看到等剂量线的示例，其中模体宽度为 16 cm，射束能量为 6 MV。热点小于 105%，并且在中分线处保持了 95% 的剂量覆盖。虽然这种射野设置相比单射野在减少靶区内剂量不均匀性方面有优势，但需要注意的是，相比而言，有更大的范围被照射，而且有大量超过处方剂量的区域，他们通常在更浅表的区域。POP 射野的权重不必相等，射束能量也是如此。可以通过设置不同的射野参数，将处方剂量向某个表面偏移（图 9.5b）。需要注意到，与图 9.5a 相比，这种偏移导致的剂量不均匀分布，前提是在图像上部附近的靶区允许更均匀的剂量覆盖，并在图像底部附近降低了剂量，但代价是图像顶部附近的高剂量区显著增加。

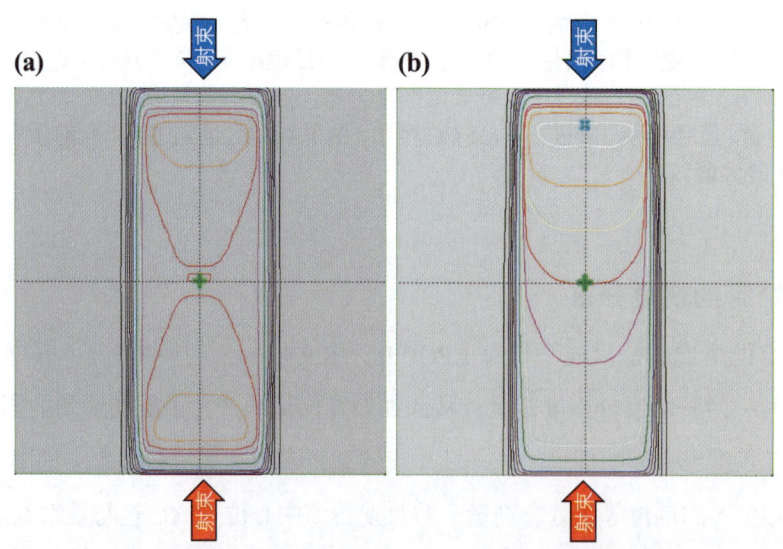

图 9.5 平行对穿野的等剂量分布。（a）等权重射野（1：1）；（b）权重不等射野（2：1，侧重于蓝色所示射束）。中分线处的剂量归一化为 100%（红色所示），等剂量间隔 10%，95%（蓝色所示）、103%（橙色所示）、105%（黄色所示）、110%（橙色所示）和 115%（白色所示）

这种射野设置可用于姑息性治疗的深部肿瘤，如肺癌或盆腔肿瘤（图 9.6 的示例）。射束能量和射野权重的选择将决定在患者体内及肿瘤区的剂量分布。

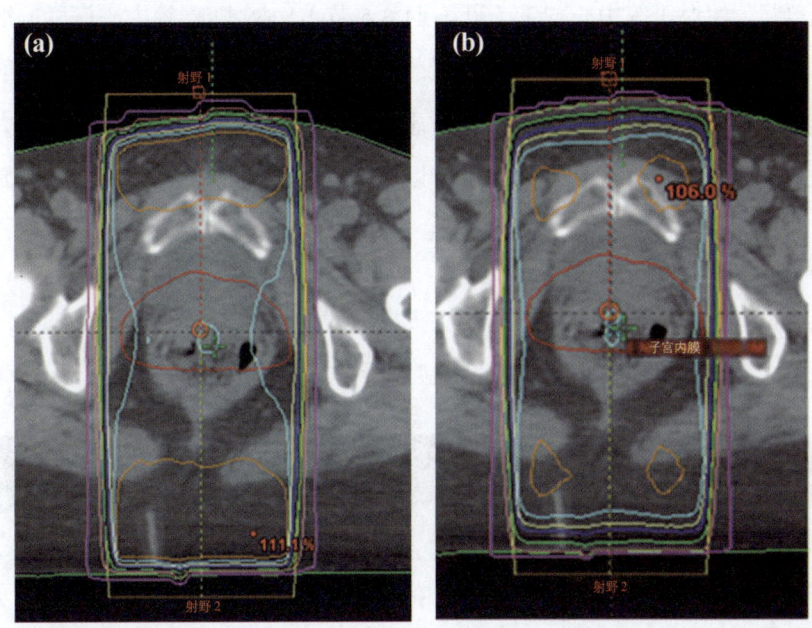

图 9.6 盆腔肿瘤放疗的简单平行对穿野临床示意图。均为等权重射野，中分线位置的剂量是处方剂量的 100%（青色）。（a）6 MV 射野；B 15 MV 射野；（b）等剂量线在建成区的间隔更宽，最大剂量值更低，并且中心靶区（红色轮廓）的横向剂量覆盖更好

9.3.3 方盒子野等剂量分布

这种射野设置是将 2 个 POP 正交组合的结果。高剂量区域变成一个由所有 4 个射野重叠区域形成的正方形或矩形。等射野大小和等射野权重的一个例子如图 9.7 所示。

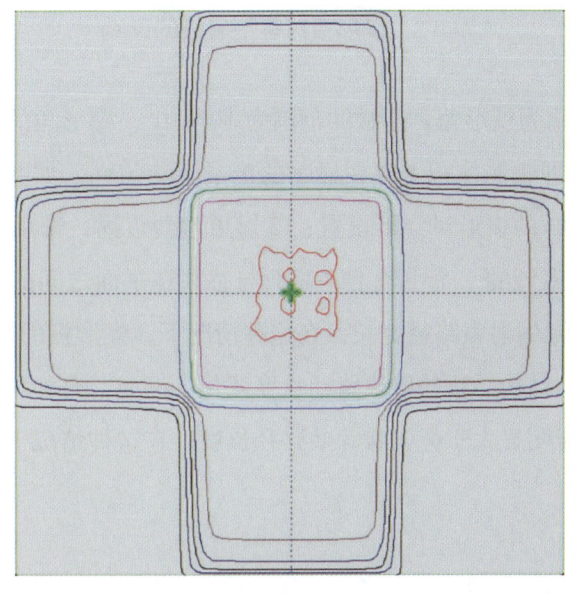

图 9.7 方盒子野等剂量分布，归一化为 100%（红色）

与两野对穿的剂量分布（见图9.6）相比，射束入路浅表位置的剂量明显降低，同时高剂量区也大幅减少。然而，这将使得低剂量区（40%等剂量线，深蓝色表示）的照射范围明显增大。此外，射束入路浅表位置的剂量[相对于等中心剂量（见第11.3.5节）]，会随着等中心深度的增加而增加，当其高于耐受剂量时，可通过使用更高能量的射束或者改变射野权重来抵消。但是，随着射野数的进一步增加（极端情况下是弧形治疗，即机架从所有方向对患者进行照射），这种效果会被放大，即随着靶区处方剂量适形性的改进和高剂量的减少，会有更多的区域接受低剂量照射（有时称为低剂量浴）。

9.3.4 楔形效应

楔形板（在第6.5节中讨论）是直线加速器机头内的射线过滤器，通过修正线束，改变了射野的离轴剂量分布（图9.8）。这种效应使得等剂量曲线在射野内"倾斜"，不再垂直于射束中心轴。

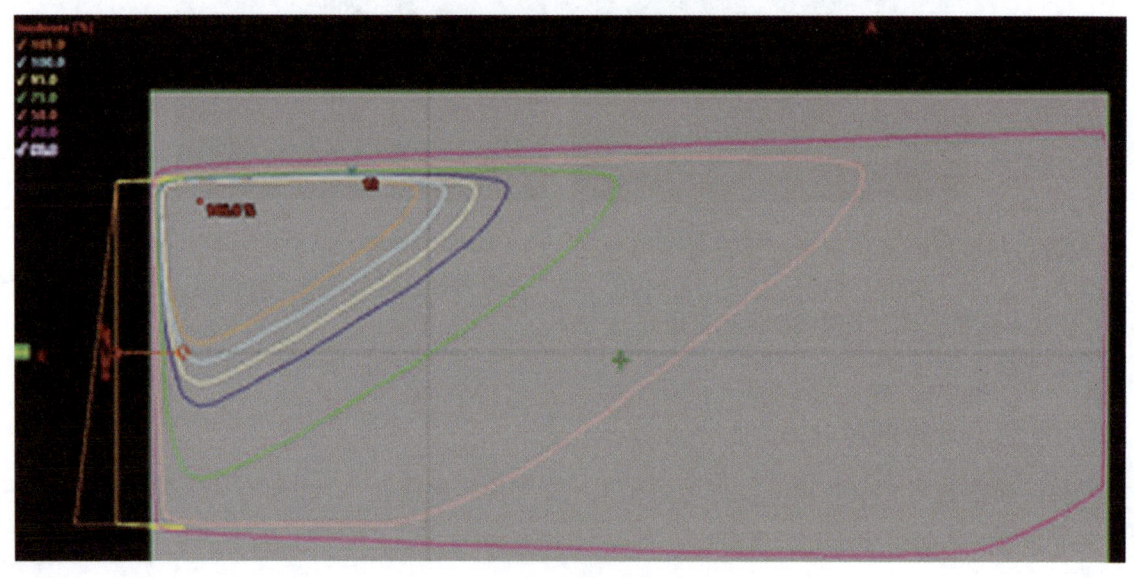

图9.8　楔形板对等剂量线的影响

等剂量曲线倾斜的角度称为楔形角，通常的范围为10°~60°，楔形角的设置，用于在治疗计划中抵消以下情况：①束流重叠，即辐照体积上存在显著的剂量不均匀性，如图9.9的三射野情况下，临床上如肛门癌或腮腺肿瘤放疗时的楔形对穿野设置；②射束倾斜入射，即束流的中心轴线不垂直于患者表面。这通常意味着至少在束流的一个主轴上，表面与感兴趣平面之间的距离不一致。例如，用于乳腺癌放疗的切线野，浅表边缘的射束路径更长，在这种情况下，楔形板的厚端应该朝向前方（浅表），如图9.10b所示；③体内解剖结构导致的射线路径长度变化。例如，对肺和纵隔肿瘤的放疗，中矢状放射路径长度（第9.5节）可能明显大于旁矢状等效路径长度。在这种情况下，楔形板的厚端应该是朝向侧面的。

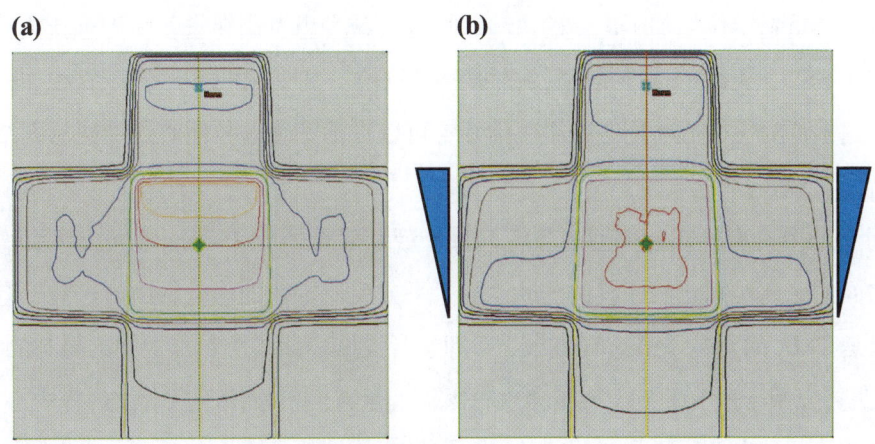

图 9.9 楔形板的效果。（a）由 3 个垂直边未加楔形板的射野产生的等剂量分布；（b）通过在左右两侧射野设置 45° 楔形角的射野

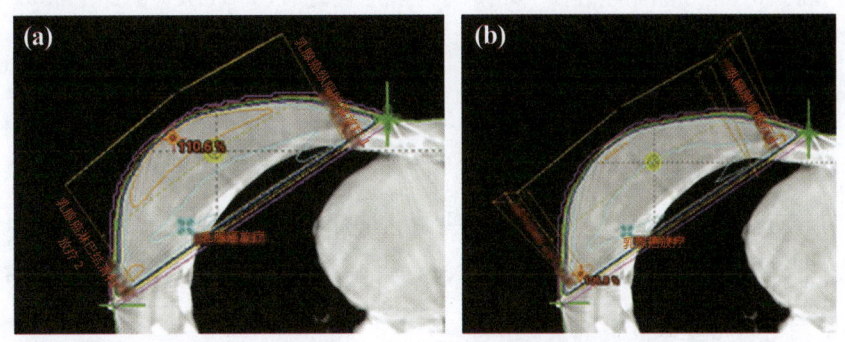

图 9.10 楔形板在切线野中对剂量均匀性的影响。（a）没有使用楔形板时靶区内有明显的剂量不均匀性（105% 橙色等剂量线）；（b）应用楔形板显著降低了不均匀性（橙色等剂量线范围减小）

9.4 固定源皮距（SSD）计划与等中心计划的区别

最简单的计划是单野照射。当治疗机进行调试时，会收集 PDD（百分深度剂量）数据（见第 11.8.3 节）。PDD 曲线依赖于 SSD（见 6.3.3 节）。直线加速器的源到等中心的距离设定为 100 cm。因此，为了简便，单野照射的 SSD 设定为使皮肤位于等中心处（距源 100 cm）。我们称之为 100 cm 固定 SSD 治疗。然而，当加入第二个射野时，情况变得更加复杂。我们知道，百分深度剂量是 SSD 的函数，因为平方反比定律在 PDD 中起作用，而这随着与源的距离的变化而改变（见第 6.3.3 节）。现在我们需要第二个射野不同的 PDD 数据，因为第二个射野的 SSD 不再是 100 cm。实际上，对于每一个 SSD 不是 100 cm 的射野，我们都需要这样的数据。在广泛使用 TPS 之前，若要设置多个具有不同 SSD 射野以组合产生具有处方剂量分布的治疗计划，这简直是不切实际的。

为了克服这一点（例如，在 POP 中），方法之一是先将 SSD 为 100 cm 的射野 1 完成治疗，然后重置患者，使得射野 2 的 SSD 也是 100 cm，从而消除了对所有潜在 SSD 值大量 PDD 数据的需求，这样将把总剂量的计算简化，因为固定的 SSD 等剂量分布或 PDD 被简单地以射野加权定义的比率相加在一起。然而，就实际治疗而言，这仍然是耗时的，因为患者的位置需要在不同射野时变换，以获得正确的设置。这种额外的重新定位增加了出错的风险，这也会减少患者周转量，因为重新调整患者需要更多的时间。相比固定 SSD，更好的选择是固定源轴距（SAD），即将肿瘤中心置于直线加速器射束的等中心处（轴心）。这被称为等中心（同一中心）治疗，可以在治疗室外控制直线加速器围绕患者移动，只需最小的干预就能实现。

这意味着对于一个典型的正常体型的患者，每个治疗射野的 SSD 可能不同。然而，因为源与测量点（等中心）之间的距离是固定的，我们已经消除了平方反比定律的影响，因为这对所有射野都是相同的。现在剂量只是 TMR 的函数（第 6.6.3.5 节），即患者皮肤表面与测量点之间的材料的衰减量。因此，一个 TMR 数据集可以用于所有的机架旋转角度，因为剂量特性仅取决于患者体内等中心的深度。

当前的多野放疗都是以等中心方式进行的，这在机架旋转技术中尤其重要。由于机架在一次出束治疗中持续转动，因此不可能移动患者来调整 SSD。然而，固定 SSD 治疗仍有一个优势，那就是患者可以离辐射源更远，以获得更大范围的照射，典型的例子是全身放射（TBI）治疗。

9.5 组织不均匀性

迄今为止，我们只考虑了在均质的水模体内的剂量分布。然而，在患者体内的组织是不均质的，这显然会影响剂量的分布。对于简单的射野或者一些姑息治疗的射野，在没有计划系统（TPS）的情况下计算时，可以忽略患者组织的差异，将整个照射区域假设近似为水的密度。但是，当需要更高的准确性时，需要在 TPS 中用组织密度来修正剂量计算。

对于兆伏级能量的辐射，电子密度（每单位体积的电子数）决定了初级光子束的衰减程度，因此决定了患者体内任何点的比释动能（kerma）（见第 5.1.3 节）。相对于水的相对较低的电子密度，如肺部的相对电子密度（通常为 0.15~0.3），意味着光子的衰减更少，即相对于通过相同物理厚度的水有更大比例的光子通过肺部。另一方面，骨骼的相对电子密度（RED）为 1.1~1.3（取决于是松质骨还是皮质骨），因此衰减更严重。换句话说，仅就光子衰减而言，1 cm 厚度的水相当于大约 4 cm 厚度的肺或 0.8 cm 厚度的骨骼。

这些与统一 RED 的偏差导致了等效路径长度的概念。这是一种简单的方法，可以将沿着射束方向穿过的物理距离乘以相应介质的 RED。如果对路径中的所有介质重复此操作并求和，则总和称为"有效深度"或"放射学路径长度"或"放射学深度"。

有一个简单的经验法则，即每增加 1 cm 厚度的肺部，对于 6 MV 射束，下游剂量会增加约 3%，而每增加 1 cm 的骨骼，剂量会减少约 2%。这种展宽或压缩等剂量线的效果可以在肺和骨骼的远端看到。如图 9.11 所示。

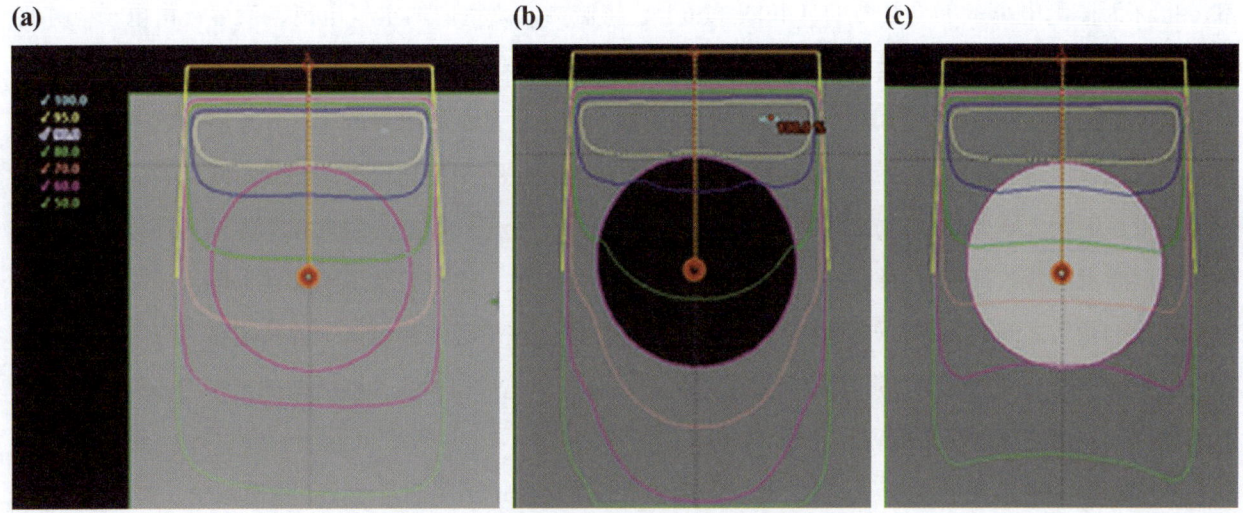

图9.11 非均匀性组织对等剂量的影响

所有射野均为 6 MV，且都设置为相同的射野参数。d_{max} 的剂量在所有情况下都约为 100%，但当用肺等效圆柱体（b）和皮质骨等效圆柱体（c）代替水圆柱体（a）时，深度剂量会发生很大变化

实际上，决定吸收剂量的不仅仅是比释动能的变化，当电子释放的能量被介质吸收后，在具有不同密度的介质内部和边界处计算吸收剂量是相对复杂的。因为这种复杂性，剂量在不均匀性组织中或非常接近不均匀性组织中的实际分布情况，严重依赖于剂量计算算法的复杂性（见第9.14节）。注意在图9.11中，入口肺表面的 95% 等剂量是如何弯向表面的，而较低的等剂量被拉长。

9.6 组织补偿物（Bolus）

在某些情况下，会有部分靶区靠近皮肤表面，如原发性头颈部肿瘤、侵犯皮肤的乳腺癌。此时，6 MV 射束放疗的特有皮肤保护建成效应会变成不利因素，可能导致浅表病灶治疗剂量不足。

为了缓解这一问题，可以在浅表靶区的皮肤上放置一些等效于水的材料（bolus），它们的厚度通常为 5~10 mm，在浅表靶区的位置提供了额外的厚度，意味着 d_{max} 更接近浅表靶区。需要注意的是，当射束穿过某些重要设备（如治疗床和固定装置）时，这些设备可能会产生建成效应，这种影响可能很明显，可能导致患者皮肤剂量过高。

9.7 简单计划的监测单位（MU）计算

9.7.1 什么是 MU？

放疗剂量的准确传递，对于实现最佳的肿瘤控制和最低的正常组织并发症至关重要。直线加速器本身不定义吸收剂量及其单位戈瑞（Gy），虽然这听起来可能很意外。但认识到这一点是理解"跳数"（MU）重要性的关键。

跳数是直线加速器机头对输出的辐射粒子数量的"计数"。射线穿过位于直线加速器机头的电离室（也称为监测电离室）（见图 11.4 和图 11.6），将监测电离室内的空气电离，产生自由电子，并将其转换为电荷，实现辐射量的计数。

直线加速器监测电离室与患者相对于直线加速器的位置、甚至更重要的靶区在患者体内的深度等没有直接关系，但这些参数需要放疗团队根据每位患者的情况进行个性化设置。尽管直线加速器不能直接确定剂量，但至关重要的是，放疗团队的成员需要通过为每个患者设置一系列参数（即放疗计划）来准确地确定患者的吸收剂量。直线加速器上有大量可配置的参数，这些参数影响加速器输出（跳数）与患者（吸收剂量）之间的关系。如何将它们进行关联，则需要在患者（或模体）的特定参考点上，明确地将一组直线加速器参数的 MU 和吸收剂量联系起来。而这套规则和参数，即所谓的"参考条件"或"校准条件"，须由物理团队来配置和完成。

从这一单一的参考条件出发，我们可以使用相对校准因子（深度剂量因子、输出因子、楔形因子等）将该参考条件转移为患者计划条件。将参考条件用于手动计算 MU，也是 TPS 准确计算剂量所必需的。此外，准确理解和使用这些校准因子，一方面可以对简单的射野设置计算 MU，另一方面也将巩固直线加速器一系列参数相关的知识。

示例如下：①SSD=100 cm；②射野大小 =10 cm×10 cm（在 100 cm SSD 处）；③测量点位于深度 =d_{max} 的中心轴上。

在这些特定条件下，1 MU 将向该点传递 1 cGy 剂量（图 9.12a）。当然，这种参考条件是可以进行自定义的。

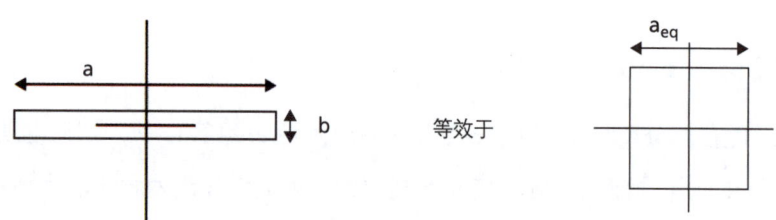

图 9.12a　矩形野通过换算得到等效方野（Day 氏法）

9.7.2 校正

9.7.2.1 射野大小校正

通常，肿瘤不是规则的方形，因此也不需要用 10 cm×10 cm 的射野。那么，首先需要对患者条件下的射野大小进行校正，继而改变了患者条件下剂量确定中的 2 个关键的射束因素。

首先，改变的是每单位 MU 在 d_{max} 处的绝对剂量，这称为输出因子 [或射野大小因子或相对剂量因子（见第 6.6 节）]。射野越大，来自机器头部的散射剂量 [头部或准直器散射因子（S_c）] 就越大，如果射野大小的增加导致照射患者体积的增加，那么这也会增加来自患者本身 [模体散射因子（S_p）] 的散射到 d_{max} 的剂量。也就是说，如果患者计划射野比参考射野大，我们将在参考点递送更高的单位 MU 剂量，因为散射剂量增加。因此，我们将需要比参考条件更少的 MU 来传递相同的剂量。如果射野大小小于参考射野大小，则情况相反。其次，射野大小的改变影响相对深度剂量曲线（PDD 和 TMR）。射野越大，与 d_{max} 处的剂量相比，在 d_{max} 以外的深度处，散射辐射相对于患者体内中心轴的相对量就越大。

在机器调试时（见第 11.8.3 节），通常会测量一系列标准射野形状的输出因子和深度剂量。如果我们考虑 2 个独立准直器的潜在射野大小和多叶准直器（MLC）的所有潜在形状，将有无数种组合，实际上不可能将它们全部直接测量。因此，一种方法是根据射野的输出因子和深度剂量特性，将"等效"标准射野大小与所有其他非标射野形状等同起来。

对于简单的矩形射野，我们可以使用 Day 氏法，即一个任意边长 a 和 b 的矩形射野近似于保持了相同面积 / 周长比的边长为 a_{eq} 的正方形（见图 9.12a）。

$$\text{等效方野边长 } a_{eq} = \frac{4(ab)}{2(a+b)} = \frac{2(ab)}{(a+b)}$$

例如，如果一个射野大小是 3 cm × 7 cm，那么等效方野边长将是：

$$a_{eq} \frac{2 \times (7 \times 3)}{(7+3)} = \frac{42}{10} = 4.2 \text{ cm}$$

这个规则在矩形的长宽比 a：b 大于 3：1 时开始出现大的偏差，因此还需启用更详细的数据表进行校准。等效圆也有类似的规则和表格。

对于矩形以外的更复杂形状，如射野内有大量遮挡时，需要一种更复杂的方法来推导等效方形野。最通用的方法称为 Clarkson 积分法，即将开放射野分割成以测量点为中心的扇形片段，并且相邻切割线形成的夹角是一样的（图 9.12b），每个扇形片段可以被视为该半径的圆形射野的一个片段。通过参考该圆形射野对应的该区域边界在其中心的散射量，然后将所有片段的散射量相加，最后除以片段数量，将获得等效圆形的散射量。因此，计算平均半径可获得等效圆形射野的半径，然后可以通过将平均圆形半径乘以 1.77 来获得等效方野的边长。

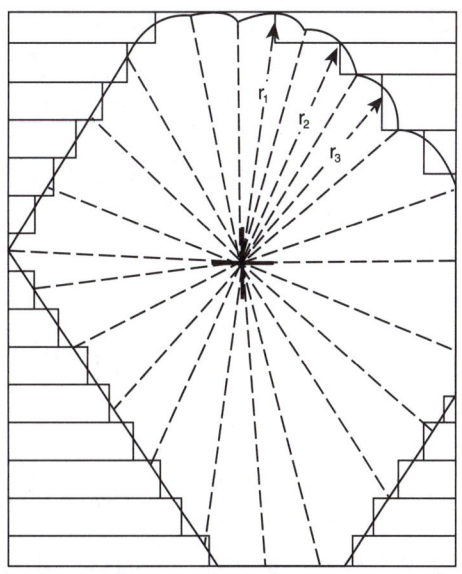

图 9.12b 复杂形状射野等效方野的计算方法（Clarkson 积分法）。以某计算点为中心，射野被分割成等角度的片段。每个分割角度对应的圆的半径（r_1、r_2 和 r_3）

9.7.2.2 深度校正

在患者体内的肿瘤，通常不能直接定义在射束的 d_{max} 处，而是需要进行深度校正。

在固定 SSD 患者计划中，如果计算点位于患者内的深度为 d，则需要确保从 d_{max} 到 d 的校正中考虑了平方反比定律和衰减，即源到参考点的距离（SRPD）= 100 cm + d。这正是 PDD 的作用。

在等中心患者计划中，源轴距（SAD）是固定的，而源皮距（SSD）是变化的。如果射野中心轴被用作参考点，则所有射野的 SRPD = 100 cm。在这种情况下，考虑到深度，从 d_{max} 到任意深度 d，唯一所需校正的，是参考点上方介质的衰减，因此需要用组织最大剂量比（TMR）来做修正。

在这两种情况下，均须确保使用如上所述的正确的深度剂量曲线，以用于正确的等效尺寸射野计算。在这 2 种情况下，与向 d_{max} 传递该剂量相比，则需要增加 MU 的数量，以便在较深处传递给定的剂量，而增加的量由相关深度剂量曲线决定。

9.7.2.3 楔形校正

辐射源和患者之间射束路径上的任何介质都必须进行校正，而主要需要考虑的是楔形板，其造成的剂量衰减与等效开放射野相比，可以将辐射传输减少 4 倍以上。此外，治疗床和患者辅助固定设施，可能也需要几个百分点的校正。

9.7.3 "MU 方程"

定义一个用于计算 MU 的方程是困难的，因为不同机构之间，对许多影响因素的定义方式和使用形式是不同的。例如，输出因子可以定义为每 MU 传递的剂量（cGy）或每传递 1 Gy 的 MU 数量。楔形因子可以根据它们是作为传输还是衰减因子而被倒置。有时深度剂量因子与输出因子结合，得到一个组合因子。因此，了解参考条件和患者计划条件之间的每一个差异因素所导致的效果至关重要，以便能采用适当的方式使用所提供的数据。这可以通过确保等式两边的单位平衡来检查，但是一些数量是无单位的，因此这种方法不能被单独使用。方程的使用还取决于参考条件是固定 SSD 还是同一个等中心。

话虽如此，这里是计算 MU 的一个通用方程。定义如下：① WF（楔形因子）如第 6.5.2 节定义；② OF（输出因子）定义为每 MU 传递的剂量（cGy/MU）；③ TF（传输因子）校正射束路径中的所有其他介质（如治疗床、固定设备等）。在此，我们假设直线加速器是在 100 cm 固定 SSD 的条件下校准。

9.7.3.1 固定 SSD 治疗

$$MU = 100 \times 每次分割的剂量（Gy）\times \frac{100}{PDD} \times \frac{1}{OF(cGy/MU)} \times \frac{1}{TF} \times \frac{1}{WF}$$

9.7.3.2 等中心治疗

$$MU = 100 \times 每次分割的剂量（Gy）\times \frac{1}{TMR} \times \frac{1}{OF(cGy/MU)} \times \frac{1}{WF} \times \frac{1}{TF} \times \left(\frac{100}{100 + d_{max}}\right)^2$$

以下几点需要注意：①对于这 2 个方程，必须将剂量的单位从 Gy 转换为 cGy，因为在参考条件下，1 MU 将向参考点传递 1 cGy 的剂量；② PDD 需要再乘以 100 的因子将百分比转换为比值，而

TMR 已经是比值，因此不需要这个因子；③注意方程两边的单位是平衡的；④请花点时间自己检查方程是否正确，思考参考条件并自己设置固定 SSD 方程中的数值。您会很容易地发现，如果您希望给出 1 cGy，所需的 MU 数就是 1；⑤当参考条件为固定 SSD 时，等中心治疗场景需要一个额外的修正，这在图 9.13 中有解释。

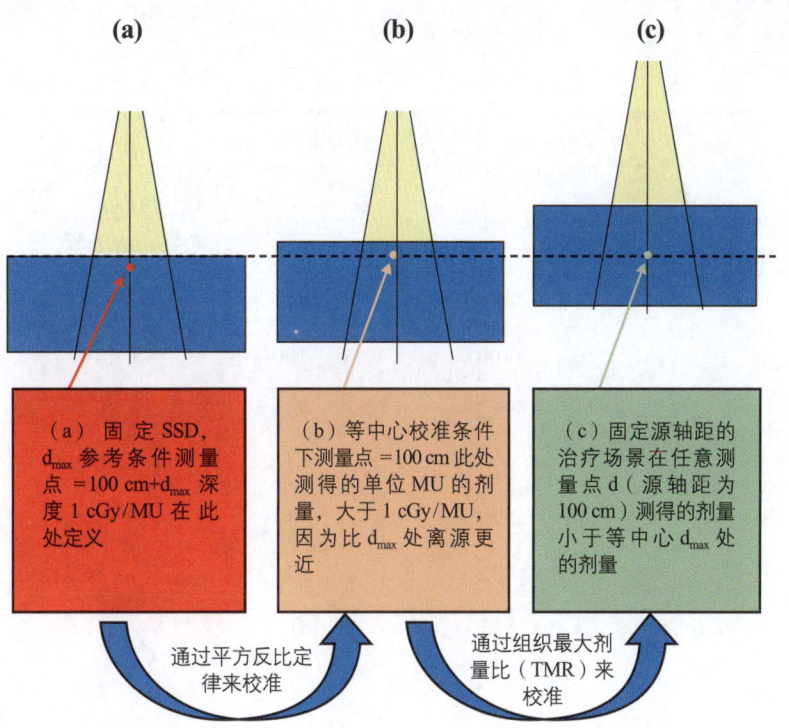

图 9.13 在固定 SSD（a）、等中心校准（b）和等中心处理（c）条件下校准时的平方反比校正和组织最大剂量比（TMR）的解释，虚线表示距离辐射源 100 cm

9.7.4 实例分析

以下实例包含了一些如何计算简单射野单次分割跳数（MU）的方法。

9.7.4.1 实例分析 1

单个射野使用 6 MV，射野大小为 9 cm × 20 cm，SSD 为 100 cm。在中心轴上 4 cm 深度的点传递 8 Gy 剂量，单次分割。

因为 SSD = 100 cm，因此可以使用固定 SSD 方程。

$$MU = 100 \times 每次分割的剂量（Gy）\times \frac{100}{PDD} \times \frac{1}{OF(cGy/MU)} \times \frac{1}{TF} \times \frac{1}{WF}$$

考虑与参考条件的差异：

（1）射野大小 = 9 cm × 20 cm

在表 9.3 中列出了输出因子。因此，查找 9 cm × 20 cm 射野，可以读出输出因子为 1.009 cGy/MU。

还必须计算等效正方形，以便使用正确的深度剂量数据。

$$a_{eq}=\frac{2(ab)}{(a+b)}=\frac{2\times(9\times20)}{(9+20)}=12.4\,\text{cm}$$

（2）深度 $d=4$ cm

使用等效方野查找正确的 PDD（表9.1）。

表 9.1　6 MV PDD

		百分深度剂量（PDD）6 MV			
		等效方野（cm）			
		9	10	12	15
深度（cm）	1	98.8	99.0	99.1	99.4
	1.5	100	100	100	100
	2	98.2	98.8	98.0	98.3
	3	93.9	94.6	94.1	94.5
	4	89.8	90.1	90.4	90.8
	5	85.3	85.8	86.3	86.8
	6	81.3	81.7	82.0	82.6
	7	77.2	77.7	78.1	78.7
	8	73.0	73.9	74.4	75.1
	9	69.3	70.0	70.6	71.5
	10	65.8	66.4	67.1	68.2

沿着水平行查找 4 cm 的深度，并在另一个方向上在 12 cm 和 15 cm 的射野大小之间插值，得到 12.4 cm 的等效正方形。得到的 PDD 值为 90.4%（1dp）。

（3）楔形

在无特殊条件定义时，选取标准条件进行计算。因此，TF=1.00，WF=1.00。在此条件下向深度 4 cm 的点传递 8 Gy 所需的 MU 为：

$$MU=100\times8Gy\times\frac{100}{90.4}\times\frac{1}{1.009\,cGy/MU}\times\frac{1}{1.00}\times\frac{1}{1.00}=877\,MU$$

我们注意到，由于与参考条件相比散射剂量增加，因此较大的射野意味着需要较少的 MU，所以除以了一个大于 1 的 OF（输出因子）。而深度的增加意味着与参考条件相比，需要更多的 MU。

9.7.4.2 实例分析 2

95 cm SSD，使用 6 MV，射野大小为 8 cm × 12 cm，等中心方式采用 5 次分割传递 20 Gy 剂量到中心轴上 10 cm 深度的点。

SSD = 90 cm，深度 = 10 cm，SSD + 深度 = 100 cm，因此，必须使用等中心方程：

$$MU = 100 \times 每次分割的剂量（Gy）\times \frac{1}{TMR} \times \frac{1}{OF(cGy/MU)} \times \frac{1}{WF} \times \frac{1}{TF} \times \left(\frac{100}{100 + d_{max}}\right)^2$$

考虑与参考条件的差异：

（1）射野大小 = 8 cm × 12 cm

在表 9.3 中查找 8 cm × 12 cm 射野，读出输出因子为 0.992 cGy/MU。

还须计算等效方野，以便使用正确的深度剂量数据：

$$a_{eq} = \frac{2(ab)}{(a+b)} = \frac{2\times(8\times12)}{(8+12)} = 9.6 \text{ cm}$$

（2）深度 d = 10 cm

使用等效方野查找此深度、能量和射野大小的正确 TMR（表 9.2）。

表 9.2　6 MV TMR

		组织最大剂量比（TMR）6 MV				
		等效方野（cm）				
		9	10	11	12	15
深度（cm）	1.5	1.000	1.000	1.000	1.000	1.000
	2	0.997	0.997	0.997	0.997	0.997
	3	0.972	0.972	0.973	0.974	0.977
	4	0.943	0.946	0.947	0.949	0.953
	5	0.916	0.917	0.918	0.921	0.930
	6	0.887	0.889	0.891	0.894	0.900
	7	0.857	0.861	0.864	0.868	0.874
	8	0.828	0.833	0.834	0.839	0.850
	9	0.798	0.803	0.805	0.809	0.821
	10	0.764	0.771	0.775	0.781	0.797

沿着水平行查找 10 cm 的深度，然后在另一个方向在射野为 9 cm 和 10 cm 之间进行插值，即 9.6 cm 等效方野。此时的 TMR 值就应该是 0.768（3dp）。

(3)楔形

未有已知任何楔形时，TF=1.00，WF=1.00。

因此，要在此设置下单次分割内向 10 cm 深度处传递 4 Gy（20 Gy，5 分次）所需的 MU 为：

$$MU = 100 \times 4Gy \times \frac{1}{0.768} \times \frac{1}{0.992 cGy/MU} \times \frac{1}{1.00} \times \frac{1}{1.00} \times \left(\frac{100}{100+1.5}\right)^2 = 502 MU$$

需要注意到，因为计算点比我们在固定 SSD 设置中更接近源，因此需要用平方反比定律来校正，以减少 MU 数量。同时，这次我们必须通过除以一个小于 1 的 OF（输出因子）来增加 MU 数量，因为射野大小比参考射野小。

当需要计算多个射野 MU 时，需要知道每个射野对剂量计算点的剂量的贡献。对于等权重的射野，就比较简单，只需将计算点所需的总剂量除以射野数即可。例如，如果要通过 2 个 POP 射野在单个分次中提供 8 Gy 剂量，那么只需要让每个射野在计算点传递 4 Gy 的剂量即可。

对于权重不等的射野，如一个三野计划的两个侧向野的射野权重均为 40%，其余 20% 来自后向射野，需要计算每个分次每个射野在计算点的剂量。对于预期剂量为 45 Gy，25 分次的剂量方案，首先计算得到每个分次的总剂量为 1.8 Gy，然后取其相对百分比来确定每个射野的预期剂量，即每个侧射野 1.8 Gy×40%=0.72 Gy，后方射野 0.36 Gy。需要注意的是，所有射野权重之和必须为 100%。

9.7.4.3 实例分析 3

计算每个射野所需的 MU，以通过等权重、等中心平行对穿射野将 30 Gy 分为 10 个分次传递到患者中心平面，患者厚度为 20 cm，铅门大小设置为 15 cm×15 cm；能量=6 MV；2 个射野都应用了 60° 角的楔形。患者厚度为 20 cm，因此，设置等中心位于患者中部，深度应为 10 cm（SSD=100 cm−10 cm=90 cm）。我们必须使用等中心方程：

$$MU = 100 \times 每次分割的剂量（Gy）\times \frac{1}{TMR} \times \frac{1}{OF(cGy/MU)} \times \frac{1}{WF} \times \frac{1}{TF} \times \left(\frac{100}{100+d_{max}}\right)^2$$

考虑与参考条件的差异：

（1）射野大小=15 cm×15 cm

输出因子参见表 9.3。因此，查找 15 cm×15 cm 射野大小，其对应输出因子为 1.032 cGy/MU。这种情况下的射野已经是正方形，因此不需要进行等效方野转换。

（2）深度 d=10 cm

查表 9.2 得到此深度能量和射野大小的正确 TMR 为 0.797。

（3）楔形

射野中有动态楔形，并且随射野大小迅速变化，查表 9.4，WF=0.580；TF=1.00。

在这种情况下，每分次每射野的预期剂量为 30 Gy/10 个分次×50%=1.5 Gy。因此，在这种情况下，要求 MU 每射野每分次提供 1.5 Gy 的剂量：

$$MU = 100 \times 1.5\,Gy \times \frac{1}{0.797} \times \frac{1}{1.032\,cGy/MU} \times \frac{1}{0.580} \times \frac{1}{1.00} \times \left(\frac{100}{100+1.5}\right)^2 = 305\,MU$$

可见，楔形角对 MU 有较大影响。

表 9.3　6 MV 输出因子

		输出因子（cGy/MU）			
		X（cm）			
		12	15	18	20
Y（cm）	8	0.992	0.997	1.000	1.001
	9	1.000	1.005	1.008	1.009
	10	1.010	1.012	1.013	1.015
	12	1.015	1.021	1.024	1.026
	15	1.021	1.032	1.042	1.045
	18	1.024	1.042	1.047	1.050
	20	1.026	1.045	1.050	1.054

表 9.4　6 MV 60° 楔形因子

60° 楔形因子（动态楔形）				
方野边长（cm）				
	5	10	15	20
楔形因子	0.855	0.710	0.580	0.500

9.7.5 计算 MU 的实用技巧

在使用给定公式计算 MU 时，必须严格遵循指定条件和数据，特别注意分子与分母的区分。建议通过思考"相较于参考条件，需要增加还是减少 MU"来确保正确应用校准因子。同时应进行快速量级验证：例如，在 d_{max} 位置、约 100 cm SSD 条件下，100 MU 对应约 1 Gy 剂量，因此 5 Gy 剂量约需 500 MU。需注意的是，若使用楔形板，在深度照射时需要相应增加 MU 值。

9.8 体积和剂量的重要定义

自 20 世纪 90 年代初以来，国际辐射单位委员会（ICRU）发布了多份报告，指导了放射治疗计划的发展。这些报告对放射治疗靶区和危及器官的定义方法、辐射剂量的规定和报告进行了标准化。ICRU 报告的建议不是强制性的，但建议采纳，以帮助比较不同中心之间的临床结果。

9.8.1 什么是 ICRU？

ICRU 成立于 1925 年，这个由志愿者组成的团队的主要目标，是提出一个国际公认的用于医学应用中的辐射测量单位。该小组现在就包括体积和剂量定义在内的广泛辐射问题发表指导意见。他们制作了一系列报告来描述"清晰、定义良好、明确、普遍接受的概念和术语……确保达成共识"，从而确保"不同中心之间有用的信息交流"。

1978 年，他们发布了 ICRU 29 号报告《关于光子、电子外照射的剂量说明书的要求》。随着技术的进步，随后在 1993 年发布了 ICRU 50 号报告，然后在 1999 年发布了 ICRU 62 号报告，以跟上技术的发展。2010 年发布了调强放射治疗（IMRT）的处方记录和报告（ICRU 83），2019 年也有类似的立体定向放疗的报告（ICRU 91）。尽管 ICRU 报告是指导性文件而非法定文件，但它们在全球范围内被广泛使用。

9.8.2 体积定义

为了用放射疗法治疗癌症患者，需要确定辐射的身体区域（靶区），以及需要避免辐射的身体部位。虽然有许多方法可以做到这一点，但如果有一个关于命名和体积定义的国际共识会更有意义。这样有许多优点，可以比较不同单位和国家地区间的治疗方法。

定义的体积可以分为以下几类：①恶性疾病，大体肿瘤靶区（GTV）、临床靶区（CTV）和计划靶区（PTV）；②治疗体积；③危及器官；④辐照体积。

首先考虑恶性疾病定义；它们可以被认为是二维的同心圆或现实中体积越来越大的球体（图 9.14）。

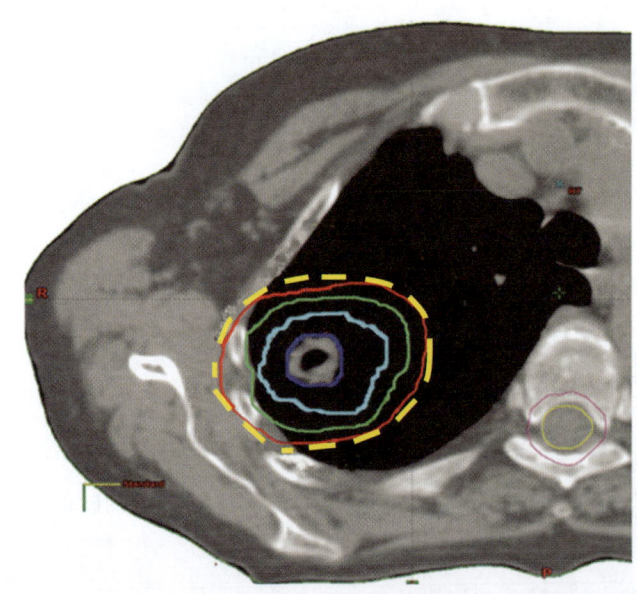

图 9.14　肺部肿瘤。显示 GTV（蓝色）、CTV（青色）、ITV（绿色）、PTV（红色）、治疗体积（黄色虚线）、OAR（脊髓，黄色线）、PRV（品红色）

9.8.2.1 GTV

GTV是指"恶性肿瘤生长的明显范围和位置",即肿瘤。GTV也可能扩展,包括转移性淋巴扩散。因此,需要确保GTV始终在治疗射束内。然而,在某些情况下可能没有GTV。例如,如果它已被手术切除。

9.8.2.2 CTV

CTV包括所有GTV(如果存在)和任何亚临床恶性扩散,即所有有肿瘤细胞的区域。这是必须完全治疗的区域,如果要达到根治性放射治疗的目标,它应始终处于治疗剂量的区域内。

如果病灶仅限于皮肤浅表,那么GTV和CTV都是可以在患者身上进行标记的。随着患者移动,CTV也会移动,因为它是患者的一部分。这一点很重要,因为当CTV随着患者移动时,可以从患者的角度考虑它。它被称为处于患者的"参考系"中。然而,CTV也可以随它所在的器官移动,如肺癌。这一点将在后面的移动CTV里提到。

9.8.2.3 PTV

现在,GTV和CTV是患者体积,但我们的目标是用外部射束治疗装置治疗它们。对于本例,我们将使用直线加速器。然而,直线加速器并不是完美的机器,由于机械缺陷,它们的操作每天都会有细微的差异。此外,即使有非常好的固定,患者每天躺在治疗床上时,他们的位置也会有微小的差异(我们寻求毫米级的精确度)。

患者将接受多天的治疗,要确保患者每次接受治疗时CTV都在高剂量区域内。因此,需要考虑所有可能影响治疗准确性的变量。简单来说,我们将这些因素结合在一起:患者摆位变化、可能的CTV移动、直线加速器的机械变化等,并推断出一个安全余量以确保CTV的照射。通过在CTV基础之上增加这个安全余量,即创建了PTV。通过照射PTV,使辐射始终照射在CTV上。值得注意的是,如果CTV靠近皮肤表面,PTV实际上可能会扩展到患者体外。

PTV的大小和形状决定了直线加速器将如何设置来治疗CTV。因此,它与直线加速器而不是患者相关联。PTV是围绕直线加速器的一个等中心的空间区域。技术上(ICRU)称之为CTV和GTV位于"患者参考体系"中,而PTV位于"直线加速器参考体系"中。PTV是一个经常被误解的体积,它本身并不与患者相关联。如果将CTV比作一个篮球,那么PTV就类似于篮筐。

正如前文提到,我们总是需要照射比CTV更大的体积(即PTV),以确保总是能够治疗到CTV。读者可能已经注意到,影响CTV的日常变化的因素可以分为两大类:一种是由于患者的内部解剖结构改变造成的;另一种是患者体外的因素造成的。这些问题已在ICRU 62号报告中得到了解决,即通过定义两个附加轮廓扩增,以帮助确定其对总轮廓余量的贡献进行分类,加到CTV上以创建PTV。这两个附加轮廓扩增一个是身体内部因素造成的扩增,一个是外部设置所造成的扩增。

9.8.2.4 ITV

CTV的形状可能会受到相邻器官的影响,如膀胱和直肠的充盈都会影响前列腺的位置和形状。CTV大小和形状的这种变化在ICRU语言中被指定为内部边界(IM)。如果我们将IM加到CTV上,我们得到内靶区体积（ITV）。ITV 旨在包含随患者内部解剖变化的 CTV。

9.8.2.5 SM

摆位边界（SM）包含了所有可能导致治疗区域不包含 CTV 的所有其他因素。这些是患者外部的因素，因此，它们是相对于直线加速器而言的。良好的患者固定和（或）使用在线校正可以减少这些因素的影响。

这 2 个新增的体积提供了以下顺序：

以患者为中心的体积：GTV → CTV + IM → ITV；

以治疗为中心的体积：ITV + SM → PTV。

这 2 个额外的边界扩增并没有什么复杂之处，它们仅仅是为了帮助澄清扩增的来源，以证明 CTV 增长到 PTV 的合理性。

9.8.2.6 治疗体积（TV）

在大多数情况下，这是 95% 等剂量线的体积。使用现代治疗技术，如 VMAT，TV 通常与 PTV 大致相同。使用更简单的技术时，它通常更大。

9.8.2.7 危及器官（OAR）

所有位于 CTV 外的组织都是"正常组织"，其照射剂量应尽可能低。然而，并非所有正常组织对辐射都同样敏感。通常在治疗计划系统（TPS）中将已知对辐射特别敏感的器官标记为 OAR。在规定放射治疗时，需要考虑正常组织耐受水平，基于正常组织并发症发生率（NTCP，见第 15.3.1 节）和临床证据。

9.8.2.8 PRV

与患者一起移动的 OAR 受到与 CTV 相同的随机性和系统性误差的影响。因此，我们通过一个固定的量增加 OAR 体积，以创建计划危及器官体积（PRV）。可以将其视为围绕敏感结构的安全边界。

9.8.2.9 PTV 与 PRV 重叠

在治疗计划中，有时候治疗体积（PTV）与计划危及器官体积（PRV）会有重叠。此时，如果 PTV 的预定处方剂量与 PRV 的剂量耐受性之间存在冲突，则由临床医生决定哪种剂量优先。

9.8.2.10 照射体积

简单地说，这是指接受剂量的组织体积。与正常组织耐受性相比，该剂量是相当重要的。

9.8.3 剂量报告（处方区域）

放射治疗计划会产生大量的关于剂量设置的数据，关键在于如何描述或定义感兴趣体积的剂量，即 PTV。

ICRU 50 号报告引入了 ICRU 参考点的概念。ICRU 将此点定义为：①该点的剂量应具有临床相关性；②该点应易于以明确无误的方式定义；③应选择该点以便可以准确确定剂量；④该点应不在剂量梯度较陡的区域内。

理想情况下，ICRU 参考点应位于等中心点上，即 PTV 的中心处。然而，有时候这个条件未必能够满足，这时候，最低要求是参考点应位于 PTV 内，并符合上述 4 个标准。

ICRU 参考点上的剂量在某种程度上不可避免地被定义为 ICRU 参考剂量。根据 ICRU 50 号 /62 号报告的最低要求，至少应报告：① ICRU 参考点的剂量；② PTV 的最大剂量（理想情况下，这也应是患者的最大剂量）；③ PTV 的最小剂量。

关于治疗计划可以产生的信息远不止这些。实际上，对于如 IMRT 或 VMAT 等现代放疗方式，需要更多信息来判断计划是否适合患者治疗，这时需要生成剂量体积直方图（DVH）（见第 9.12.2 节）。这些与 3D 剂量分布结合，有助于确定什么是可接受的计划，并形成患者治疗的记录。

ICRU 50 号和 62 号报告建议，一般情况下，PTV 应被 95% 等剂量线覆盖，最大不超过 107%。这通常被解释为常规放疗中 PTV 的覆盖率为 95%~105%。注意，对于立体定向放射放疗，剂量不均匀性不被视为有害效应，有时甚至还认为是有益的，对此有不同的看法，后面将会讨论。ICRU 83 号报告建议，对于高度吻合的治疗实施，应将剂量报告为一个体积而非一个点。报告建议使用中位剂量——覆盖 PTV 50% 的剂量，也称为 D50%——尽管在实践中也可以使用 PTV 的平均剂量。该报告还引入了 PTV 的"近最小剂量"和"近最大剂量"。与其说是点，不如说这些应该是体积。最小剂量是覆盖 98% PTV 的剂量，D98%，最大剂量是覆盖 2% PTV 的剂量，D2%。

剂量处方的目的是将治疗计划中的相对剂量（百分比）转换为以戈瑞（Gy）为计量的绝对剂量。这样可以计算治疗 MU 的剂量。在某些医疗机构，TPS 计算可以用绝对剂量而不是相对剂量进行。对于简单的治疗计划，在相对（百分比）分布中选择一个点（通常在 100% 等剂量上），并将此作为处方剂量。现在，所有的百分比等剂量线都可以用 Gy 表示。这一点称为 ICRU 参考点，并与剂量体积数据及 PTV 的中位剂量一起报告。对于更复杂的 IMRT / VMAT 计划，处方是体积剂量进行的——通常是平均或中位 PTV 剂量。

9.9 治疗计划系统

治疗计划系统（TPS）是一套复杂的软硬件组合，其用于生成放射治疗计划及其相关数据，并传输到直线加速器（见第 4 章）。其相较于第 9.3 节中描述的情况更为复杂，都需要 TPS。长期以来，CT 一直是患者建模的首选成像方式，因为它具有非常准确的空间信息和将亨氏单位（HU）可靠地转换为电子（或质量）密度以计算非均质介质中的剂量的能力。然而，CT 的软组织对比度有限，近年来，通过设置 MRI 序列同时抑制 MRI 固有的几何畸变，获取图像并将其转化为电子密度图像，使基于 MRI 的治疗计划成为可能（见第 8 章）。

9.9.1 定义体积

通过选择恰当的成像模式可以更好的对 GTV、CTV 和 OAR 进行定义。TPS 具有各种描绘工具以在虚拟患者解剖结构上标注这些体积。无论是均匀还是非均匀，从 CTV 扩展生成 PTV 的过程可以自动完成。在这一阶段必须小心,因为任何错误都可能影响临床结果。OAR 也进行了类似的体积增长过程,其中一些是为了创建 PRV。

9.9.2 射野视图(BEV)和数字重建放射影像(DRR)

计划系统提供了一种称为射野视图(BEV)的功能,可以使患者可视化,就像从治疗端的 X 射线源观察患者一样。在 BEV 中,可以开启或关闭患者结构(如体轮廓、PTV、OAR),并且可以直接观察准直器和 MLC 位置。这对于适形射野,使之和放射治疗计划相吻合是很有帮助的,并确保相对于 PTV 和 PRV 的机架、准直器和治疗床的转角的最佳选择。图 9.15 显示 MLC 并未精确贴合 PTV 轮廓,这种设计是刻意为之。由于射束边缘由 50% 等剂量线界定,为达到 95% 等剂量覆盖 PTV 的要求,射野边界必须比 BEV 视角下的 PTV 边缘外扩若干毫米。

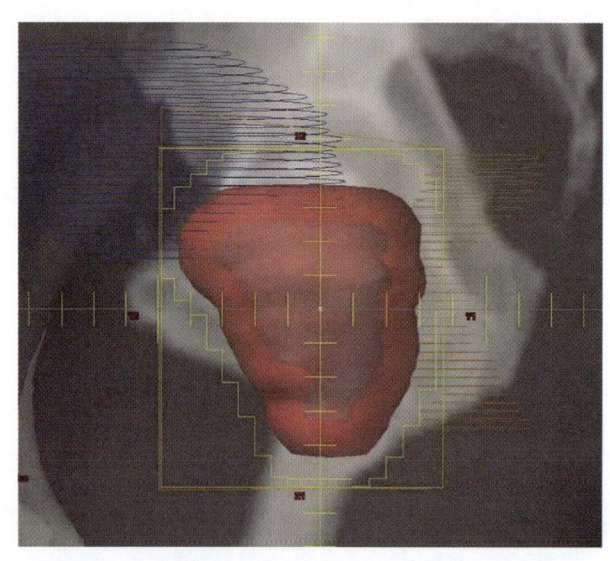

图 9.15　BEV 显示 PTV(红色所示)、膀胱(蓝色所示)和 MLC 射野边缘(黄色所示),与 DRR 叠加显示

BEV 几乎总是与数字重建放射影像(DRR)叠加,DRR 就是从某种成像模式的 3D 图像数据,如 CT 数据,通过典型椎束仿真 X 射线再投影生成的。叠加的 2D 图像也可通过与千伏或兆伏图像比较来确认治疗中患者的位置(见第 10.2.1 节)。

9.9.3 正向和逆向计划的区别

3D 适形放射治疗通常是正向计划,即计划者决定所有治疗参数(射野大小、射束权重、机架角度等),然后计算计划以查看剂量分布。如果不是最优的分布,则再更改一个(或多个)参数重新计算。这是计划者的迭代过程,适用于简单的射束调制选项:射野大小、射野权重和楔形。

逆向计划与这种迭代过程相反,在这种情况下,计划者设置所需计划的要求或标准。例如,计划者可能要求至少 98% 的 PTV 被 95% 的处方剂量所覆盖。优化算法在大范围的选项方案中找到一个解决方案。当算法找到一个可接受的解决方案时,计算机生成直线加速器可实施的光子通量数据并计算生成该通量所需的直线加速器的参数。

注意:"逆向计划"不应与"反向计划"混淆。反向计划意味着,在 PTV 和 PRV 剂量之间存在冲突的情况下,PTV 剂量会被折中到刚好足够的平衡点,从而维持 PRV 剂量耐受性,例如,在头颈部治疗中设定脊髓的绝对最大剂量,然后折中 PTV 覆盖率以实现这一点。

9.10 调强放射治疗(IMRT)

一个开放的射野几乎可以说是均匀强度的。如果想要创造更复杂的分布,需要调整来自不同射野区域的辐射剂量。最简单的强度调制方法是使用楔形。这种方法可以认为是一维的调制。然而,为了创建等剂量分布曲线(例如,绕过脊髓),我们需要在二维中调节辐射射野。这是通过使用 MLC 创建子射野形状来有效地创建大量 2D 调制来实现。每对相对的 MLC 叶片同时工作,创建一个调制剂量的条带。如果叶片关闭,则几乎没有剂量通过(因此可以创造一个非常低剂量的区域),随着叶片的开启,则受控的辐射可以透过。因此,叶片之间的间隙大小决定了每个治疗射野部分接收到的辐射量(图 9.16)。如果我们有 80 对或更多的叶片一起穿过射野,就可以创建非常复杂的辐射剂量分布。

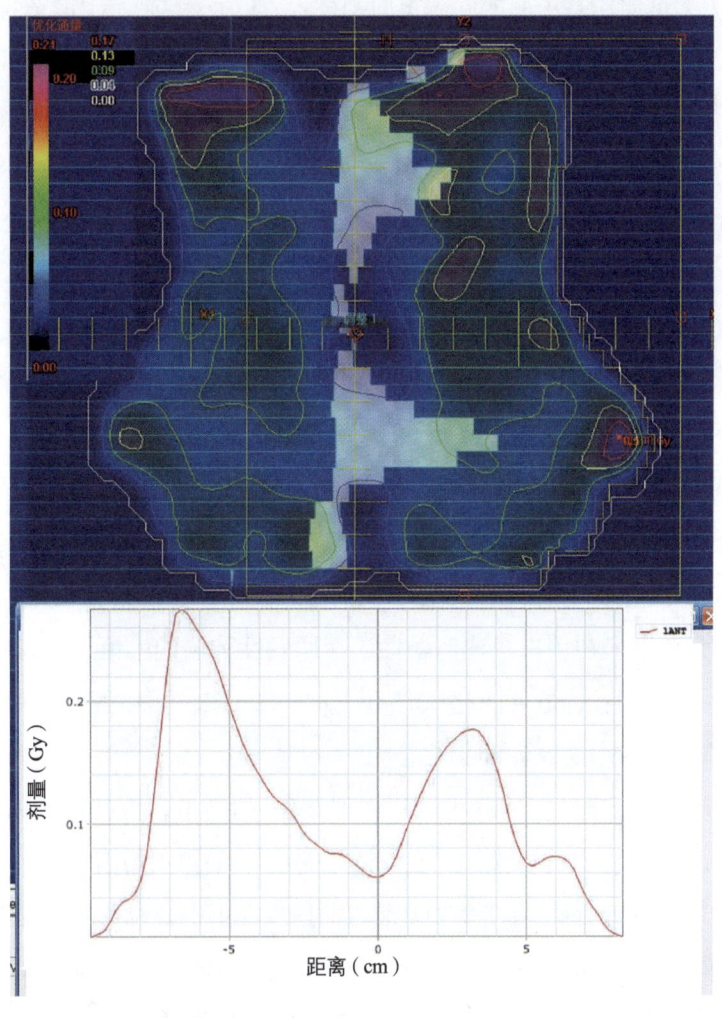

图 9.16　IMRT 进行到一半时 MLC 的 BEV,通过垂直轴获取的剂量分布图

IMRT 可以在机架处于同一位置的情况下，通过一系列子射野实施辐射，然后改变机架角度，实施下一步治疗，这就是所谓的静态 IMRT。IRMT 也可以通过在每个固定角度下移动 MLC 同时开启射束实施辐射治疗，也称之为动态 IMRT（图 9.16）。

为了进一步增加辐射调制的强度，还可以在射束开启时移动 MLC 和机架，同时改变机架旋转速度和剂量率，这称为容积弧形调强放射治疗（VMAT）。这种方法由于增加了更多可变参数，可以在显著缩短的辐射时间内提供与 IMRT 同样复杂的剂量分布。

9.11 立体定向放射治疗

立体定向也就是"在空间中精确定位"，起源于神经生理学家维克多·霍斯利（Victor Horsley）和数学家罗伯特·克拉克（Robert Clarke）在 20 世纪初开发的神经外科技术。与开放式神经外科手术相比，利用颅骨形貌以及与颅骨紧密相连的外部参考系，可以通过手术工具以相对无创的方式精确地导航到内部目标。这些早期的外科工具最终被 20 世纪中期的千伏 X 射线源替换（此为"放射外科"一词的起源），然后千伏 X 射线源又被一系列钴-60 源所取代，这些源具有使用兆伏能量伽马射线治疗深层目标的优点。这种设备被称为伽马刀，可使用基于框架立体定向的技术，以及术前 MRI 定义的参考位置与目标的关系进行精确定位治疗。这项技术至今仍在使用，但仅限于颅内应用。

立体定向放射外科（SRS）通常具有以下特点：①具有亚毫米级的几何定位精度；② PTV 外围非常清晰且定义明确的剂量梯度；③极高的分割剂量，具有消融性（因此有时被视为外科工具）；④目标内剂量的高度不均匀性（肿瘤中心的剂量可以是 PTV 边缘的 2 倍）。剂量处方位于 PTV 的边缘，而不是靠近中心。

"传统"的直线加速器已实现了这些优点，并且将 SRS 的理念和应用拓展到了上述框架性专用设备之外，并治疗颅骨外的部位。更进一步，高质量成像替代了有侵入性的固定装置，并且可以与治疗系统保持高度一致性。

值得花一点时间来阐明这里使用的命名系统，解释清楚相近的，有时甚至重叠的术语。下面的 4 个术语都可以与更通用的术语超大分割放疗互换：①立体定向放射外科（SRS）：单分次最大剂量颅内治疗，可能具有消融性；②立体定向放疗（SRT）：多分次剂量颅内治疗，可具有或无消融性；③立体定向消融放疗（SABR）：这是美国最初用来描述消融性治疗原发性肺癌的术语，但现在用于许多颅外指标；④体部立体定向放疗（SBRT）：这是英国起源的术语，与"SABR"可以互换使用，但去掉了"消融性"一词，因此明确允许向下扩展每分次剂量范围。

常规分次放射治疗在每分次的时间段内采用大约 2 Gy 的剂量，该技术利用肿瘤和周围危及器官（OAR）之间固有的放射生物学差异。然而，在立体定向放射治疗中使用的极低分次治疗的起始为每分次 5~6 Gy（照射 3~8 次）。该剂量可用于例如盆腔再照射或在更中心位置的原发性肺癌。

在另一个极端，单次分次剂量高达 25 Gy 用于治疗小的颅内转移性疾病或脑垂体腺瘤（图 9.17），进一步升高到单次分次剂量 60~90 Gy 用于治疗三叉神经痛。在颅外，54 Gy 分 3 分次用于治疗小的早期阶段外围原发性肺癌，一些机构最近在这种情况下常规使用 30~34 Gy 的单次分次剂量。

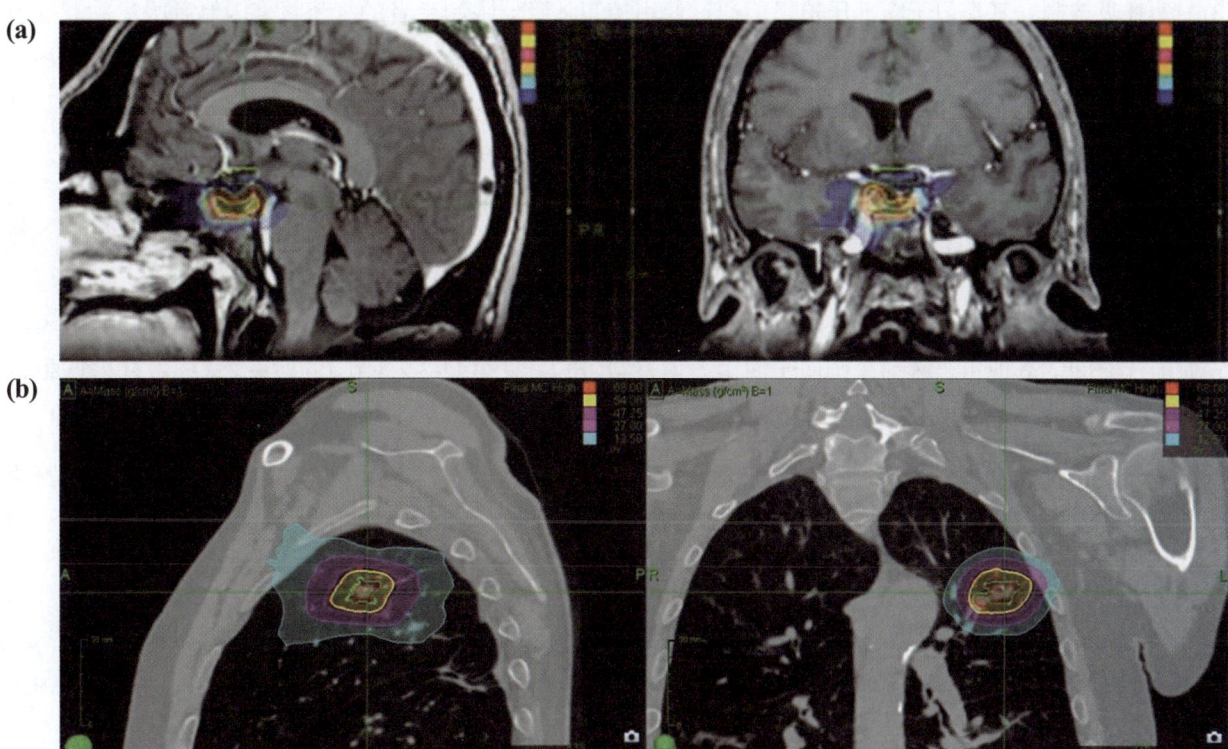

图 9.17 （a）残余垂体腺瘤的立体定向放疗，处方单次 25 Gy。注意外周处方剂量（黄色）及其与 PTV（红色轮廓）的一致性，PTV 内的剂量明显更高。还应注意到视觉通路 PRV（绿色轮廓）的非常陡峭的剂量梯度，距离最近点的 PTV 边缘略大于 2 mm。为了在几乎完全覆盖目标的情况下保持 10 Gy 的视觉通路耐受性，此处所需的剂量梯度约为 6 Gy/mm（25%/mm）；（b）原发性癌症的立体定向放疗，处方剂量 54 Gy，3 分次。注意 54 Gy 的外周剂量（黄色所示）及其与 PTV（红色轮廓）的一致性，大多数 ITV（绿色轮廓）接收的剂量超过 68 Gy。注意陡峭的剂量梯度如何意味着接收超过 12.5 Gy 的肺体积最小化

由于立体定向放射治疗的以下特点，这些更高的分次剂量可以在不产生严重后遗症的情况下使用：①仅治疗病灶体积相对较小的患者。大体肿瘤靶区（GTV）意味着治疗体积最小化，这最小化了周围正常组织的剂量；②使用精确的肿瘤定位方法。使用先进的患者固定方法、运动管理和成像及校正策略意味着内部边界（IM）和摆位边界（SM）可以最小化。这些策略反过来减少了 PTV，从而减少了周围正常组织的剂量。运动管理技术将在下面进一步讨论；③提供 PTV 边缘之外非常陡峭的剂量梯度（通常是处方剂量的 10%~25%/mm）。这通常通过增加射束数和增加射束传递的立体角来实现。当射束的中心轴在其传递期间不保持在相同的轴向平面中时，这被称为非共面方法，可以显著改善轴向平面中的剂量梯度，使剂量分布在三维中更加各向同性。

9.11.1 运动管理技术

运动管理的目标是减少内部边界（IM），主要包括以下几类方法：①肿瘤追踪：利用实时的视觉或模型化方法，使得射束窗"跟随"肿瘤或替代物（例如，植入的标志物）的移动。②腹部压迫：使用

外部物理压迫膈肌/腹部来限制呼吸运动到可容忍的水平。这可以与门控技术一起使用，或单独使用。③主动呼吸控制：其类似于腹部压迫，但通过使用控制呼吸器限制患者的气流量来限制呼吸运动。这也可以与门控技术一起使用，或单独使用。④门控：使用肿瘤本身或治疗中的表征物，结合治疗前成像中的呼吸模式先验知识，在治疗装置上评估目标的运动。治疗射束仅在呼吸周期的一部分（通常是目标最不活动的时段）开启。

9.11.2 立体定向技术

除了采取额外的措施来最小化 SM 和 IM，以及改善剂量梯度外，常规分次法放射治疗和立体定向放射治疗之间的其他主要区别是倾向于使用无均整器（FFF，见第 11.3.2.3 节）的射束。这样做有 2 个原因：首先，因为从主要光子路径中移除了物理均整器，剂量率可以显著增加。增加的剂量率缩短了治疗时间，特别是在使用运动管理技术治疗移动肿瘤时特别有用。其次，FFF 射束在中心轴附近强度高，与射野边缘相比，允许增加内部剂量，这在立体定向放射治疗中通常被视为一个优势（或至少不是一个缺点）。现在可以实施立体定向放射治疗的直线加速器技术包括下面这些技术。

Accuray CyberKnife 使用平面千伏立体摄影成像，与安装在机械臂上的单个能量加速器的非等中心、多个小型固定准直或 IMRT 射野耦合。专长于尚未 CT 成像的最小颅内病灶剂量的吻合性和使用半预测模型的颅外可动病灶的实时追踪。

Varian 和 Elekta 直线加速器通常使用锥形线束计算机断层扫描（CBCT）与非共面弧线或非共面 VMAT 结合，以开发和利用射束角度。其优势在于直线加速器使用广泛且灵活多用。Viewray MRIdian 和 Elekta Unity 使用 3D 和 4D 磁共振（MR）成像，因此专长于软组织靶区定位、运动追踪和计划调整。然而，由于 MR 设备的设计，目前尚不能使用体积弧形照射，且仅限于共面方法。

附加的辅助技术可以进一步提升分次内靶区定位的准确性，同时为每个分次提供更大的剂量。这些技术的主要例子包括患者体表的能够反映内体器官运动的标志物，以引导放射治疗，和可以用于定义内部骨骼解剖学或标志物位置的外部立体摄影千伏成像系统配套使用。

9.12 计划的确定和评估

9.12.1 等剂量线显示

当计算完成后，TPS 计算机将连接剂量相等的区域，称为等剂量线，这些类似于地图上的等高线。TPS 执行计算时，它实际上是计算剂量到一个三维系列的点，称为剂量网格，覆盖了接受治疗的患者解剖结构。等剂量线是从剂量网格点插值得出的，但单个网格点的剂量可以用于生成剂量体积直方图（DVH），这是一种有价值的计划评估和比较工具。

9.12.2 剂量体积直方图

剂量体积直方图（DVH）是每个器官 3D 剂量分布的 2D 图形表示，对于评估和比较治疗计划很有用。

然而，DVH 不能替代完整的等剂量分布，因为它们不包含几何信息：它们可以告诉你接受特定剂量的组织体积，但不能告诉你剂量位于 OAR 或 PTV 的哪个位置。

在放射治疗中使用的 DVH 有 2 种类型：①微分（频率）DVH，接受单位剂量（D_i）的器官的体积（v_i）；②积分（累积）DVH，接受单位（D_i）或更高剂量的器官的体积（v_i）。

微分 DVH 显示结构的剂量均匀性（图 9.18a）。对于 PTV，可以观察峰值的宽度（狭窄为佳）并且容易看到最大和最小剂量。然而，这种 DVH 对 OAR 不是很有用。

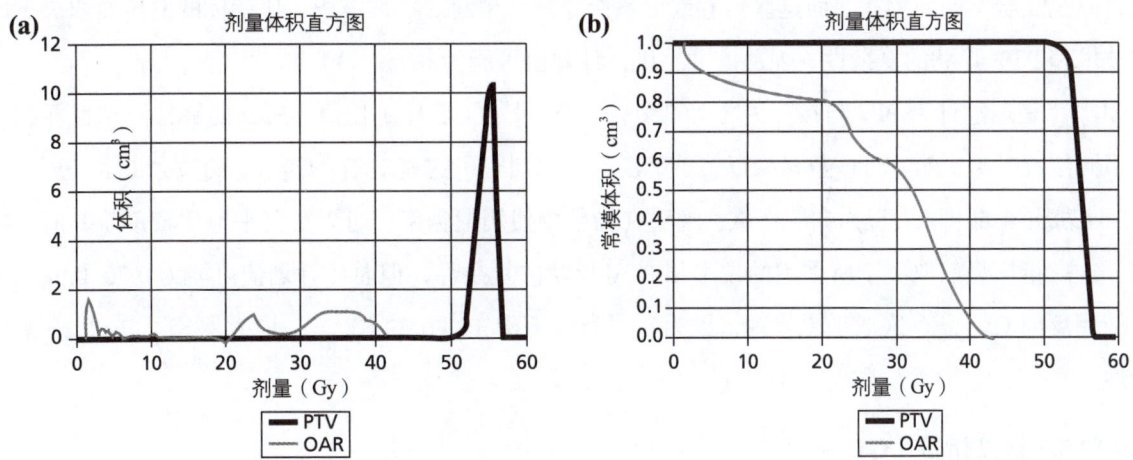

图 9.18 DVH 显示 PTV 和 OAR 的数据。（a）是一个差分 DVH；（b）是一个积分 DVH

积分 DVH 是最常用于提供 PTV 和 OAR 数据的（图 9.18b）。这个 DVH 的 2 个最常见用途是：①一个器官（串联器官）接受的全局最大剂量，如脊髓最大剂量；②一定体积的器官接受的剂量（并联器官），如肺的 V20。

数据可以以绝对或相对形式在 DVH 中显示。在上述 2 个例子中，剂量以 Gy 表示为绝对剂量。在微分 DVH 中，体积以"cm^3"为绝对单位。在整数情况下，它是相对剂量或分数格式。

9.12.3 立体定向放射治疗计划评估

立体定向放射治疗计划评估需要一些专门的指标进行评估。

9.12.3.1 适形性指数

这是一个数值上描述处方剂量与 PTV 形状符合程度的度量，或者相反，处方剂量在 PTV 外有多少"溢出量"。有许多类似的指标被使用，但最著名的两个指标是肿瘤放射治疗学组织（RTOG）适形性指数和 Paddick 适形性指数。

$$CI_{RTOG} = \frac{PIV}{PTV} \qquad CI_{Paddick} = \left(\frac{PTV_{PIV}}{PIV}\right)\left(\frac{PTV_{PIV}}{PTV}\right) = \left(\frac{PTV_{PIV}}{PIV}\right) \times coverage$$

PIV = 处方等剂量体积，即患者体内包含处方等剂量的区域或体积；

PTV = 计划目标体积，即试图使处方等剂量与之吻合的体积；

PTV_{PIV} = 含有处方等剂量的 PTV 的比例；

覆盖率（Coverage）= PTV 内接受处方剂量的体积比例。

CI_{RTOG} 是衡量 PIV 和 PTV 物理体积相似性的最简单的指标。理想的比值是，当该指数高于 1 时，处方剂量溢出，计划质量下降；当指数明显偏离，低于 1 时，指示目标覆盖率不足，计划质量同样下降。然而，由于该度量仅在方程中使用 PIV 和 PTV，因此其不够复杂，无法检测 PIV 和 PTV 是否位于不同的位置或是完全不同的形状，而这些位置或形状恰好具有相同的物理体积。该指标的值显然取决于所采用的技术和 PTV 形状的复杂性，但从广义上讲，计划值可能为 0.95~1.30。

$CI_{Paddick}$ 是通过计算 PIV 与接受处方等剂量的 PTV 量的（反比）比值（因此能够检测到目标和等剂量在不同位置时），然后将该数量乘以覆盖范围，从而纠正了这些缺陷。$CI_{Paddick}$ 的最大（也是理想）值为 1，计划质量的下降表现为向零递减。通过在指数中使用覆盖率，可以更公平地比较覆盖率值不同的计划。这一指标显然取决于所采用的技术和 PTV 形状的复杂性，但总体计划值可能为 0.70~0.98。一些系统使用反向 $CI_{Paddick}$，这似乎更直观，因为它更类似于预先存在的 CI_{RTOG}，同时保持了 Paddick 指标的复杂性。

9.12.3.2 梯度指数（GI）

这类似于适形性指数，但是它针对的是中等剂量溢出。这种类型的指标较少，最常用的也是最简单的：

$$GI = \frac{接受 50\% 处方剂量的患者体积}{接受处方剂量的患者体积}$$

这个比值越小，说明处方剂量和 50% 处方剂量之间的等剂量线联系越紧密，意味着这两个水平之间的剂量梯度下降得更快。这个指标显然取决于所用的技术、计划的复杂性（包括周围的风险器官）、目标所在的组织类型和 PTV 的大小，但计划的值可能为 3.0~7.0。

9.13 患者计划的复核

9.13.1 适形

对适形计划进行物理学检查时，至少应确认患者详细信息全部正确；从定位标记位置到治疗中心的移动是正确的；计划是一个"好计划"（即剂量分布覆盖 PTV，并避开 PRV）；计划是针对正确的剂量和分割，所有本地流程都已遵循，最后确认 MU 是正确的。MU 检查应该是对患者处方点所需 MU 进行的完全独立计算。

9.13.2 IMRT/VMAT

上述所有检查对于这些更复杂的计划都是必要的，但由于这些治疗具有额外的风险因素，因此还需要进行额外的测试。IMRT 计划要求 MLC 在治疗期间移动，而 TPS 所显示的是对 MLC 将如何工作的解释。患者体内的最终剂量分布不仅取决于 MLC 的正确工作，还取决于 TPS 算法对该患者独特的叶片运动的正确建模。因此，所有患者 IMRT/VMAT 计划都在专用软件系统中进行验证，或在直线加速器上进行测量。这将在第 15.4.3 节中进一步讨论。

9.14 剂量计算模型

9.14.1 我们到底在尝试模拟什么？

50 多年来，科学家们一直致力于开发更能反映患者体内剂量沉积真实性质的剂量计算方法。请记住，光子与电子相互作用，电子的能量被沉积下来，就成为剂量。目标是准确模拟剂量沉积，同时考虑患者体形和不同组织类型。所有算法的开发都是进一步尝试计算电子平衡问题，如第 5.2.3 节所述。

所有治疗计划剂量模型（算法）都是患者实际情况的近似值。从我们所学到的光子和电子的相互作用中已经知道了比想象的更多的整个过程是如何发生的。

本质上，高能光子（主要辐射束）与物质相互作用，产生稍低能量的光子和从原子中释放的运动电子（两者都是"散射"），光子继续释放更多电子等。所有这些电子通过物质/组织移动，向其他电子（散射）释放能量，导致"沉积剂量"。在这里讨论的一切都是试图模拟这个过程。我们最感兴趣的是电子，因为它们沉积剂量。那么我们如何模拟光子与电子的相互作用，以及相互作用后会发生什么呢？最接近实际情况的技术被称为"蒙特卡罗"模型，稍后将讨论。然而，有更简单和更快的计算方法，我们将首先讨论。

9.14.2 剂量核

在进一步讨论之前，先需要讨论剂量核。剂量核简单来说就是计算机生成的剂量图，展示了一束微小的辐射束（如 6 MV）击中小体积的水（相互作用点）时周围组织中产生的剂量。这是光子在小体积的水中相互作用后产生的电子沉积的能量图。距离相互作用点越远，剂量就越小。核看起来有点像沿着辐射束行进方向拉长的不对称椭圆（图 9.19）。这些通常是在计划系统调试期间提前创建的。它们经过一次计算（使用蒙特卡罗模型，第 9.14.4 节），然后用于每个患者的剂量计算。因此，潜在的耗时计算可以从计划设计中剔除。

单独一个剂量核用处不大，我们需要将许多剂量核加在一起，以产生单个射束的剂量分布，这有点像使用乐高。一个典型的放疗计划将包括许多小体积的组织，每个都将释放能量并将剂量沉积在周围小体积的组织中。显然，每个体积中释放的能量需要根据患者该点处射束的强度进行调整（即考虑深度和侧面轮廓形状）。将所有剂量核加在一起的过程在数学上被称为卷积或叠加，所以被叫成卷积或叠加剂量模型。

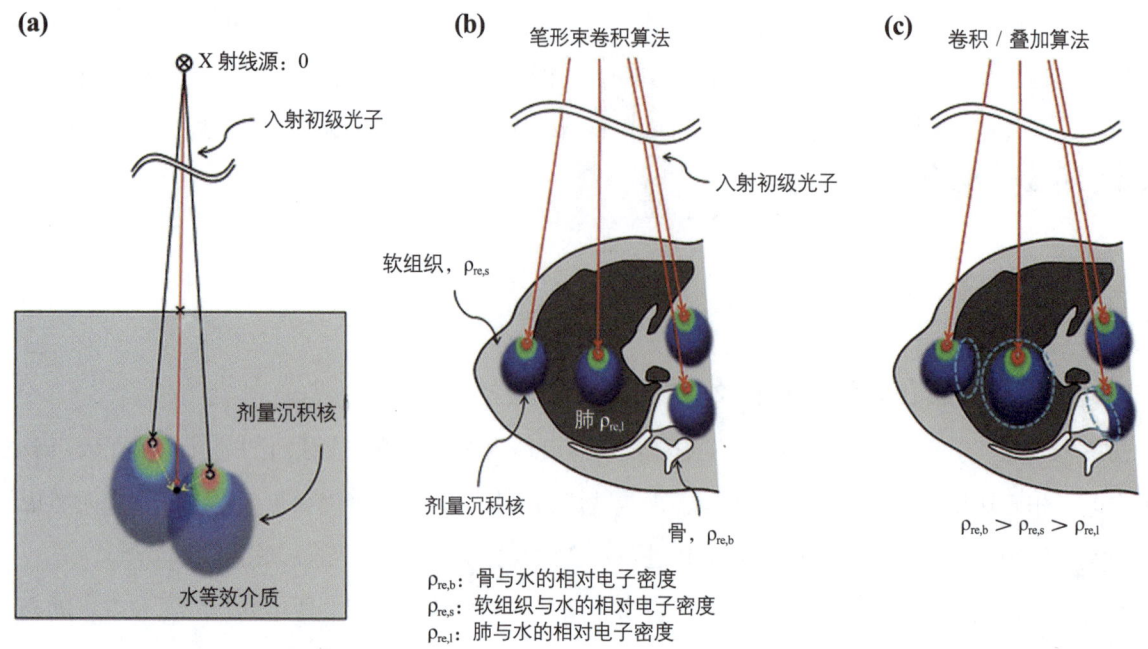

图 9.19 （a）光子撞击小体积的水，产生的剂量如椭圆所示。剂量强度随距离减小；（b）应用于 CT 扫描的剂量沉积核；（c）显示由于组织密度不同而导致的内核缩放。虚线区域表示缩放的位置

经许可转载自 Radiology Key, 'Visualization of Dose Distributions for Photon Beam Radiation Therapy During Treatment Delivery'. Available at https://radiologykey.com/visualization-ofdose-distributions-for-photon-beam-radiation-therapy-during-treatment-delivery/

9.14.3 卷积与叠加？

在完全均匀的介质（如水）中，卷积和叠加剂量模型表现几乎相同。然而，患者并不是完全均质的。

历史上，卷积剂量模型首先出现，在 20 世纪 90 年代，它们代表了当时的一项重大进展。但是，它们在处理组织异质性方面有局限性。

典型的例子是辐射穿过肺部的情况下（图 9.20），卷积模型只沿着射束路径缩放剂量核，不在横向上纠正。从这个意义上讲，它们只是沿着一条线模拟非均质性，因此被称为 1D 模型。

根据制造商的不同，叠加算法的变体有"塌陷锥"或"AAA"等名称。主要区别在于这些算法可以在所有方向上纠正组织不均匀性。它们是真正的 3D 模型。它们模拟了在肺部散射辐射的损失，重新进入组织后散射（和剂量）的积累，以及在肺部射束半影的扩散（图 9.20 和图 9.21）。这是通过根据它们通过的材料的密度，大致按比例缩放剂量核来完成的。叠加类型模型通常被认为是当前准确的剂量计算模型，并且可以模拟缺失组织和不同组织密度对辐射束的影响。图 9.19b 和图 9.19c 显示了叠加的基本原理，以及如何根据组织密度应用剂量缩放。实际将会有比显示出来的多得多的内核。

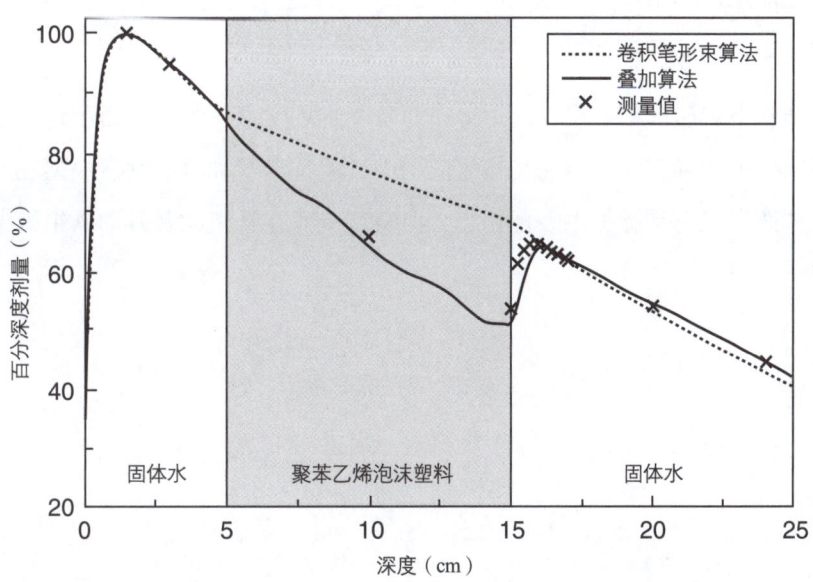

图 9.20 显示通过卷积笔形束（PB）算法和叠加算法（CC）计算肺（聚苯乙烯泡沫塑料）和固体水（RW3）的百分深度剂量与测量值的关系图

经许可转载自 A. Nisbet, I. Beange, H. Vollmar, C. Irvine, A. Morgan & D. Thwaites (2004). Dosimetric verification of a commercial collapsed cone algorithm in simulated clinical situations. Radiotherapy & Oncology, 73, 1: 79–88, with permission of British Institute of Radiology

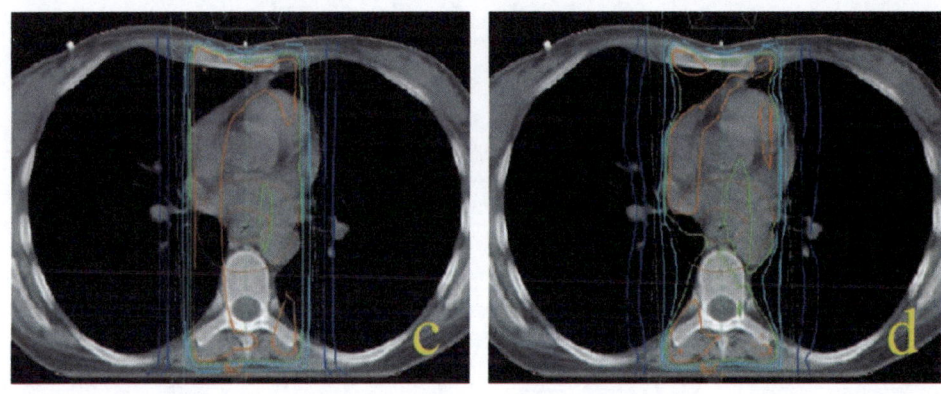

图 9.21 用笔形束 c 和叠加算法 d 计算的同一患者治疗方案。d 中散射的更准确建模可以通过横向扩散的低剂量水平（蓝线）体现，但高剂量线（绿色和橙色）是出现在中间位置

经许可转载自 C. Irvine, A. Morgan, A. Crellin, A. Nisbet & I. Beange (2004). Clinical Implications of the Collapsed Cone Planning Algorithm, Clinical Oncology, 16, 2: 148–154, with permission from The Royal College of Radiologists

9.14.4 蒙特卡罗

蒙特卡罗计算方法被公认为剂量计算领域的"金标准"，常作为新兴剂量模型的基准参照。随着计算机处理能力的显著提升，该方法现已成功应用于临床光子束和电子束的剂量计算。

该方法得名于地中海著名的赌博胜地，其核心原理是通过随机抽样模拟粒子输运过程。如第 2 章和第 3 章所述，通过模拟光子与电子、电子与电子间的相互作用，并采用随机数决定每次相互作用类型，可精确追踪单个光子的能量沉积过程。当计算机对数十亿个光子及其次级电子进行数千次这样的模拟时，就完成了一次完整的蒙特卡罗计算。

　　尽管该方法因能在微观层面精确模拟剂量分布而备受物理学家青睐，但由于计算过程中引入的近似处理，其结果仍存在一定不确定性。目前在临床应用中，蒙特卡罗和叠加剂量模型在原子序数相近但密度不同的组织（如脂肪、肌肉和肺）中表现相当，但蒙特卡罗在骨组织及骨周软组织中的计算结果更为精确。

第 10 章　用于治疗的成像：图像引导放射治疗

Frances Lavender　著

10.1 什么是图像引导放射治疗

图像引导放疗（IGRT）使用在治疗前或治疗期间即时拍摄的图像来调整患者的摆位、追踪运动，并制订、调整和选择放疗计划。

10.2 IGRT 使用的成像类型

10.2.1 平面图像（千伏或兆伏）

大多数直线加速器包含 1 个 X 射线管和 1 个千伏探测器面板，用于在千伏能量下成像。一些治疗室可能包含 2 个 X 射线管和探测器，彼此成 90° 放置，以获取患者的正交千伏图像。平面千伏图像与计划阶段获得的数字重建放射影像（DRR）进行比较（见第 8.8 节），以实现影像引导。直接使用直线加速器源和一个兆伏探测器面板在兆伏能量下，也可以获取图像。

为什么千伏图像比兆伏图像有更好的对比度？正如您所记得的，光子与物质的相互作用主要有 5 种类型（见第 2 章）：瑞利（Rayleigh）或弹性散射、光电（PE）吸收、康普顿散射、电子对产生和光核反应（见第 2.4 节）。在 10 kV~6 MV 的能量范围内，大多数相互作用通过光电效应或康普顿效应发生。光子能量降低时，光电吸收的概率增加。因此，在千伏能量下会比在兆伏能量下发生更多的光电吸收作用。这导致与兆伏图像相比，千伏图像具有更好的对比度。

由于光电相互作用的概率与物质原子序数的立方（Z^3）成正比，因此千伏图像在不同密度的物质（如骨骼、组织、空气）之间具有良好的对比度。千伏平面成像常用于治疗部位与骨骼解剖相匹配的患者定位，例如锁骨上窝（SCF）区域或脊柱治疗。将千伏平面图像与基于骨骼解剖的 DRR 进行比较，并通过治疗床进行位置校准。

然而，兆伏图像对特定应用是有用的。与千伏成像相比，高密度材料（如金属植入物和牙填充物）引起的伪影在兆伏成像中明显较少。此外，兆伏平面成像可以利用治疗射束，这意味着成像过程中不会给患者额外的剂量。例如，在乳腺治疗中，可以在下一个分次之前查看图像（图 10.1）。

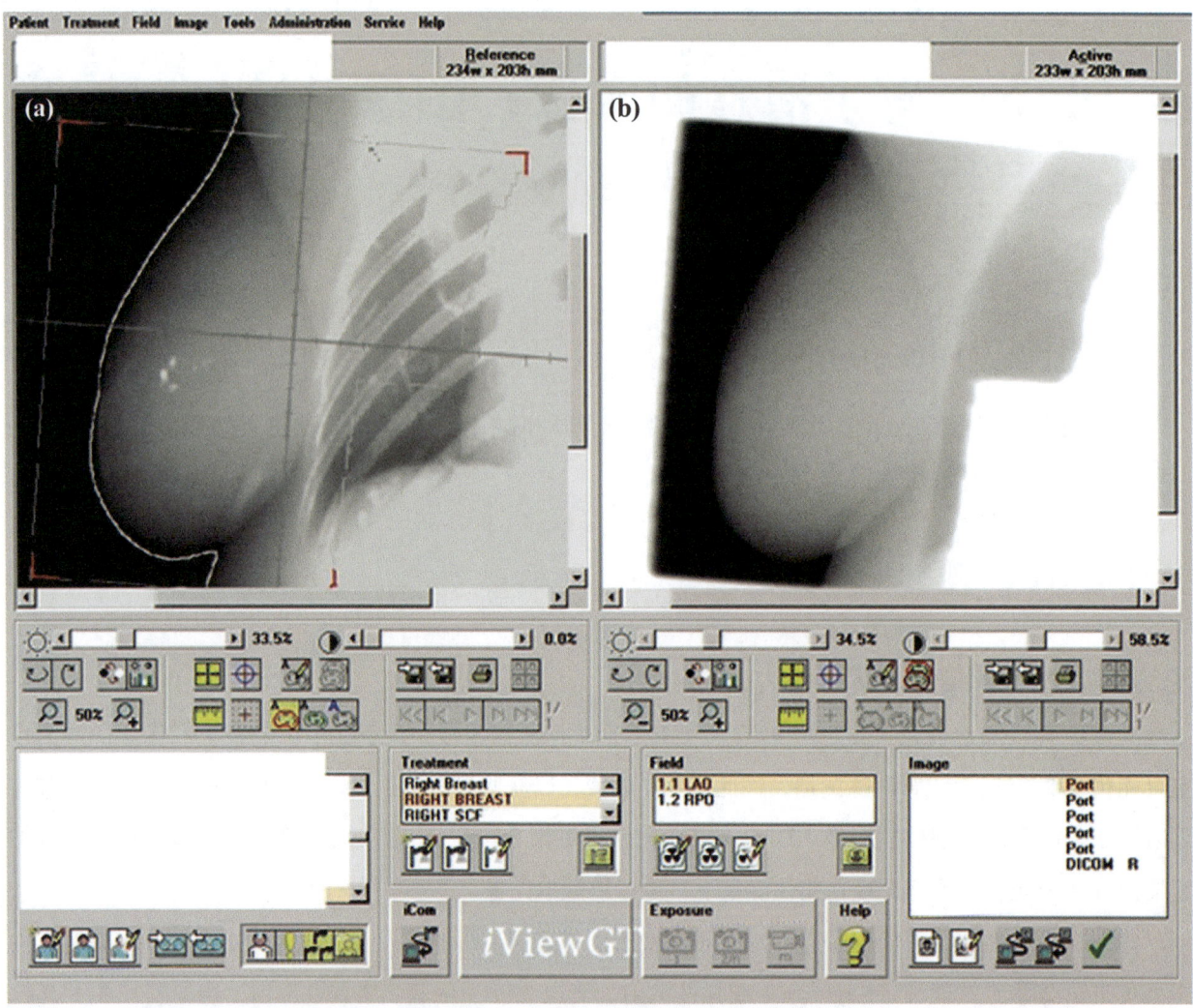

图10.1 利用成像技术进行乳腺患者摆位的示例。在治疗前立即拍摄的兆伏图像(b)，与数字重建放射影像(a)（DRR，定义见第9章）进行比较。从2个角度获取图像后，系统计算2组图像的乳房轮廓和胸壁轮廓匹配所需的床位移动。放射治疗师将检查匹配情况并应用床位移动。患者当前位置应与计划治疗位置相匹配。常用的替代成像方法包括CBCT或表面映射技术，用于乳腺患者的摆位

Images from iView GT imaging, Elekta

10.2.2 锥形束CT

最常见的治疗前成像技术是锥形线束CT（CBCT）。直线加速器（linac）具有一个千伏源和一个连接到机架的探测器，如图11.10所示。千伏源是一个发射锥形X射线束的X射线管，如图10.2所示。这些射线被千伏面板探测到。通过在X射线束开启的同时旋转机架，我们可以获取一种计算机断层成像（CT）扫描，称为CBCT扫描。称为"弓形"或"半弓形"的金属滤波器被连接到X射线管上，以衰减射束的成分，从而提高图像质量。

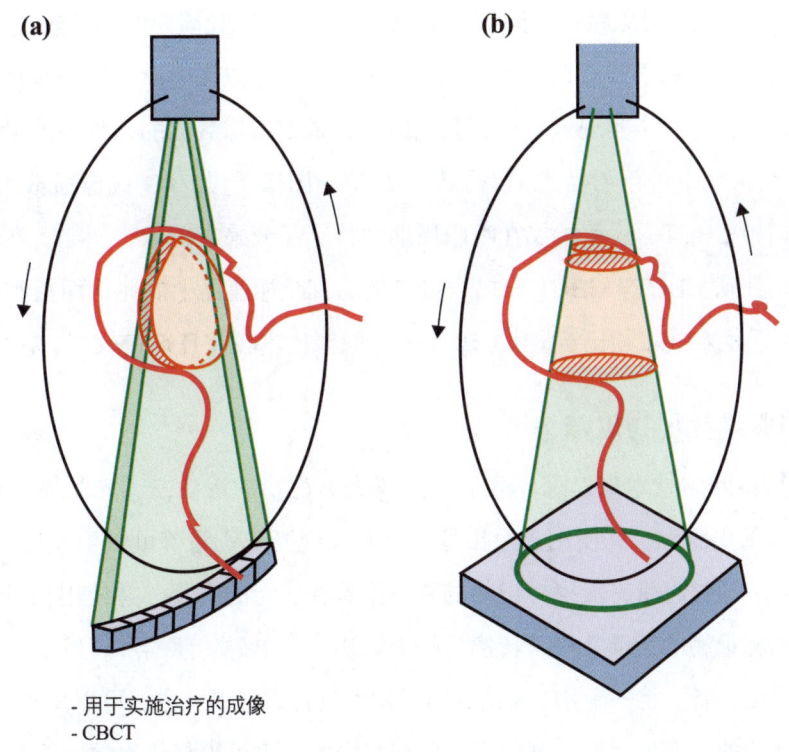

- 用于实施治疗的成像
- CBCT

图 10.2　传统的 CT 扫描仪使用窄扇形束和窄的探测器阵列（a）。因此，每次旋转只能照射患者的一个薄层。与此相比，直线加速器上的 CBCT 系统使用锥形束和平板探测器，因此在单次旋转中可以照射患者整个需成像的体积（b）。这导致与传统 CT 相比最终图像中散射增加

CBCT 扫描与诊断或计划 CT 扫描有以下相似之处：①光子相互作用。当 X 射线束穿过患者时，一些光子与组织发生相互作用（例如，光电效应或康普顿散射）。到达探测器的 X 射线用于重建体积图像。②重建。使用滤波反投影或迭代重建来重建图像。③伪影。这 2 种图像都容易出现由高密度物质（例如，假体或牙齿填充物中的金属）引起的条状伪影。

还有一些重要的区别：①剂量。与大多数诊断或计划 CT 相比，CBCT 通常具有较低的剂量。剂量取决于照射参数，应根据其用途进行优化（例如，用于不同的治疗部位、患者体积大小和视野大小）；②旋转。CBCT 采集包括围绕患者进行单次旋转（360°）或部分旋转（＜360°）。而在诊断或计划 CT 扫描中，X 射线源可以围绕患者旋转数百次；③几何结构。CT 使用狭窄、聚焦的 X 射线束和一组窄的探测器。CBCT 使用锥形束和一个大型的探测器面板。因此，在 CBCT 中，通过大范围角度散射的辐射照射到探测器上，导致图像中的噪声更多；④图像质量。由于较低的照射参数、采集几何结构（扇形束只围绕患者进行一次旋转），以及数据集中增加的散射，CBCT 的图像质量通常比诊断或计划 CT 低。CBCT 图像表现出更多的噪声、较差的软组织对比度和更多的伪影；⑤ CT 值。尽管 CBCT 图像中的每个体素都具有以 HU 为单位的 CT 值，但在视野（FOV）范围内，CT 值可能不均匀。CBCT 系统可能不能进行校准以提供稳定的 CT 值。

其他类型的 CBCT：①扩展 / 拼接 CBCT。一张 CBCT 图像的上下长度受到探测器面板尺寸的限制。可以连续获取多张 CBCT 图像，然后通过图像处理软件将它们"拼接"在一起。② 4D CBCT。为了在

CBCT 数据上观察器官运动，可以将每个图像分配或"分组"到呼吸周期的不同阶段。这是非常有用的，例如，在肺部治疗中，可以观察肿瘤在每个阶段的位置，或者可以像电影一样连续播放图像，从而了解肿瘤运动的范围及其路径。为了实现这一点，我们需要在采集图像数据的过程中测量呼吸轨迹。这一过程在第 8 章的 4D CT 一节中进行了描述。为了获得足够的图像质量，4D 成像通常比 3D 成像对患者产生更高的剂量。③门控 CBCT。这是指仅在呼吸周期的特定部分采集图像。例如，在吸气峰值附近的窗口期间获取图像。④兆伏 CBCT。CBCT 扫描也可以使用直线加速器上的兆伏面板和来自机架内的兆伏辐射来获得。由于与千伏 CBCT 相比，兆伏 CBCT 软组织对比度较差且剂量较高，它在临床上并不常用。

10.2.3 体表追踪或标记物追踪

不同的系统使用不同的技术来追踪体表运动或体表标记物的运动：①光学体表追踪：通过从多个角度投射光线到患者的皮肤上，并使用多个摄像机检测反射光线，系统可以生成患者表面的实时图像。②红外相机和反射器：通过将带有反射标记物的物体附着在患者的胸部，并使用相机系统发射红外光并成像，可以记录反射标记物的运动并将其转换为呼吸轨迹。③电磁传感器和转发器：转发器是在接收到特定信号时发送信号的设备。将一个 4D 电磁传感器阵列放置在患者上方，可以用于跟踪转发器的运动。这些转发器可以是体内的（例如，插入到肺部或前列腺中），也可以是体表的（附着在皮肤上）。

10.2.4 磁共振成像和超声成像

除了 CT 成像，超声和磁共振成像（MRI）等其他成像模式也被用于图像引导的放射治疗（见第 8.5 节）。第 10.7 节示例了如何将磁共振和超声图像用于磁共振直线加速器上的自适应放射治疗或近距离放射治疗。

10.3 一切都和计划 CT 一样吗？

如第 8 章所述，CT 是用于计划数据集的最常见模式。在计划过程中，治疗计划系统可用于计算计划 CT 上的剂量分布。但是，由于分次间和分次内运动，患者及其内部解剖结构的位置在治疗时与计划 CT 中不同。患者位置、解剖结构或危及器官（OAR）形状之间的任何差异都将导致计算的剂量分布和递送的剂量分布之间存在差异。因此，成像用于：①检测存在的差异；②采取措施来尽量减少这些差异；③评估剩余差异对剂量分布的影响，并决定是否进行治疗。

10.4 患者摆位

最简单的图像引导放疗（IGRT）类型是使用成像技术来优化患者的定位。常见的工作流程是在治疗开始前立即获取 CBCT 图像，以下是一个示例工作流程：①患者进入治疗室并躺在直线加速器治疗床上；②放疗技师移动治疗床，将患者的标记（在计划 CT 时制作）与治疗室的摆位激光等对齐。激光的交叉点表示治疗的等中心点；③在计划过程中制定"摆位说明"。这些说明会规定患者标记表示的点（如用户原点或定位点）与治疗计划等中心点之间的距离。放疗技师按照这些摆位说明中描述的距离，调整治疗床的上/下、前/后、左/右位置。①~③对患者进行定位，使得治疗计划的等中心点与治疗室的等中心点大致对齐，然后拍摄图像以检查靶区体积是否处于所需位置。可以使用更精细的治疗床位移来进行微调；④获得一张CBCT图像；⑤放疗技师将CBCT配准或"匹配"到计划CT。根据治疗部位的不同，配准或"匹配"将根据不同的解剖特征进行，如骨骼、软组织或参考标记物；⑥成像软件计算CBCT和计划CT之间的距离；⑦进行治疗床位移调整；⑧实施治疗。重要的是要考虑此工作流程中的不确定性和潜在的错误来源。

10.4.1 示例1：旋转

成像软件计算得出的位移并非对所有情况都准确。例如，如果治疗室配备了6自由度（6DOF）的治疗床，那么可能可以同时进行平移和旋转校正。然而，如果治疗床只能在x、y、z方向上移动，那么患者的旋转无法完全校正。可以要求软件仅计算平移，但操作员必须意识到这些平移可能存在较大的不确定性。

10.4.2 示例2：使用骨骼或软组织进行配准

CT和CBCT图像在不同密度材料之间具有良好的对比度，例如骨骼和软组织。使用骨骼解剖进行匹配可以很好地指示患者的整体对准情况。然而，骨骼和计划靶区（PTV）或危及器官之间可能不存在刚性几何关系。因此，优秀的骨骼解剖匹配并不意味着计划靶区或危及器官处于期望的治疗位置。在进行骨骼解剖匹配时一个常见的错误是匹配错误的椎骨。为了避免这种情况，工作流程中可能包括额外的平面千伏图像或更长的CBCT图像。匹配也可以在软组织上进行。需要注意的是，与磁共振成像相比，CT图像的软组织对比度较差，CBCT的软组织对比度甚至更差，如图10.3所示。

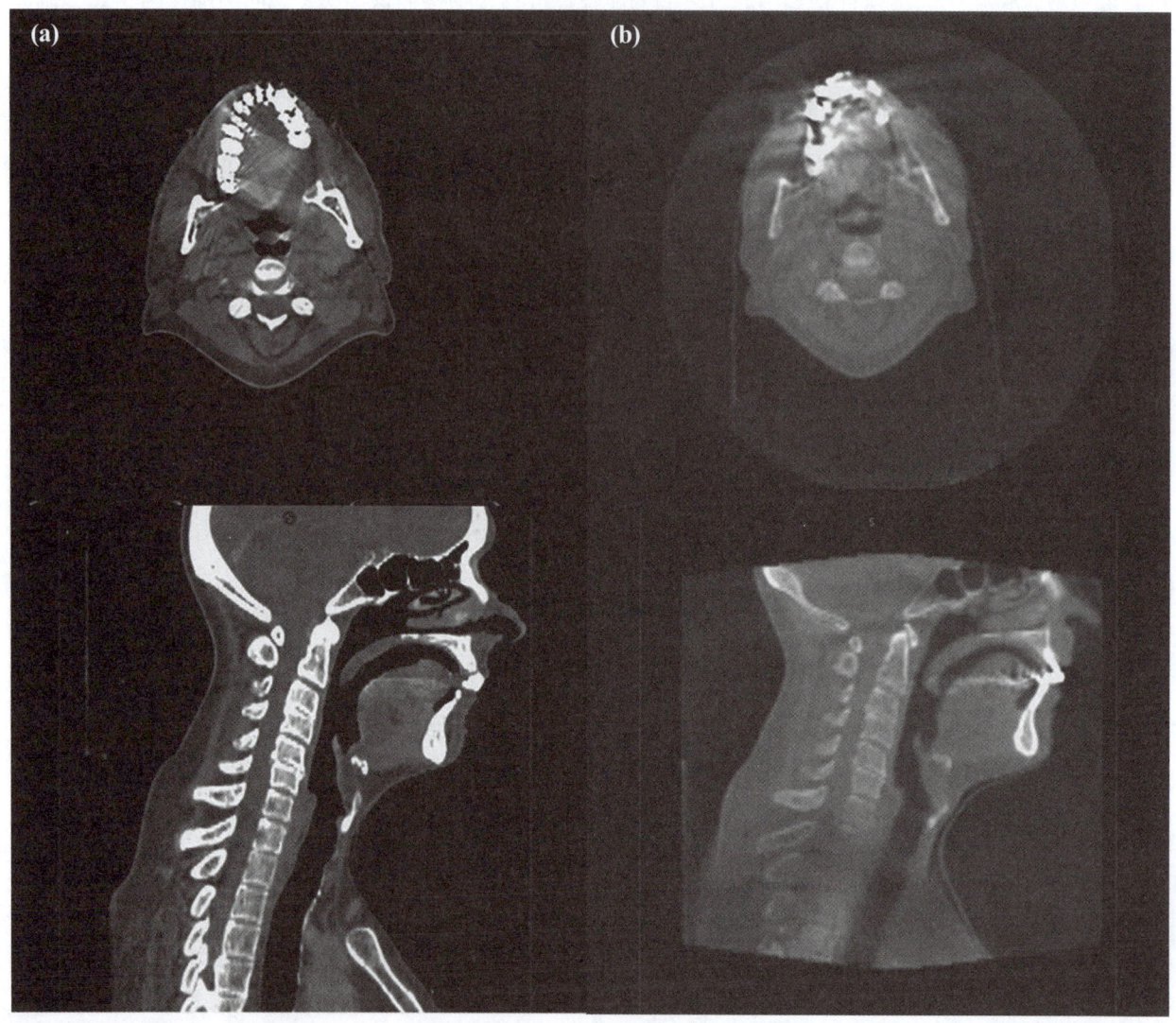

图 10.3　计划 CT（a）和 CBCT（b）的横断面和矢状面。与计划 CT 相比，CBCT 可以通过其有限的视野和较差的软组织对比度轻松识别出来。需要注意的是，由于采集几何结构和重建的差异，牙齿填充物引起的条纹伪影在 2 种模态下都存在，但略有不同

10.4.3 示例 3：使用基准点进行匹配

对于前列腺放射治疗，可以使用金标等基准点进行配准。在患者进行计划 CT 之前，这些基准点由介入放射科医生植入到前列腺中。在使用基准点标记物时可能会出现误差，因为它们可能会发生迁移。为了减少这种情况，植入基准点后需要在计划 CT 之前留出几天的间隔，以确保参考点的位置稳定。此外，基准点的几何形状也需要适合特定的目的。如果前列腺中存在 3 个位于不同平面上的基准点，软件可以利用这些点计算旋转和平移。然而，如果基准点位于同一平面上，或者参考点少于 3 个，则无法准确计算旋转。

10.4.4 示例 4：几何结构

对于通过在患者周围旋转千伏源和探测器获得的 CBCT 图像，获得几何结构有局限性。例如，如果患者在乳腺托架上，设置为大角度或有一只手臂抬起时，则在成像面板不与患者碰撞的情况下，可能没有足够的空间来获得 CBCT 图像。这意味着可能只围绕患者进行部分旋转来获取 CBCT 图像。在这些情况下获取成像数据是非常有用的，但这可能导致图像中的噪声增加或视野减小。类似地，治疗区域可能需要将治疗床设置为 90°。由于 CBCT 不能在这种几何形状下采集，因此需要在将治疗床设置为 0°，然后旋转治疗床的情况下采集 CBCT。在这种情况下，应注意量化患者在治疗床上旋转时，进行程度较大地移动。

10.5 跟踪

"跟踪"在放射治疗中的含义如您所料：辐射束跟随目标的移动，跟踪可以通过成像/测量目标位置来实现，也可以通过监测一个可与目标运动相关联的替代物的位置来实现。治疗射束的跟踪通常通过调整多叶准直器（MLC）位置（"MLC 跟踪"）或调整直线加速器定位系统来实现，如下例所述。

关于 CyberKnife® 肺部跟踪的示例：CyberKnife® 系统（第 11.6.1 节）有 2 个连接在天花板上的千伏源，以及 2 个插入地面的千伏探测面板，用于获取正交平面千伏图像。对于肺部治疗，患者可能会被要求穿上一件特殊的背心，上面附有红外线发光二极管。当患者呼吸时，摄像头会检测到这些二极管的运动，并将其转换为呼吸轨迹。使用二极管而不是千伏图像的优点是它们不利用电离辐射，因此不会增加患者的剂量。在理想情况下，我们希望只使用二极管的运动轨迹来"跟踪"肿瘤的路径。然而，二极管只是肿瘤运动的替代物，我们需要确定二极管运动与肿瘤运动是如何关联的，这通过获取呼吸周期每个部分的正交千伏图像来创建一个肿瘤位置（从千伏图像中得到）与呼吸轨迹（从二极管运动中检测到）相关联的模型来实现。得到模型之后，就可以降低千伏图像获取的频率。然后使用新获取的千伏图像来"检查"模型是否仍然有效，而无需在整个治疗过程中使用千伏成像来检测肿瘤位置。CyberKnife® 系统使用该模型来辅助机器，使治疗射束跟踪肿瘤的位置。如果模型失效，例如，如果患者咳嗽或呼吸模式发生变化，系统会自动中断治疗光束，并需要创建一个新的模型。

10.6 门控

对于身体中无法避免运动的部分的成像或治疗，门控是一种有用的技术。门控指测量解剖运动轨迹（如呼吸或心脏运动），然后用于控制某个动作的时间。例如，门控成像可以描述在呼吸周期的特定时间点获取图像（如门控 CBCT）。门控放射治疗意味着治疗束打开，如肺部肿瘤仅位于呼吸周期的特定部分时。门控放射治疗的优点在于，与非门控治疗相比，内靶区体积（ITV）更小，从而减少健康组织受到的剂量。

10.6.1 示例 1：DIBH/VIBH

放射治疗中门控的一个例子是屏气门控，这在乳腺治疗中经常使用。对于深吸气或主动吸气屏气（DIBH/VIBH）技术，要求患者深吸一口气并屏住呼吸。在患者屏住呼吸时，治疗束被打开。屏气技术增加了肺部的体积，从而增加了心脏和切线乳腺治疗束之间的距离，这可以减少对心脏的剂量。使用固定在患者胸部的反射块和红外摄像系统，或者表面映射或成像技术，可以测量呼吸轨迹。另外，可以使用肺活量测定系统来帮助患者吸入特定体积的空气并保持在该水平。

10.6.2 示例 2：门控 VMAT

VMAT 也可以应用门控技术，这在胸部或腹部治疗中非常有用。系统可以采用相位门控或幅度门控，在相位门控中，只要患者处于呼吸周期的指定相位，治疗束就会打开。在幅度门控中，只要达到指定的幅度，无论在呼吸周期的哪个阶段，治疗束都会被打开。

10.7 自适应放射治疗

10.7.1 什么是自适应放射治疗

自适应放疗利用治疗时获取的图像来选择或修改治疗计划。这可以得到更准确的靶区剂量，从而减少健康组织的剂量或增加计划靶区剂量。

离线计划是指在治疗前准备的计划。在线计划是指在治疗当天使用该次治疗获得的信息（如图像数据）计算得到的计划。进行自适应放疗的方法很多，下面给出 3 个例子。

10.7.2 示例 1：当日计划

在这种技术中，在计划阶段会制订多个计划。对于每个分次治疗，放射治疗师会获取患者的 CBCT 图像，然后根据预先设定的标准选择最合适的计划。例如，对于膀胱的外照射放疗，可以制定 3 个不同膀胱体积（小、中、大）的计划（图 10.4）。由于这 3 个计划已经进行了优化、批准和检查，与非自适应计划相比，几乎没有时间延迟，这与其他类型的自适应放疗不同。

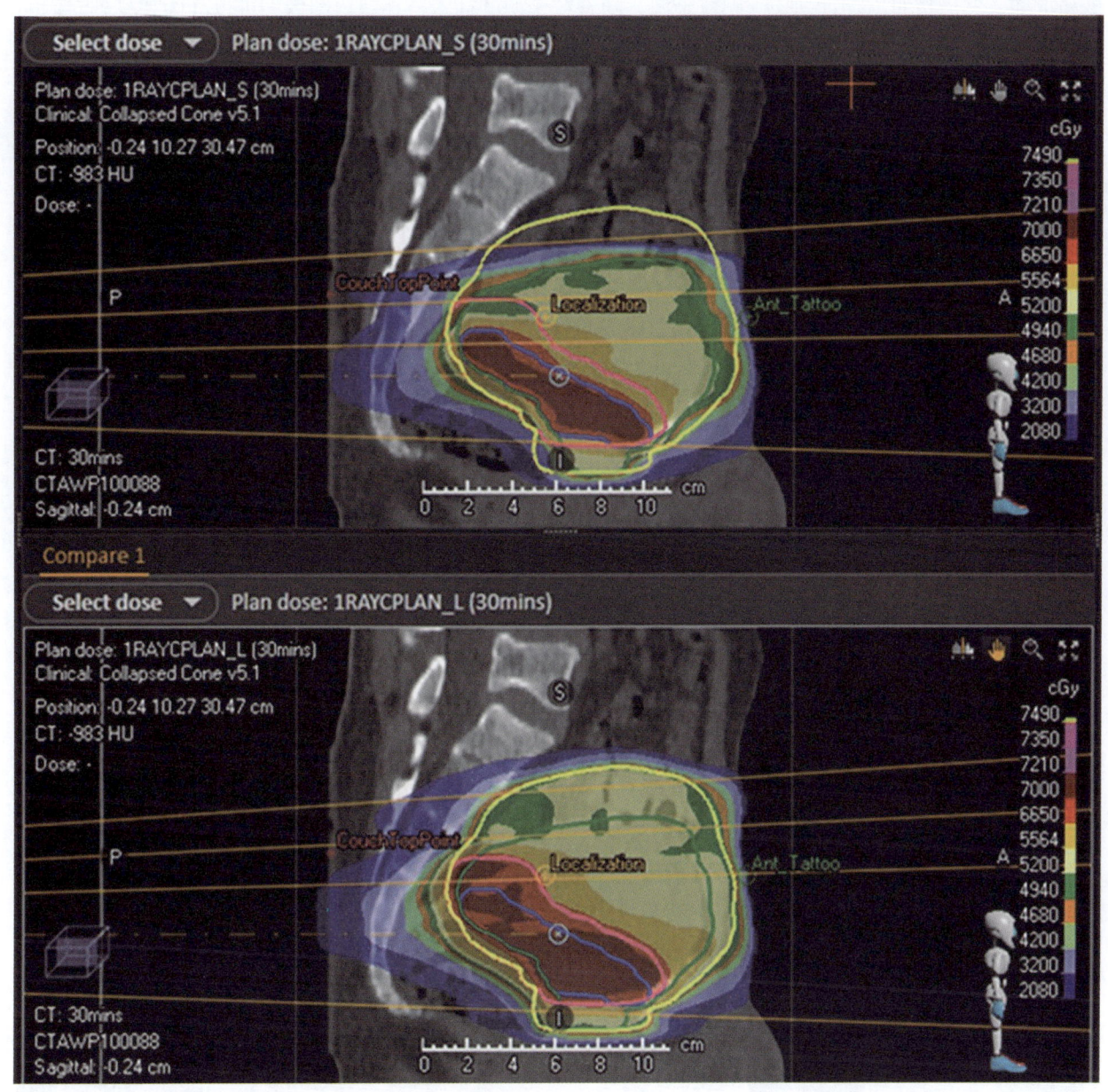

图 10.4 当日膀胱计划的 2 个不同计划的矢状面视图（来自 Raystation，Raysearch 实验室）。上图 [适用于小膀胱，低剂量计划靶区（绿色轮廓），高剂量计划靶区（蓝色轮廓）]；下图 [适用于大膀胱，低剂量计划靶区（黄色轮廓），高剂量计划靶区（红色轮廓）]

经许可转载自 RaySearch Laboratories, Stockholm, Sweden

10.7.3 示例 2：低剂量率近距离前列腺超声

使用碘粒子源对前列腺进行低剂量率（LDR）近距离放射治疗时，通常使用经直肠超声技术，这要求临床医生、物理师和剂量师在手术过程中能够实时观察图像。患者通常处于全身麻醉状态下，所有的计划都是在手术室中进行的。一个近距离放射治疗的工作流程示例是先插入针型适配器，并获取经直肠图像，临床医生随后勾画靶区和危及器官轮廓，物理师或剂量师制订治疗计划。该计划会经临床医生审核和批准,然后按照治疗计划插入碘粒子源。随着粒子源的插入,在超声图像上可以准确观察到它们的位置,并计算剂量分布。随后的粒子源位置可以根据需要进行调整,以优化治疗计划。这在第12.6.1.3节中有所说明。

10.7.4 示例3:磁共振直线加速器

磁共振直线加速器(MRL)使操作人员能够在治疗开始或治疗过程中获取磁共振图像(图10.5)。以下是在磁共振直线加速器上进行每日自适应治疗的示例工作流程:①参考CT图像和磁共振图像的采集;②在第一次治疗分次之前,在参考图像上制订治疗计划,并由临床医生进行检查和批准,称为参考计划;③患者进行第一分次治疗,在磁共振直线加速器治疗床上摆位;④获取磁共振图像,称为"分次图像";⑤分次图像与参考图像进行配准;⑥借助分次图像进行勾画。这可以使用从参考图像到分次图像的刚性或可变形轮廓传播来完成,然后在必要时进行手动校正;⑦在分次图像上重新计算参考计划。如果剂量分布需要改进,可以在分次图像上重新优化计划。在一些磁共振直线加速器系统中,每天都会重新优化计划;⑧检查并批准在线计划;⑨在检查计划的同时,获取验证磁共振图像;⑩验证图像与分次图像进行配准;⑪评估验证图像和分次图像之间的差异,以确定是否继续使用当前的在线计划,是否应用等中心位移来改善患者的对准情况,还是采取其他行动。

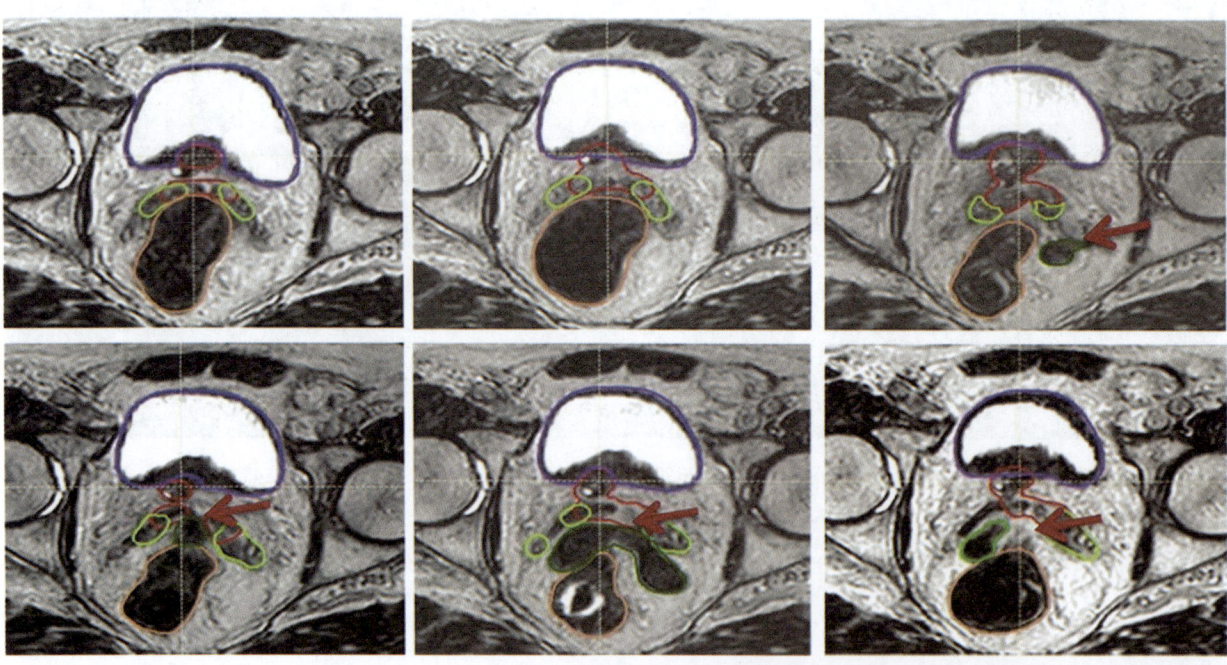

图10.5 MRL上每日自适应前列腺肿治疗的6个分次的图像。展示了危及器官和靶区结构的每日位置变化。轮廓:CTV前列腺(红色所示)、CTV SV(灰绿色所示)、膀胱(紫色所示)、肠道(绿色所示)、直肠(橙色所示)

第 11 章 光束治疗设备

Ondrée Severn　著

11.1 导论

许多现代放射治疗科室中使用的治疗设备的基本操作原理自问世以来基本未变。然而，通过现代工程技术、电子学和计算机，如今用于治疗患者的设备在性能、结构和控制系统方面得到了显著改进。严格遵守机械公差意味着几何定位精度得到了提高。诸如调强放射治疗（IMRT）和容积弧形调强放射治疗（VMAT）等技术使一些原本无法治疗的癌症变得可以治疗。通过集成成像技术，影像引导放射治疗可实现对移动靶区的定位和治疗，安全性和可靠性的提高使放疗科室工作更加高效，并改善了患者体验。

本章将介绍临床放射治疗束的基本原理，并描述执行放疗所需的主要设备组件。

11.2 X 射线产生

在千伏或兆伏范围内产生临床 X 射线束取决于韧致辐射相互作用的过程。此过程发生在适当材料制成的靶被高能电子束轰击时，这在第 2.3 节中已经讨论过。

11.2.1 靶材料设计

靶材料的选择受到韧致辐射强度与原子序数 Z 成正比的影响，即材料原子核中的质子数量；这个数值越高越好。该材料需要以可控的形式存在，最好是一种坚固且易于在标准工程工艺中加工的固体材料。钨 [一种具有较高原子序数 Z（74）和高熔点（3422 ℃）的金属] 和钨合金是理想的选择，因为它们能够承受 X 射线产生过程中的极热条件。

靶材料的类型也受到所产生 X 射线的方向性的影响。图 11.1 表明随着入射电子能量的增加，X 射线方向性如何变化。

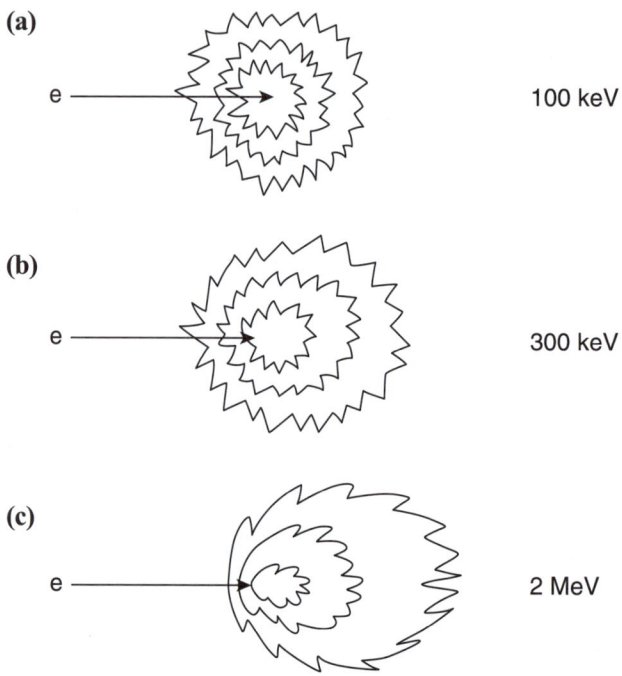

图 11.1 （a）在表面能量下，轫致辐射 X 射线的产生几乎是全向的；（b）当能量增加到几百千电子伏特的量级时，X 射线束的方向性更大；（c）对于兆伏范围内的能量，X 射线束主要向前发射

在低能量（keV）水平上，X 射线产生是各向同性的，可以通过将靶转动一定角度以获得足够的 X 射线强度。在 MeV 能级，最大强度是"透过"靶材料传输的，因此我们称为"透射靶"。

11.2.2 X 射线产生的电子是如何产生的?

正如第 2.3.1 节所述，用于产生临床 X 射线或电子束的电子是通过"热离子发射"生成的。加热金属使其电子变得非常活跃并离开金属表面形成一个"电子云"。所有能量的 X 射线机都使用钨丝作为加速电子束的电子源。其产生的 X 射线束的强度取决于从钨丝发射的电子数，而这又与施加到钨丝上的电流有关。这种电流通过电子控制以响应主电源电力的任何变化，并稳定电子束的强度。

11.3 兆伏直线加速器（直线加速器）

直线加速器是现代放射治疗科室的主力设备，其由 20 世纪 50 年代开发了兆电子伏特机的先驱们设计而成。大多数直线加速器是紧凑型机器，能够围绕患者旋转并以高剂量率传递放射线，具有治疗所需的灵活性。直线加速器是现代放射治疗中传递精确和靶向放射治疗的关键组件，并且其发展显著提高了癌症治疗的有效性和准确性。图 11.2 说明了直线加速器主要组件的典型布局。临床光束生产的要求如方框 11.1 所示。

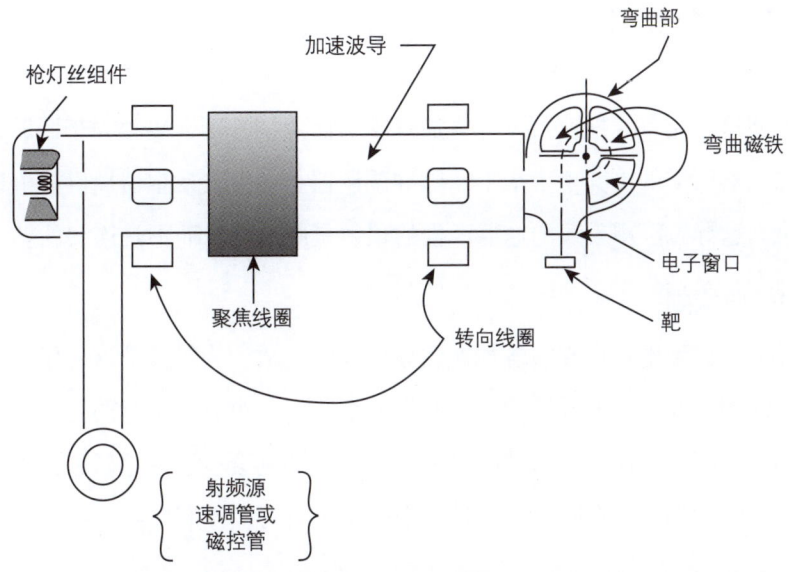

图 11.2　电子束和 X 射线束的直线加速器中主要部件的总体布局

方框 11.1　临床光束生产的要求

电子产生	必须产生电子并将其注入波导
电子加速	电子被加速到接近光速的速度
束流传输	电子被聚焦用作临床束或入射到靶上通过轫致辐射产生光子
治疗头部	改良射束以供临床使用

11.3.1 电子产生、加速和束流传输

11.3.1.1 电子枪

"枪"钨丝组件（第 11.2.2 节）通过电加热将钨加热到高温，从而产生电子。

11.3.1.2 波导

现代医用直线加速器产生的高能量是通过对电磁（EM）辐射的控制使用实现的。人们发现，EM 辐射可以沿着称为波导的金属导管传播，EM 波的波长和传播速度取决于波导的尺寸。波导的一个重要作用是它可将 EM 波的电场分量与需要加速的方向对齐。而带电粒子，本处主要指电子，可以通过这个电场加速。

在频率约为 3 GHz 的 EM 波的作用下（这种频率的 EM 波称为微波，参见图 1.7），电子沿着波导加速。有 2 种类型的波导：驻波波导和行波波导。在行波类型中，电子像冲浪者一样随着波动，由于腔体大小的变化而加速，因此电子和波同时移动。在驻波类型中，波保持静止，但波的最大点和最小点位置互换，就像跳绳一样。在这 2 种情况下，电子均始终感受到一个正（吸引力）电压的加速力在其前方，一个负（排斥力）电压的加速力在其后方。

11.3.1.3 射频（RF）波的产生

这些微波可以在速调管（Klystron）或磁控管（Magnetron）中产生。磁控管尺寸较小，可以安装在旋转的回转支架内，使得医用直线加速器设计更加紧凑。而速调管则需要独立于回转支架进行安装，可以提供高能量直线加速器所需的更高功率水平。脉冲调制器会向微波发生器提供高电压/电流脉冲，并与电子枪的供电同步。这导致医用直线加速器产生的辐射是脉冲的，而不是连续的。

11.3.1.4 聚焦和转向线圈

电子之间的排斥力会导致电子束在沿着加速波导传播时发散。为了抵消这种发散，需要使用来自聚焦线圈的磁力，这些线圈绕在加速波导周围，并产生一个与电子束方向平行的磁场。波导起始处的线圈会在电子注入后立即引导电子，而波导末端的进一步转向线圈则会校正由地磁和其他外部影响导致的偏转。这些线圈设置在最佳状态，但在整个治疗过程中需要进行持续控制。

11.3.1.5 弯曲电子束

加速波导可以与治疗轴线保持平行或垂直。在后一种情况下，电子的路径需要通过一系列弯曲磁铁使其弯曲成直角以击中目标。不同直线加速器制造商之间的弯曲磁铁设计各不相同。有些使用一系列磁铁来引导电子沿着回转轨迹进行最终弯曲，而另一些则将电子路径完全弯曲 270° 回到靶标上。它们的共同点是，它们都是"色差校正"的；从波导中射出的电子即使能量稍有不同也能够聚焦到目标上的同一点。

11.3.1.6 真空和冷却系统

电子枪、加速波导和束流输送系统都必须在真空条件下运行，以防止电子与气体分子碰撞而发生散射。如果这些区域的压力超过预定值，联锁装置将阻止使用直线加速器。直线加速器内的许多组件也需要通过冷却水供应进行冷却，这有助于防止过热和故障。

11.3.2 治疗头

11.3.2.1 X 射线产生

X 射线束起源于传输靶（第 11.2.1 节），直接位于电子束从加速波导和弯曲部分出口后的路径上。通过锥形主准直器（见图 11.6）将产生的 X 射线束准直成初始束，这定义了最大可用的治疗区域。

11.3.2.2 均整化治疗束

初始束在前向方向具有峰值强度（图 11.3）。传统上，在放射治疗中的目标是尽可能均匀地向靶区输送剂量，这个任务在没有治疗计划系统和强度调制放疗之前更容易实现，方法是修改初始束，使其在场区的宽度上均匀分布。通过在束流路径上插入一个可移动旋转座中的均整器来"展平"束流。这些均整器通常由钢制成，形状类似圆锥，并在场区中心提供最大衰减。均整器的详细形状取决于 X 射线束的能量和其意图产生的束型。

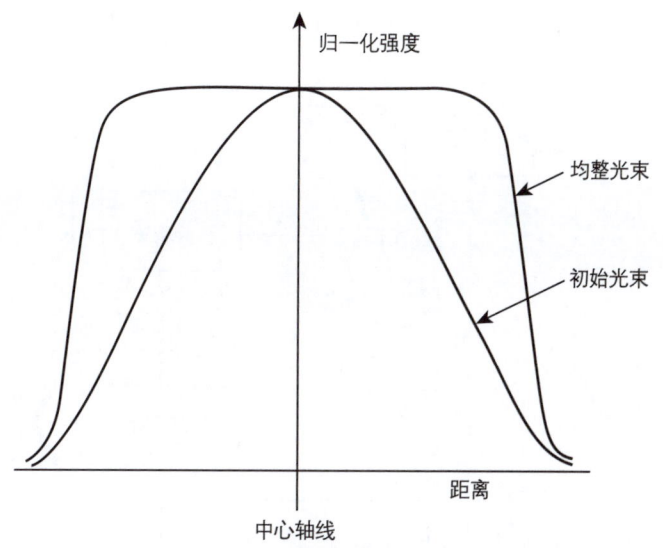

图 11.3 初始兆伏 X 射线束轮廓与均整器后的轮廓的比较

11.3.2.3 无均整器（FFF）模式

诸如调强放射治疗（IMRT）和容积弧形调强放射治疗（VMAT）等治疗计划技术不需要均整化的束流剖面，大多数直线加速器制造商提供了在无均整器（FFF）模式下进行治疗的选项。去除均整器会导致中心轴上的剂量率显著增加（高达均匀化束流的 4 倍），这对于单次大剂量的治疗是有益的。它还减少了头部散射（见第 6.3 节），该散射是由光子与治疗头部组件相互作用而产生的，从而减少了治疗头部的场外泄漏辐射。由此产生的束流将具有更低的平均能量，因为滤波器的束流硬化效应已被消除，一些直线加速器制造商已经增加了电子的入射能量以进行补偿。

11.3.2.4 监测剂量和射束参数

在束流均整化后，X 射线将通过两个穿透式"监测"电离室。这些电离室控制所传递的剂量，并持续监测束流的特性。两个电离室（CH_1 和 CH_2）为系统提供了备份。第一个是主要的，在传递所需剂量（以监测单位 monitor unit，MU 定义）后提供信号终止束流。第二个作为安全备用，如果第一个失效，则会终止束流。如果两者都失败，还有一个计时器来停止束流。

电离室被分成对称的分段，用于监测束流的位置和能量。这些信号反馈给整个治疗过程中的电子枪和转向线圈，以不断维持剂量率和束流转向，并确保稳定、对称的束流剖面，如图 11.4 所示。

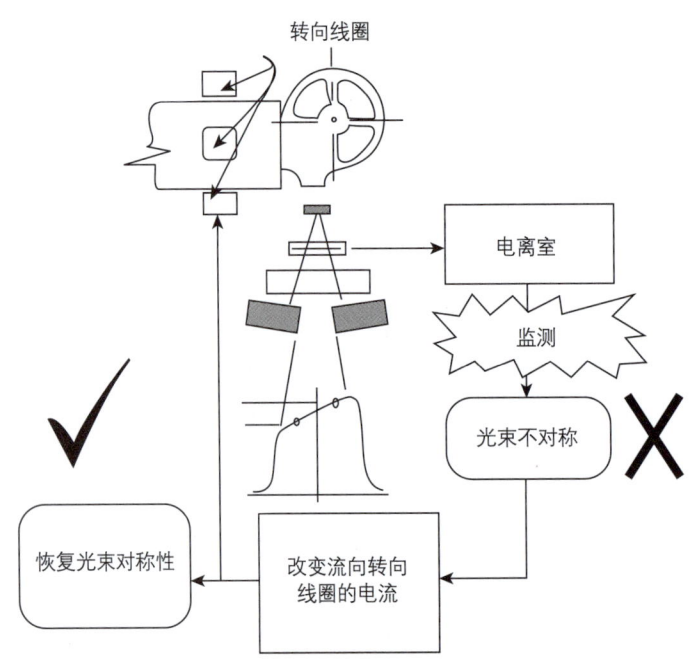

图 11.4　自动控制电子束以保持均匀且对称的 X 射线束所涉及的主要组件

11.3.2.5 塑造临床光束

可用的最大治疗束流尺寸必须通过一个大型二级准直系统来塑造，以匹配所需的治疗区域。这包括两组对向的钨门（Jaw，辅助准直器）和（或）多叶片准直器。

辅助准直器：由 4 个厚钨或铅合金块作为 X 和 Y 钨门（Jaw）配对，安装在治疗头的末端，一组位于另一组之上。钨门尺寸固定，但可以独立移动，以创建各种完整范围的对称或不对称矩形区域尺寸。通过旋转准直器组件来改变形状的方向。钨门边缘的形状与 X 射线束的发散度相匹配，并且通常具有 $<0.5\%$ 的透射率。在光束传输期间，通过移动治疗区域的钨门可创建楔形轮廓，这被称为动态或虚拟楔形（参见第 6 章）。

多叶准直器（MLC）：等轴中心宽度为 2.5~10 mm 的独立可移动钨合金光栅。较窄的光栅叶片通常用于立体定向用途的机器中，它们可以独立移动到射野以创建复杂的凹凸形状（图 11.5）。叶片之间的漏射剂量大于通过叶片的透射剂量，但通过凹凸卡槽设计可以降低漏射剂量。通过快速改变光束形状并在整个射野内提供多个子野光束，或者在机器照射时通过动态控制多叶准直器（见第 9.10 节）调制光束的强度，这就是调强放射治疗（IMRT）。

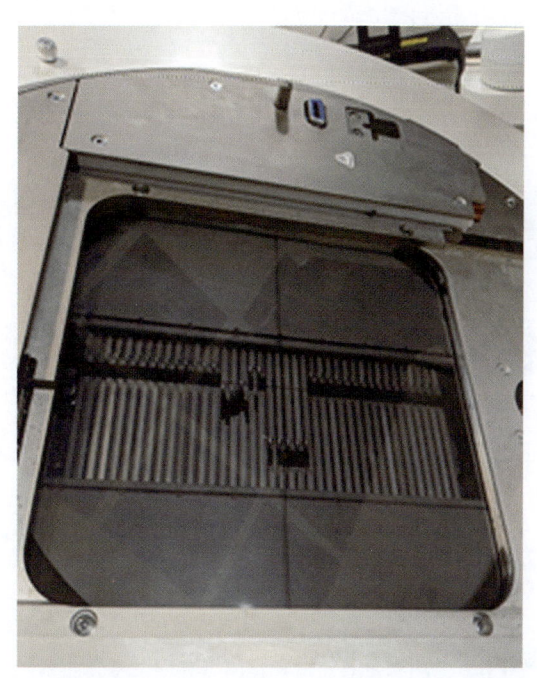

图 11.5　直线加速器治疗头显示了由多叶准直器形成的射野形状

11.3.2.6 配件

可移动的束流改造装置可以通过一个附件支架连接到直线加速器的头部,超出固定准直范围。其中一些例子包括:物理楔形块用于改变束流剖面,适形块用于辅助或替代多叶准直器,形状衰减材料(补偿器)用于补偿患者的形状或不同深度的靶区。对于电子束流,还可以使用额外的外部准直器。所有这些设备都经过相互联锁,以确保为单个患者治疗放置正确的附件。然而,在临床实践中,使用这些附件的情况越来越少见。

11.3.2.7 临床电子束

除了产生 X 射线外,直线加速器还用于传输电子治疗束(见第 7 章)。在这种模式下,传输靶自动从束流中移开,并通过一个薄窗,使加速的电子从真空系统中射出。为了将狭窄的电子束扩展到临床应用中,需要使用扫描技术或某种形式的散射材料。

主要的技术是使用一种散射系统,即在与均整器相同的旋转盘上放置一薄金属箔。这个箔应该由高 Z 值材料制成,以增加散射,但要足够薄以减少 X 射线产生和束流的污染。由于电子容易被治疗头部的结构散射,必须使用一个可拆卸的电子准直器,将其靠近患者以进一步准直束流(图 11.6)。这些准直器具有开放的侧面,由一组射野准直器组成,将射野缩小到所需尺寸。虽然它们的形状通常是矩形,但可以通过在准直器末端附加定制的铅或低熔点合金制成的切割件来处理不规则的靶区域。

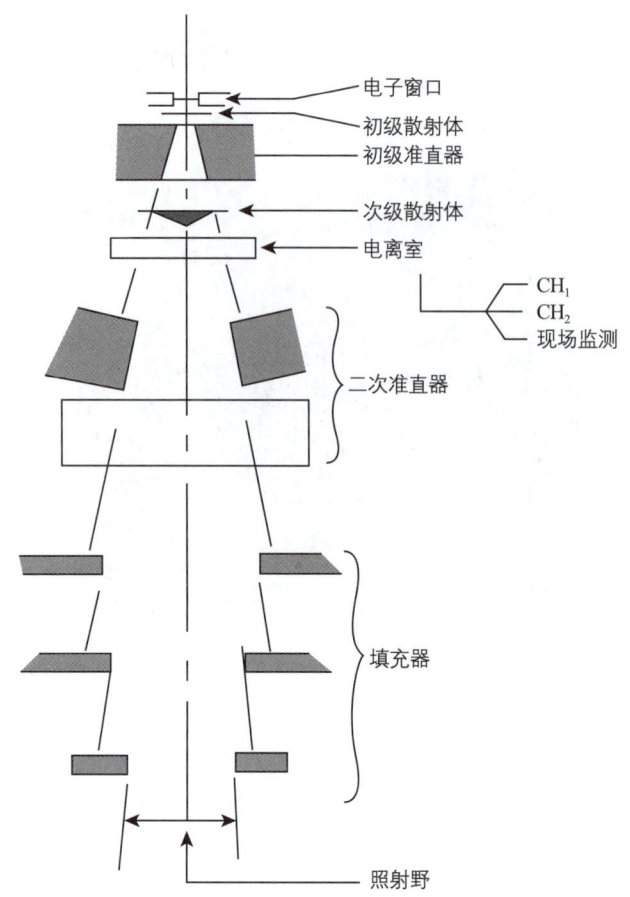

图 11.6 使用直线加速器提供电子束时所需的辐射头和附加准直装置的部件配置

11.3.3 剂量输出的校准

每个监测单位（MU）的机器绝对输出（以 Gy 为单位）是按照国家协议或"操作规范"进行测量的，这种统一的方法减少了机构之间治疗的差异。放疗中心应使用具有可追溯至国家标准实验室的校准的电离室（见第 5.9 节）。机器的输出，即输送的剂量 / 设定的监测单位，应每天通过常规质量保证（QA）程序进行监测，并且通常会随着时间的推移而发生漂移，因此有必要定期重新校准机器。该程序应在医学物理专家（MPE）的监督下进行（第 14 章），并且必须涉及 2 个完全独立的输出测量。机器的绝对输出（以 Gy/MU 为单位）是针对源校准距离（SCD）、校准深度，以及距离辐射源 100 cm 处的射野尺寸的标准设置定义的。此设置在部门之间可能有所不同（尽管大多数部门采用 10 cm × 10 cm 的视野大小设定，但常用的是几种 SCD/ 深度组合），但在同一部门内是固定的。治疗计划监测单元的所有计算均源于此，请参见第 9.7 节。

11.3.4 控制系统、动态反馈回路和机器联锁

有效和安全的治疗执行依赖于几个控制系统，如果定义的性能参数被违反，这些系统会停止机器的运行。一些控制系统位于加速器内部，如磁控管的调节、来自电子枪的电子发射和束流的操控。一些控

制系统确保电压和电流稳定。有些是动态反馈环路的一部分。例如,通过电离室检测到场的不对称性将产生一个电信号,以改变供给操控磁体线圈的电流,并恢复场的对称性。所有这些控制系统在辐射束准备和治疗交付过程中都会自动持续地运行。

11.3.5 等中心

等轴安装的直线加速器的构造方式是将旋转支架、辐射头和患者床的所有主要旋转轴都穿过空间中的同一点,即等中心(图 11.7)。实际上,等中心比一个点要大;它是直径为 1~2 mm 的球体。这是因为治疗头的重量会导致辐射轴与旋转支架的交点在旋转支架角度变化时略微移动。

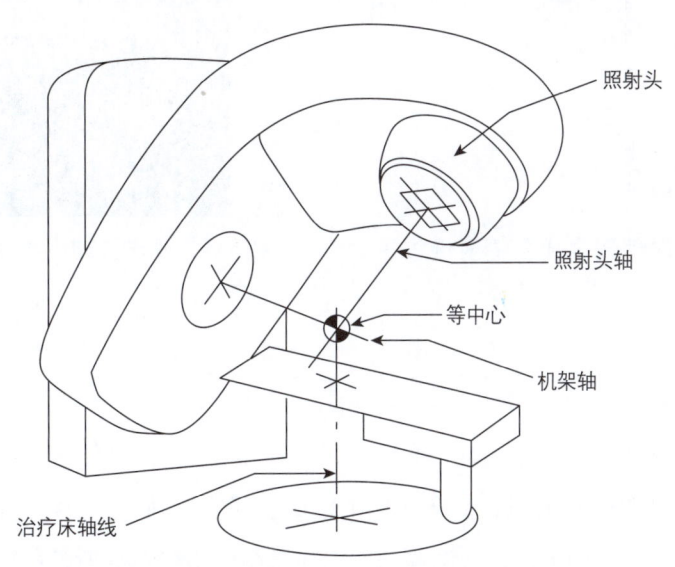

图 11.7 现代加速器的旋转轴;机架、辐射头和治疗床,显示它们在等中心处的交点

将患者靶区中心对准机器等中心可以简化多射野治疗。为了辅助患者的摆位和质量保证程序,固定在墙壁和天花板上的外部房间激光器可以进行调整,使其在空间中的交点显示等中心。然而,有 2 种主要技术不使用等中心直线加速器:全身放射(TBI)和全身皮肤电子束(TSE)治疗。对于这 2 种类型的治疗,需要将患者与直线加速器的治疗距离扩大,最远可达 4 m,以实现全身覆盖,从而克服加速器射野大小的限制。

11.3.6 治疗患者、光距尺和治疗床的对齐

11.3.6.1 光距尺

辐射野的位置可以通过治疗床上的控制开关打开和关闭"光野"来进行可视化。安装在钨门和多叶准直器后面的灯泡和镜子组件(图 11.8)产生一个光野,该光野应完全与辐射野重合并形状相同,并可以投影到患者身上。治疗头末端带有嵌入十字架("十字线"或"十字丝")的薄窗也可被投影出来,并定义了辐射场的中心。一个小灯泡和标度,即光学距离指示器(光距尺,ODI),显示了患者表面与辐射源的距离(图 11.9)。等中心位于距离辐射源 100 cm 处。

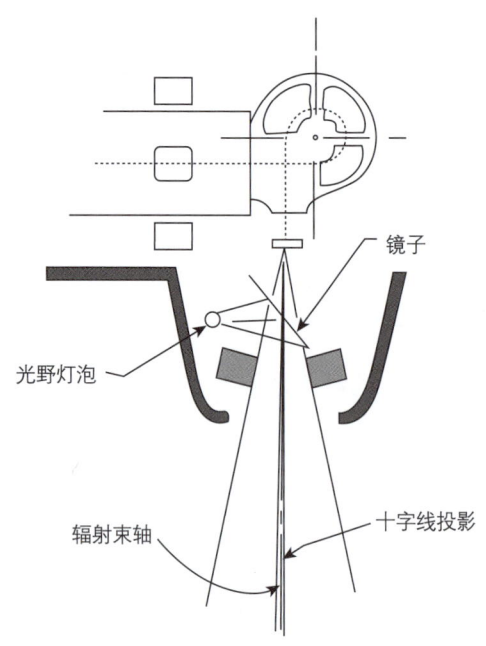
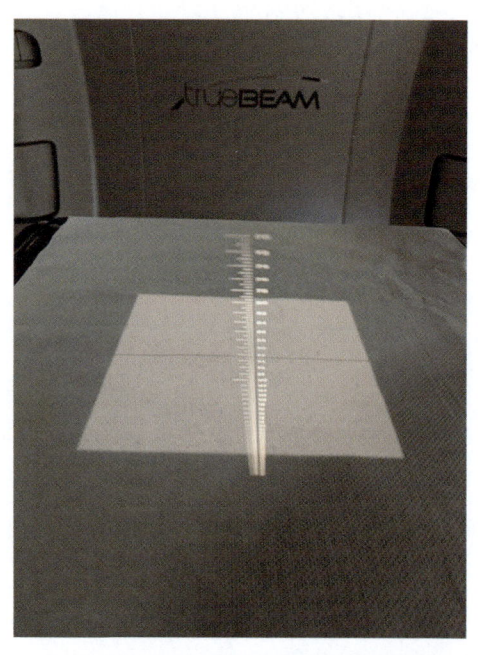

图 11.8 灯泡和镜子组件创建了代表辐射场位置的"光野"

图 11.9 十字线和光距尺在直线加速器上的投影

11.3.6.2 放射治疗床

直线加速器治疗床是机器的一个组成部分，必须稳定准确并可重复地运行，以提供最有效的治疗。如图 11.7 所示，治疗床围绕等中心进行旋转。除了地板上的旋转轴外，治疗床还具有 3 个正交移动轴，使患者能够在垂直、纵向和横向上进行微调移动，以便将患者精确对准射野摆位。现在，还可以获得带有额外 2 个旋转运动方向（除地板旋转外）的治疗床，用于校正患者的俯仰和滚动位置。这减少了在治疗床上对患者位置进行物理调整的需要。这种类型的治疗床通常被称为 6D 床，具有 3 个旋转运动（俯仰、滚动和旋转）和 3 个平移运动（纵向、横向和垂直）。

治疗床索引已成为现代治疗床的常规特性。它们是凹槽或凸起的结构，用于患者的定位和固定。或者可以使用相应的定位辅助设备，例如膝盖支撑和头颈热塑膜等，与治疗床上的索引对齐，以实现可重复的定位。这些索引的设计和准确性非常重要，以确保患者分次间摆位能够迅速且高度准确地实现。治疗床上的索引和支撑与定位 CT 和 MRI 机器一致是至关重要的，以保证在治疗计划和实施之间实现可重复的定位。

11.3.7 集成图像引导

可重复的患者定位和外部标记摆位并不能保证准确的放射治疗，分次内或分次间的运动可能会导致几何位置错误，使得治疗剂量脱靶或误照危及器官（OAR）。为了解决上述问题，放射治疗设备的许多最新进展都集中在治疗成像方面，直线加速器现在配备了千伏和（或）兆伏成像模式（图 11.10）。

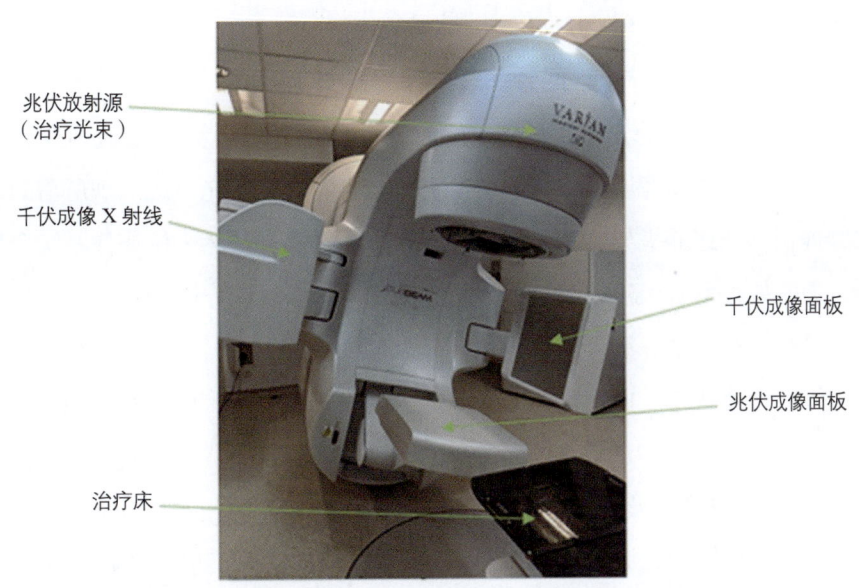

图 11.10　配备千伏和兆伏成像功能的现代直线加速器

11.3.7.1 兆伏成像

如果从患者体内发出的辐射被电子射野成像设备（EPID）捕获，则兆伏治疗野本身可用于提供患者定位信息。常用于放射治疗直线加速器的 EPID 采用平板探测器，并通过可伸缩的机械臂固定，伸出时以确保与放射治疗束的同轴性。大多数 EPID 采用非晶硅（aSi）探测器，由 3 个主要层组成。当从患者体内射出的辐射遇到第一层时，通常是金属（如铜），光子与材料相互作用产生散射光子和电子。电子与闪烁材料（即第二层）相互作用产生光。最后一层是由许多 aSi 光电二极管组成的面板（每个像素对应一个光电二极管），将光信号转换为电信号，并进行数字化处理，得到的图像可以与治疗计划系统生成的数字重建放射影像（DRR）进行比较。

图像可以在治疗前通过使用少量的 MU 获取，也可以在放射治疗过程中进行透视成像或累积成像。图像中的对比度是由患者组织对入射光子的差异衰减产生的，类似于标准平片诊断中的 X 射线一样。然而，在高能量（MV）下，占主导地位的相互作用过程是康普顿散射（见第 2.4.2 节）。通过这个过程发生相互作用的概率取决于材料的电子密度：人体组织中所含材料的电子密度相对相似，这意味着兆伏图像的对比度比使用较低能量（kV）光子获得的对比度更差。

兆伏面板和支撑臂的功能应定期进行测试，以确保机械安全性、稳定性和图像质量。面板和机械臂应安装碰撞检测装置，以防止对患者造成伤害。兆伏 EPID 也可用作进行质量控制程序时的工具，如通过兆伏射野确保正确的钨门校准、多叶准直器形状，验证放疗计划执行剂量并与治疗计划系统进行对比，也可用于患者在体剂量监测等。详细内容请参阅第 11.3.8 节。

11.3.7.2 千伏成像

在较低能量（kV）下，主要的光子相互作用过程是光电效应，其中相互作用的概率与 Z^3 成正比。这导致骨骼和软组织之间的对比度提高。因此，许多放射治疗加速器现在配备了额外的千伏光源和探测器。

千伏光源和探测器与标准诊断 X 射线管和数字探测器非常相似。X 射线管产生具有用户可控的千伏（能量）和毫安（强度）设置的光子，适用于不同患者解剖结构和大小范围。它们配备有过滤装置，以减少低能光子的存在并提高图像质量，并配备有射野准直器，以使光束成形到所需的射野尺寸。它们通过可伸缩机械臂连接到加速器机架上，并与治疗光束正交安装。虽然千伏成像系统会随着加速器机架围绕等中心旋转，但它始终垂直于治疗光束的位置。由于所有在线图像匹配软件都会将靶区移动到成像等中心，因此它必须与辐射等中心重合。

对于无法由骨性标记物或植入标记物充分代表的软组织靶区，千伏单元的功能可以扩展到生成千伏锥形线束 CT（CBCT）（见第 10.2.2 节）。与 CT 类似，其获取方法是通过使加速器机架带动千伏影像系统围绕患者旋转，从不同角度采集穿过患者后的锥形束投影。然后对这些投影进行重建，产生 3D 图像。例如，3D-CBCT 可以更好地呈现膀胱和前列腺等软组织器官，从而实现更准确的肿瘤定位，并引入了自适应治疗的可能性。现在还可以在患者处于治疗位置时获取完整的 4D-CBCT 图像，并根据他们在呼吸周期中的位置将数据分组，这对于诊断下胸部或上腹部近膈处的肿瘤尤为有价值。

11.3.8 透射剂量测定

尽管兆伏平面图像的骨骼和软组织之间的对比度较差，但由于其与放疗射束同轴并且反映患者体内的出射辐射，因此具有特殊优势。如果 EPID 面板经过校准，以使其响应能够与剂量相关联，那么捕获的信息可以用于提供有关患者治疗剂量输送的有价值信息（见第 15.4.4.2 节）。目前，先进的软件可以测量治疗输送过程中兆伏面板上收集的总通量，并结合原始计划 CT 或治疗前采集的 CBCT，将其重建为输送给患者的剂量分布。通过与计划分布相比，治疗输送或患者摆位导致的错误将被标记为剂量不足或过量的区域。

11.3.9 门控治疗

有时为了覆盖分次内运动，特别是由呼吸运动引起的靶区体积移动，可以通过增加治疗计划阶段使用的外扩边界（Margin）来实现。然而，现在许多直线加速器可以实现"门控"放疗，即根据患者呼吸周期的阶段性变化来打开和关闭治疗光束。有多种方法可以创建门控信号：一些系统使用放置在患者胸部的反射标记块，该标记块随呼吸移动，可用于创建呼吸轨迹；还有一些系统使用肺活量测定法来控制射束的开关。所有这些方法都依赖于直线加速器能够在几乎一瞬间关闭和打开射束，并产生稳定的剂量率和射束轮廓。

11.3.10 记录与验证系统

当前的放射治疗实施过于复杂，无法手动输入治疗机控制台的计划参数。相反，记录与验证（R&V）系统既充当存储患者信息的数据库，又作为成像系统、治疗计划系统和治疗实施机器之间的接口（见第 4 章）。通过自动传输计划数据（如机器设置和处方剂量），将降低放射治疗中发生治疗错误的风险，其中一些错误过去常常是源于手动输入治疗参数引起的错误。

在大多数治疗中，治疗现场参数（包括所需监测单元 MU、光束能量、机架、准直器和钨门设置，以及多叶准直器位置和配件的信息）直接从治疗计划系统传输到机器。实际参数和预期计划参数之间的差异将突出显示，并导致机器联锁，阻止辐射的输送。一旦治疗部分完成，所输送的剂量和所有治疗图像都会保存回数据库，提供治疗记录以供离线检查患者设置。第4章描述了如何传输这些不同类型的数据。

11.4 千伏 X 射线治疗机

千伏治疗装置产生的 X 射线能量相对较低，这使得它们可用于治疗浅表病变。通常，用于提供千伏能量范围内的 X 射线束的装置被安装在天花板或地板的"管架"上，可以轻松地进行平移或旋转，以将光束引导到患者身上（图 11.11）。

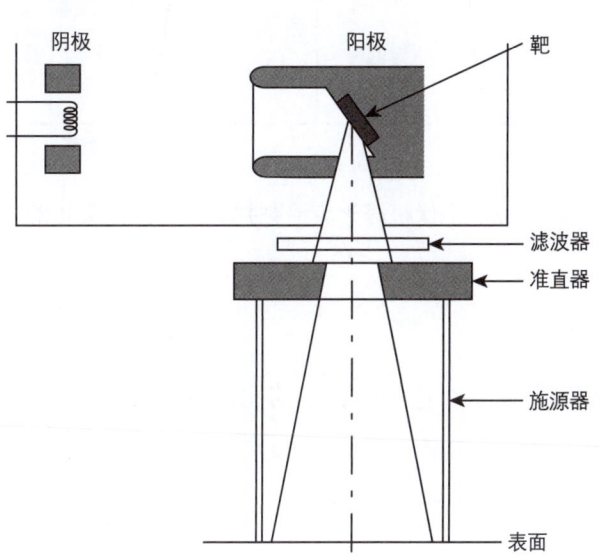

图 11.11　千伏（kV）治疗 X 射线机示意图

11.4.1 高压电路

为了将电子吸引（加速）到阳极，需要高压电源来产生较大的电压差。治疗机使用反馈系统来监测和响应电源变化，以确保 X 射线管上的电压保持稳定。

11.4.2 准直和光束轮廓

当 X 射线在靶上几乎各向同性地产生时，阳极的罩式结构提供了光束的初始准直（见图 11.1a 和 b）。接下来，孔径定义了可用的锥形 X 射线束的最大尺寸，最后的准直由可拆卸的施源器完成。施源器有多种尺寸和源皮距（SSD），但通常仅限于圆形和方形孔径，SSD 范围为 20~50 cm。用于治疗机中的较低能量范围的施源器具有较短的 SSD，并且是开放式的，以最大限度地提高患者的剂量。而用于较高能量范围的施源器具有封闭式端部，以压缩患者表面并使肿瘤更接近治疗机器。

千伏电子束的强度变化（称为电子束流强度离轴比）在阴极/阳极方向上略微不对称。这种不对称性，也被称为足跟效应，是由于靶本身吸收了一部分 X 射线（图 11.12）所产生的。在所有方向上，从光束中心轴到边缘，光束的强度都会显著下降，因此在规划患者治疗时，为此留出足够的余量非常重要。

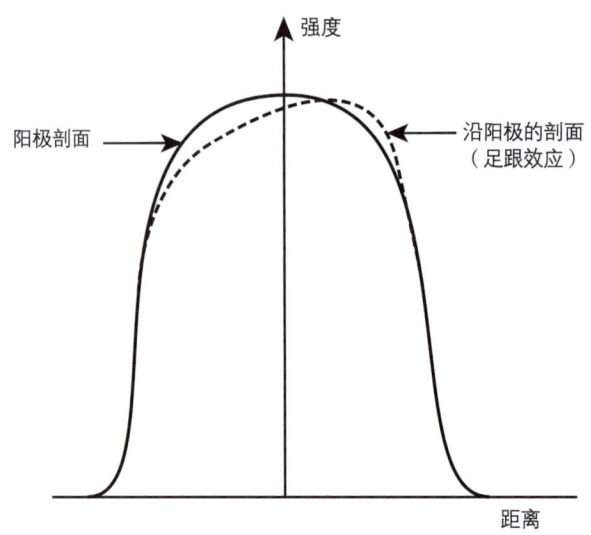

图 11.12　千伏机器光束沿靶并穿过靶的光束轮廓

11.4.3 光束能量和过滤

来自任何靶的 X 射线束都包含一个连续光谱，其能量范围可达最大加速电压（kVp），而能量峰值由靶材料的特征 X 射线而确定（第 2 章）。因此，对于 120 kV 的机器，加速电子的能量为 120 keV，最大 X 射线光子能量将为 120 keV，因此束流被称为 120 kVp。为了减少对皮肤的剂量，可以使用可拆卸过滤器来调整能量谱，去除较低能量的 X 射线（称为射束硬化）。每个设计仅适用于特定的千伏设置，并且机器上的联锁装置可防止因过滤器安装不正确而发生意外暴露。

光束的能量特性通常被称为光束"质量"，其取决于加速电压和过滤。光束质量以半值层（HVL）表示，即将光束强度减半所需的金属层厚度（第 2.5.2 节）。千伏射束的百分深度剂量曲线在表面处达到最大值，随后剂量随深度减小；典型曲线如图 11.13 所示，并与 2 种不同能量电子束的曲线进行比较。对于电子束，在表面深度上保持高剂量。而对于千伏电子束，剂量在相同深度上迅速下降。当超过该表面深度，电子束剂量迅速减少，而千伏电子束则传递更高的剂量。

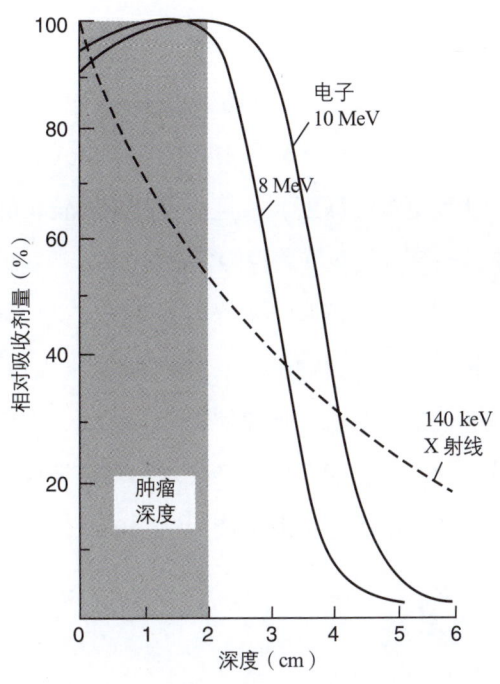

图 11.13　千伏 X 射线和电子束的百分深度剂量曲线比较

经许可转载自 Klevenhagen S. C. (1985). Physics of electron beam therapy, Fig. 3.1. Bristol: © Adam Hilger Ltd

11.4.4 输出控制

计时器或监测电离室用于控制输出的剂量。计时器通常是倒计时装置,并在治疗开始时启动。设定时间结束后,电压和电流关闭,治疗结束。大多数现代装置都使用穿透型监测室,类似于直线加速器(第 11.3.2.4 节)。当达到所需的监测单元(MU)数量(第 9.7.1 节)时,光束即会停止。

11.4.5 定制屏蔽

为了治疗非标准尺寸和不规则形状的病变,可以结合患者身上的标记特征与适当的适配器,以塑造治疗区域。对于面部和眼睛附近的病变,可以根据患者的石膏模型制作铅面罩。对于重叠眼部区域的治疗,可使用可拆卸的商业铅和钨眼罩。当治疗鼻子或嘴唇时,可以在嘴唇下面使用铅屏蔽来保护牙龈。重要的是,由于材料中产生的背散射电子,屏蔽本身将有助于患者吸收剂量,因此可以用蜡覆盖屏蔽以吸收这些电子(见第 7.8 节)。

11.4.6 剂量输出的校准

剂量输出的校准应遵循与高能机器相同的原则(见第 11.3.3 节),即应遵循符合国家指导的明确程序,并可直接追溯到国家标准实验室。根据当前的指导建议,对于低能量 X 射线(50~160 kVp),应在空气中使用质能吸收系数比来进行校准,以确定患者体表处水或组织的最终剂量。对于中等能量 X 射线(160~300 kVp),可以在空气中或水深 2 cm 处的位置进行校准。实际上,选择在患者体表还是深度处确定吸收剂量取决于临床需要。

11.5 钴-60 治疗机

兆伏级放射治疗束的另一种来源是某些放射性同位素衰变过程中产生的伽马辐射（见第 1.5.4 节）。同位素钴-60（^{60}Co）在核反应堆中产生，并在衰变时发射 1.17 MeV 和 1.33 MeV 伽马射线。相比千伏射线治疗，更高能量的光子可以达到更深的深度，并且由于其相对较长的半衰期，适用于放射治疗。

钴-60 装置的设计相对简单，包括封装在屏蔽保险箱中的 ^{60}Co 颗粒或圆盘，并带有百叶窗部件，可将源运输到暴露位置。辐射场由可移动准直器和半影修整器系统定义。^{60}Co 光子相互作用会产生前向散射的电子，从而实现对皮肤的保护效应，最大剂量在 0.5 cm 深度。

在现代放射治疗科中，钴装置已逐渐被直线加速器取代。然而，它们仍然代表了一种相对简单的产生兆伏治疗束的方法。鉴于直线加速器维护所需的复杂技术和高经济成本，钴放疗机仍然可能有其应用领域。例如，当前临床仍在专用立体定向治疗机器中使用钴-60 源。

11.6 专业兆伏电压处理系统

11.6.1 立体定向机

立体定向消融放疗（SABR）和立体定向放疗/手术（SRT/S）技术以高几何精度向较小的靶区体积输送高剂量辐射，通常以单个或少数分次完成治疗周期。定位可以使用立体定向框架或机械成像能力、带有或不带有肿瘤替代物（如植入的基准点）的图像引导功能。标准直线加速器可用于提供这种类型的治疗，前提是机器的性能足以满足靶向高精度剂量的投照要求，并且有时会配备更高分辨率的多叶准直器叶片。此外，市场上还有几种专用的立体定向放疗设备可供选择。

Leksell Gamma Knife®（爱尔克塔公司）就是这样一台机器。它由一个半球形的治疗头组成，周围有一个由 192 个小钴-60（^{60}Co）源组成的阵列。这些源被聚焦到一个小的治疗体积上，其尺寸在治疗计划阶段通过选择固定钨准直器来确定。该装置设计是等中心的，但可以通过将多个等中心合并到单个治疗计划中，以实现高度适形的非球形剂量分布。患者通过固定在颅骨上的立体定向框架保持稳定的体位，并进行计划成像和治疗的准确定位。然而最新一代机器现在也提供无框架立体定向，其基于集成锥束 CT 图像引导的方法。

另一种选择是 CyberKnife®（Accuray 公司）。这是一台紧凑型直线加速器，能够提供 6 MV 非均整器（FFF）X 射线，并配备固定/可变准直器或多叶准直器。它安装在一个机械臂上，可实现高几何精度的非等中心和非共面放疗。靶区位置是根据 2 个正交的千伏图像确定的，因此肿瘤靶区必须在放射图像上清晰显示，否则需要使用跟踪替代物，如骨性标记或植入标记物。患者的位置校正通过具有 6 个自由度的治疗床进行，整个治疗过程中会频繁进行成像和随后的位置矫正。CyberKnife 还可以在治疗当天创建与患者呼吸周期中的点相关联的计算机模型，从而使机器能够根据患者呼吸导致的肿瘤运动调整束流的位置。

11.6.2 专用强度调制机

一些治疗设备专门用于高通量调强放射治疗（IMRT）。其中最常见的是使用直线加速器技术和基于 CT 扫描仪设计的环形机架设计（例如，Accuray 公司的"TomoTherapy®"或"Radixact®"）。集成成像系统能够生成用于治疗的兆伏级光子扇形束，同时也能够生成用于定位靶区的千伏级 CBCT 图像。6 MV 光子的扇形束通过一组二进制多叶准直器（即它们要么打开，要么关闭）和一个动态钨门进行调制。在整个治疗过程中，剂量随着机架的旋转而累积，同时患者通过治疗床在机架旋转过程中移动。断层成像设备可以使用这种调制方法相对迅速地向大体积输送复杂的剂量分布。由于旋转机架安全地放置在外壳内，因此它可以比传统的 C 臂直线加速器旋转得更快。

11.6.3 磁共振成像 - 直线加速器

磁共振（MRI）- 直线加速器是通过无均整器（FFF）直线加速器将磁共振设备的成像质量与 IMRT 放射治疗相结合的一种设备。与 CT 或 CBCT 相比，磁共振图像具有更好的软组织清晰度，并且不会产生辐射剂量。因此，磁共振直线加速器可以准确跟踪放射治疗的靶区，无需使用替代物，并且可以获取多个图像数据集，而不会增加剂量负担。为了生产磁共振直线加速器，制造商必须克服传统直线加速器由于强磁场存在于传统光束生成和转向组件旁边而产生的技术困难（见第 11.3.1 节）。此外，所有质量保证设备和固定装置必须与 MRI 兼容。

11.7 质子束加速器

质子治疗（见第 3 章）可以向肿瘤沉积大量辐射剂量，同时减少对肿瘤以外正常组织的损伤。这使得它特别适用于治疗正常组织仍在发育的儿童和年轻人。

11.7.1 质子加速

质子（通常通过加热和电离氢气产生）被加速到 200~250 MeV 的能量范围，以供临床使用。这可以通过回旋加速器或同步加速器来实现。同步加速器利用不同的磁场和电场在闭合的圆形路径上加速粒子。它们可以将粒子加速到一定能量范围，但体积非常大（例如，CERN 建造的大型强子对撞机的周长接近 27 km）。回旋加速器则通过使用恒定频率的电场，并通过磁场引导粒子以螺旋方式向外加速的方式来工作。它们更加紧凑，因此适合安装在质子治疗设施的房间内。

11.7.2 光束传输

质子被加速并通过真空输送到治疗室，其中弯曲磁铁用于引导和聚焦质子束流。主束流可以分配到多个治疗室（图 11.14），以提高摆位和治疗效率，但每次只能在一个房间完成束流的治疗。

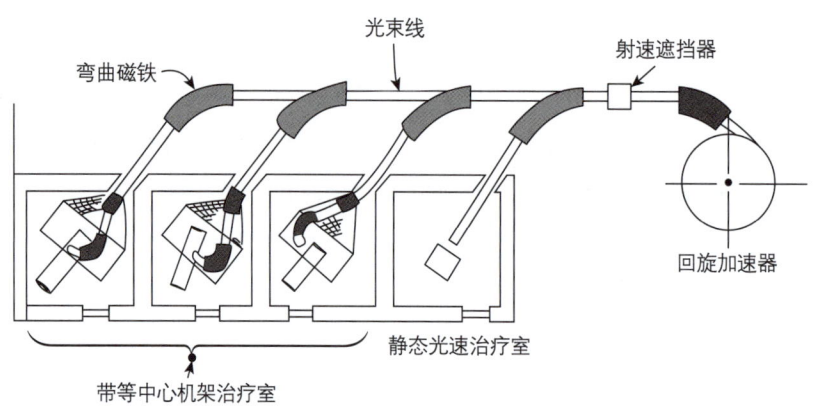

图 11.14　具有共用回旋加速器的质子放疗设施的典型布局

11.7.3 治疗头（"喷嘴"）

单能量质子在一个较窄的深度范围内沉积能量，因此为了成功治疗一个靶区，需要结合不同能量的束流来创建一个"扩展布拉格峰"（SOBP），如第 3 章所述。目前有两种主要的传递系统，散射束流（被动散射）和点扫描（参见第 3.5 节），其中点扫描已成为主要的传递方法。

11.8 机器生命周期：从采购到报废

在一个繁忙的放射治疗部门中，放射治疗机器将提供成千上万个分次治疗，因此确保新设备的采购过程满足部门当前和未来的需求至关重要。在接收和启用过程中出现的任何错误都可能对许多患者的生命产生影响，因此投入时间来获取准确、具有代表性的数据是非常有价值的（图 11.15）。

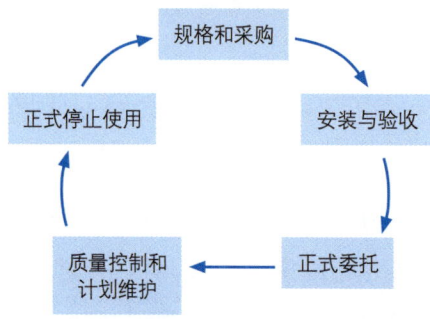

图 11.15　直线加速器的生命周期

11.8.1 规格和采购

机器规格的制定应听取所有参与放射治疗的员工群体的意见。机器必须满足所有法律法规要求，以及当地临床需求。选择适当的治疗机可能不仅依赖于可用的模式和功能，还取决于束流匹配，以及在科室中转移患者至其他直线加速器的能力。

11.8.2 安装及验收

在安装完成后,制造商和客户应完成正式的客户接受协议(CAP)。此过程应包括对机器功能的完整演示,包括几何和剂量测定性能。根据法律规定,制造商必须与辐射防护顾问(RPA)共同进行严格的检查。此过程将测试所有安全功能和警告装置的正确操作,并应包括辐射调查,以确保操作员和患者的安全。

11.8.3 调试

调试是指进行一系列广泛的测量,以全面鉴定临床使用的机器性能。所需数据的关键性质和数量可能需要几个月的时间。这些测量包括治疗计划系统中剂量预测的所有数据和验证测量。例如,百分深度剂量、分布、输出因子和楔形因子等。如果机器的束流已与现有机器"匹配",则这些测量可简化为与现有数据进行比较。调试期间收集的数据将在机器的整个使用寿命期间提供准确的治疗。

11.8.4 质量控制和计划维护

通过定期的计划维护和质量控制程序,机器的性能在其整个使用寿命期间得以维持和监控。在机器维修后,还需要进行质量控制,以确保性能得到恢复。为验证直线加速器在强度调制治疗期间的性能(见第9章),可能需要针对患者进行质量控制。

11.8.5 更换机器和报废的商业案例

随着机器的老化,由于零部件故障和更频繁的维护需求,停机时间将逐渐增加。技术进步可能使老旧机器变得过时。这两个因素将影响机器提供高质量放射治疗的能力。更换机器的商业案例必须在考虑这些因素的同时,平衡经济成本和对治疗保障的影响。

第 12 章　近距离放射治疗

Gemma Whitelaw, Susan Corcoran　著

12.1 导论

1896 年亨利·贝克勒尔（Henri Becquerel）发现了放射性元素，不久之后，它们开始被用于治疗癌症和其他疾病。放射性剂量是通过将放射源放置在肿瘤内或附近来输送的；术语"近距离放射治疗"一词源自希腊单词"brachys"（短）的含义。内照射疗法历史悠久，它可以在放射源附近实现高剂量，随后剂量遵循距离的平方反比定律快速衰减（参见第 2.7 节）。与外部束放射疗法相比，这具有明显优势，因为它可以对目标施加高剂量，同时对正常组织和危及器官的剂量要小很多；这也意味着可以使用更高的剂量进行治疗。另一个优点是不需要考虑用增加边界（Margin）来补偿由于摆位和器官运动带来的不准确性。近距离放射疗法在现代临床中以多种不同的方式使用，不同的源、放置方法和治疗区域促成了广泛和有趣的治疗模式。

历史上，放射性源是手动放置的，这导致在放置放射源和治疗患者的过程中会对工作人员造成潜在的危险剂量辐射。为了避免这种风险，更常见的做法是在引入放射源之前先放置一个施源器或导管，最初是由人工操作，随后采用远程机械操作。放射性源根据其输送剂量的速率分类为：低、中、高。低剂量率（LDR）是指给肿瘤的剂量小于每小时 2 Gy，中剂量率（MDR）是每小时为 2~12 Gy，高剂量率（HDR）是每小时大于 12 Gy。通常使用后载装置来放置 HDR 放射源（参见第 12.3.4 节），而 LDR 放射源可以在遵循适当的辐射保护程序下手动引入。

关于临床应用，放射治疗源可以通过不同技术放置到肿瘤内部或者肿瘤附近。腔内植入设备被放置在与目标肿瘤相邻的解剖腔内。例如，在宫颈癌治疗中，施源器（Applicator）被放置在阴道和子宫中，然后将放射源放入施源器中。另一个例子是支气管内放射治疗，放射源被放置在支气管内以治疗肺癌。组织间（Interstitial）植入技术是一种将放射性源直接放置到肿瘤内部的技术，如使用放射性碘种子治疗前列腺癌。其他类型包括表面施源器方法，如用于治疗皮肤和眼部病变，以及血管内放射治疗用于治疗动脉粥样硬化性血管病变。

12.2 放射性源

不稳定并自发衰变到更稳定状态的同位素被称为放射性源（参见第 1 章）。用于近距离治疗的放射源是密封的；这意味着它们是固体的并且被封装，即在移除时不留下放射性污染的痕迹。它们被封装在一种惰性金属中，这种金属也可能用来屏蔽一些低能量的无用辐射。

第12章 近距离放射治疗

镭是由玛丽·居里（Marie Curie）于1898年发现的，是第一个被用作近距离治疗的放射源。尽管它具有一定的有效性，但也存在一些缺点。目前，有一系列不同的放射源被用于不同的应用领域。

12.2.1 放射源的要求

现代近距离放射治疗源的要求因其应用而异，但总体而言，应适用以下几个准则。

（1）半衰期。①长半衰期允许源的重复使用，但必须评估其废弃处理的方法和成本，并考虑整个生命周期的成本；②对于永久植入源的放射治疗，数天到数周的短半衰期可能更合适；③非常短的半衰期，大约为数天或更短，通常不适用于近距离放射治疗。

（2）辐射类型和能量。①γ射线的能量应足够高，以避免光电效应在骨骼中优先被吸收（见第2.4.1节），并且足够高以最小化散射，但不能太高以至于引起辐射防护问题；②当所需治疗深度非常浅时，可以使用β射线源；③否则，必须保证带电粒子不存在或已被屏蔽。

（3）单位质量的放射活性（Specific activity）。这是源的每单位质量的活动度，应该足够高，以使源能够足够小，以便植入，并且足够活跃，以实现有效的剂量传递。

（4）成本。①源可以是天然的或人工制造的。无论哪种情况，生产和分配成本都应该适当低廉。大多数现代放射治疗源都是人工制造的；②非永久植入的源还应考虑其废弃处理成本。

（5）衰变产物。应为非气态且稳定的。

（6）化学和物理性质。①它们应具有高拉伸强度；②它们应具有高熔点并且能够被灭菌；③它们应该是无毒和化学惰性的；④它们应该是可塑的，并且易于被制作成所需的形式。

12.2.2 常用放射源

常用的放射源在表12.1中列出，$_{-1}^{0}e$代表一个电子。

表 12.1 常用近距离治疗放射源

源	用途	衰变	射线	半衰期
镭-226	历史上，用于最早的放射治疗，现已不再使用	α-衰变 $_{88}^{226}Ra \rightarrow {_{86}^{222}}Rn + {_{2}^{4}}\alpha + \gamma$	2.45 MeV（max）	1600年
铱-192	后装装置中的高剂量率近距离放射治疗。历史上也使用金属丝或发夹	β-衰变 $_{77}^{192}Ir \rightarrow {_{78}^{192}}Pt + {_{-1}^{0}}e + \gamma$	γ射线 平均能量 0.38 MeV	73.8 天
碘-125	用于永久性植入，如前列腺近距离放射治疗	电子捕获衰变 $_{53}^{125}I + {_{-1}^{0}}e \rightarrow {_{52}^{125}}Te + \gamma$	35.5 KeV γ射线 27.4 和 31.3 keV 的特征X射线	59.4 天
钯-103	用于永久性植入，例如前列腺近距离放射治疗	电子捕获衰变 $_{46}^{103}Pd + {_{-1}^{0}}e \rightarrow {_{45}^{103}}Rh + \gamma$	γ射线 平均能量 21 keV	17 天
铯-137	用于低剂量率远程后装装置，在英国已不再使用	β-衰变 $_{55}^{137}Cs \rightarrow {_{56}^{137}}Cs + {_{-1}^{0}}e + \gamma$	γ射线 0.622 MeV	30.17 年
钴-60	后装装置高剂量率近距离放射治疗	β-衰变 $_{27}^{60}Co \rightarrow {_{28}^{60}}Ni + {_{-1}^{0}}e + 2\gamma$	γ射线 1.33 和 1.17 MeV	5.26 年

续表

源	用途	衰变	射线	半衰期
锶-90	用于治疗眼部肿瘤的低渗透表面剂量的眼部斑片	β-衰变 $^{90}_{38}Sr \to {}^{90}_{39}Y + {}^{0}_{-1}e$ 然后 $^{90}_{39}Y \to {}^{90}_{40}Zr + {}^{0}_{-1}e$	β 射线 546 keV，然后衰变为 2.27 MeV β 射线	28.7 年有效
钌-106	用于治疗眼部肿瘤的眼部斑片	β-衰变 $^{106}_{44}Ru \to {}^{106}_{45}Rh + {}^{0}_{-1}e$	β 射线 3.54 MeV	374 天

12.3 剂量输送方法

内照射剂量的输送方式需要以减少工作人员的辐射剂量并提供针对性治疗为目标。最初，放射性源是通过手工植入的。

12.3.1 直接植入——历史中的应用

12.3.1.1 妇科治疗中的手动加载

自 20 世纪 20 年代起，被封装到管子中的镭-226，通过手工插入到子宫颈管和阴道顶部，用于治疗宫颈肿瘤。曼彻斯特剂量测定系统被开发用于规划这类治疗。然而，由于其产生具有危险性的 α 射线和气态放射性子产品（氡-222），因此在 20 世纪 70 年代被铯-137 管取代。铯-137 不产生 α 射线，且产生的光子能量较低，因此辐射防护问题较少。1 个子宫内施源器和 2 个阴道施源器（卵形物）被装入铯，然后手动植入到患者体内。典型的低剂量率为 0.55 Gy/h，治疗时间长达数天。

12.3.1.2 头颈部夹针组织间植入

在英国，直到 21 世纪初，铱-192 被封装进金属导线，通过手工插入小的口腔肿瘤中，以提供低剂量率治疗。这些金属导管以"发夹"的形式通过外科手术插入，然后移除导管，将铱发夹保留在原位数天。每天释放约 10 Gy 的剂量，然后再移除。这两种技术都导致工作人员的辐射剂量显著增加，包括插入时、治疗期间的护理和移除时。随着后装设备的发展，现在这些技术基本已经过时。

12.3.2 直接植入——当前的应用

利用眼部斑片（表面植入），放射性锶-90 斑片是通过手动应用来治疗浅表眼部肿瘤的。它们被装入一个带有长柄的凹面圆盘形状的装置，以保持放射源和使用者之间的一定距离。在门诊时，施源器被应用在眼部的病变上。治疗计划非常简单：利用衰变计算表面剂量率以确定治疗时间，由于表面剂量率较高，通常只需几分钟。对于眼部黑色素瘤，通常需要进行 5 天的治疗。由于锶-90 的半衰期很长，这些施源器可以使用多年。

钌-106 斑片（图 12.1）可用于治疗深达 6 mm 的深层眼部肿瘤。这种斑片同样是凹面圆盘形状，由于其剂量率低，斑片上带有缝合孔，以便可以将其固定数天。患者需要在单人房间内接受护理，由接受过特定辐射培训的护理人员负责。斑片植入需要在全麻下进行，使用专业显微镜，并且斑片需要消毒。治疗计划需要在治疗深度处做剂量率衰变计算，所以每种尺寸的斑片需要有各自的深度剂量表供参考。由于钌-106的半衰期较短，需要每年购买新的斑片。

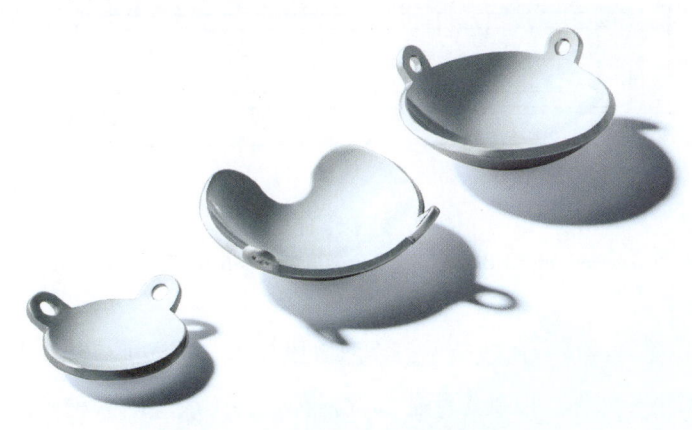

图 12.1　钌 -106 眼部斑片

转载自 www.bebig.com with permission from Eckert & Ziegler BEBIG GmbH, Berlin, Germany

12.3.3 手动后装载

近距离放疗源的手动后装载指的是先将可以容纳放射源的器械（施源器，Applicator）放置在患者体内，接着手动将放射源放入施源器中。通常在成像和治疗计划完成后进行源的放置。这样做可以减少对工作人员的辐射。

12.3.3.1 手动后装载——历史上的应用

关于组织间植入——铱线（Interstitial，Iridium），除了发夹外，铱-192 还可以以 50 cm 线圈的形式供应，用于头颈部的低剂量率近距离放疗。一种灵活管技术，通过手术将塑料管插入治疗部位，排列是根据剂量测定系统，如巴黎系统（见第 12.5.1 节）。通过 X 线片确定所需的铱线长度。从线圈上裁剪所需长度的铱线，并将其插入内部管中。然后将带有放射源的内部管插入外部管中，并使用夹子确保有源线管就位。所有针对有源线的操作都使用长镊子和钳子进行，并在患者周围设置移动的铅屏蔽以保护工作人员。患者在治疗的几天内须在单人房间内。可能需要重复使用影像以确认铱线位置，并使用巴黎剂量系统计算治疗时间。在英国，铱线和发夹已不再可用，但类似的治疗方法可以在高剂量率远程后装载机中使用。

12.3.3.2 手动后装载——当前的应用

关于永久性前列腺种子组织间植入 LDR 近距离放射治疗，对低风险、器官局部性前列腺癌，可通过永久植入封装碘-125 或钯-103 种子进行治疗，这些种子会在几个半衰期内释放处方剂量。这种技术也可用作盆腔放疗后中高风险肿瘤的增强治疗。

在英国，医院通常使用低活性碘 -125 种子（图 12.2）。发出的低能量 γ 射线仅需要简单的屏蔽要求：种子可在小型屏蔽容器中运输，患者可在受治疗当天出院。种子可以通过 2 种方式提供：小药盒（散种技术）或固定排序装载（串联种子技术）。2 种技术也可结合使用。

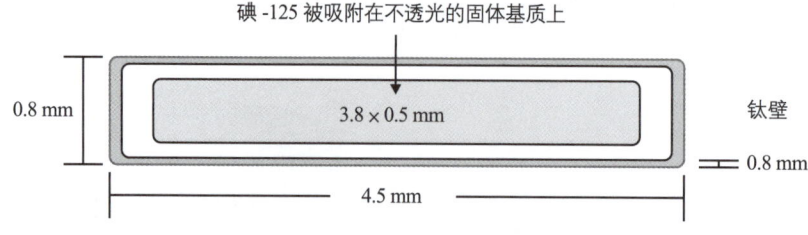

图 12.2 碘 -125 种子

转载自 courtesy and © Becton, Dickinson and Company (BD Bard, crbard.com)

（1）医院可以使用单阶段或双阶段技术。①双阶段技术。植入前，患者需在被麻醉的情况下完成超声引导的体积信息采集和评估，以确定所需的散播种子和（或）串联种子的具体排列及数量，并制订预期的治疗计划；②单阶段技术。种子顺序由患者最近的经直肠超声（TRUS）或磁共振成像（MRI）扫描来决定，因此患者仅需来院一次。治疗计划在此单个程序中动态产生。

种子植入和计划技术在不同的医院之间略有不同，但对于单阶段技术，大致如下。

（2）设置。①患者处于仰卧位，镇静或全身麻醉下（图 12.3）；②经直肠超声（TRUS）探头被安装在一个可前进和后退的步进单元内，用于传送实时超声图像和定位信息到治疗计划系统，并被插入到患者的直肠内；③将坐标模板（或"网格"）连接到步进单元上，并贴放在会阴前，通过该模板，使用 TRUS 成像进行引导，向前列腺内插入几根（通常为 15~25 根）细金属针。

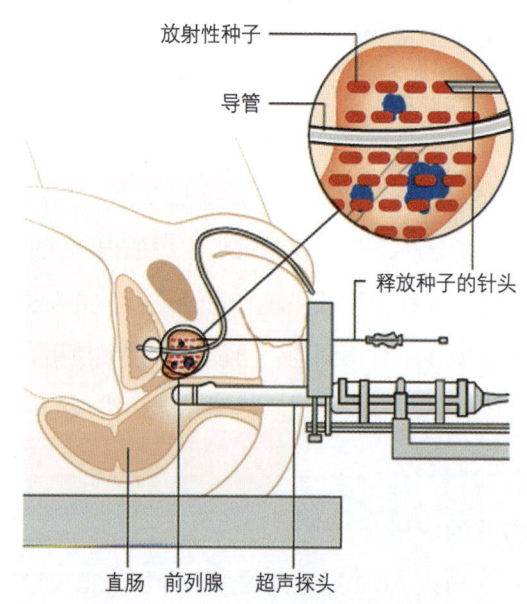

图 12.3 经直肠超声引导的前列腺放射治疗穿刺——英国癌症研究中心图像展示种子插入

经许可转载自 © Cancer Research UK (2002)，保留所有权

（3）治疗计划。①前列腺的实时图像直接传输到治疗计划系统的笔记本电脑中，使得每根针的坐标都被记录到治疗方案中；②治疗计划系统通过将 TRUS 探头从前列腺的基部移动到顶部，每隔几毫米捕获横截面超声图像；③对前列腺和危及器官进行图像分割；④通过体积优化（见第 12.6.1.3 节），根据 2007 年欧洲放射治疗与放射肿瘤学会（GECESTRO）的建议，计划插入针内碘种子的分布（治疗方案）。

（4）种子植入。①种子的装药盒通过专用的植入器（如 Mick® 植入器）插入，该植入器使得种子可以通过空针管推入前列腺，在超声引导下按照治疗计划确定的位置进行植入；②随着植入的进行，治疗计划的剂量分布会动态更新，用户根据实时 TRUS 图像记录实际种子位置，并进行调整；③捆绑种子的植入通常通过插入预装针管来进行，遵循治疗计划；④对于松散和串联的种子，每个针管在种子被放置到在所需位置后都会被移除；⑤额外的松散种子可以根据计划植入以改善剂量覆盖范围。在种子植入过程中和完成后，必须进行设备和环境的辐射监测，以确保没有碘种子被错误放置或损坏。

12.3.4 远程后装载

远程后装载设备安装在有辐射防护的治疗室内，通过机械方式将放射性种子引入已植入／插入的施源器中。因此，工作人员的辐射剂量完全被消除。这些放射源被放置的位置可以模拟传统的剂量测定系统，或者通过优化以覆盖目标体积。

12.3.4.1 LDR/MDR 远程后装载——历史

使用颗粒源系统，可以进行低剂量率和中等剂量率的妇科腔内放射治疗。后装载单元中的源以活性（铯-137）和（非活性）间隔颗粒的组合方式排列。这些颗粒会通过气动方式转移到子宫内和（或）阴道施源器中，放置预定的治疗时间[通过治疗计划系统（TPS）计算得出]。患者将在配备放射防护的房间中接受治疗，在持续 10~24 小时的护理间歇内进行治疗。由于相对较大的源尺寸（直径为 2.5 mm 的颗粒），这种系统不适用于组织间放射治疗。

12.3.4.2 高剂量率远程后装载——当前

高剂量率（HDR）后装载器使用步进源，在英国放射治疗中心广泛使用。通常使用铱-192 源，由于高比活度（Specific activity），其直径小于 1 mm，可以放入腔内施源器、插入针和腔内导管。高剂量率意味着治疗是分段进行的，出于放射生物学原因，但每次治疗时间仅持续几分钟。铱-192 的半衰期为 73.83 天，因此每 3 个月更换一次源，以确保治疗时间不会过长。

（1）HDR 远程后装系统的特点。①多个通道提供多个治疗施源器或导管治疗（例如，前列腺放射治疗）；②提供各种治疗施源器和针／导管（适用于不同的治疗部位），将放射源输送到患者体内；③施源器通常包括一些材料用于将敏感组织推离靠近 HDR 源的高剂量区域，并固定治疗器械在体腔内的位置；④小而灵活的放射源可在弯曲且狭小的施源器内移动；⑤程序化的治疗控制台，可将治疗计划直接从计划系统传输到远程后装系统。

（2）HDR 远程后装的操作。①施源器／导管通过传输管连接到远程后装通道；②电机／电缆系统将单个步进放射源通过传输管移动到每个施源器 / 导管中的一系列预编位置上（停留位置）；③放射源在每个停留位置停留的时间不同（停留时间），由治疗计划确定，以提供所需的剂量分布。

（3）HDR 远程后装的安全特性。①放射源储存在远程后装设备内的受屏蔽的安全位置，并与驱动电缆焊接；②装有备用次级计时系统；③在放射源使用之前，通过使用虚拟（非活性）源电缆对传输管 - 施源器 / 导管系统进行自动检查；④内置的放射源位置检查；⑤操作系统检查源是否正确返回；⑥备用电源供应；⑦在完全停电的情况下，可以手动返回放射源；⑧在断电情况下自动保留治疗数据和历史记录；⑨警报和状态代码系统用于向用户发出故障警报。

12.3.4.3 HDR 妇科腔内近距离放射治疗

在妇科腔内近距离放射治疗中使用的施源器采用 CT 和 MRI 兼容材料制成，可以是金属（如钛）或塑料。它们通常配有不同尺寸的塑料帽或截段，用于定位和降低剂量（见第 12.3.4.2 节）。

（1）阴道施源器。①阴道圆柱体用于治疗子宫内膜和阴道癌；②单个中央施源器，结合不同直径的圆柱体段；③通过在几厘米范围内步进和停留来模拟线源；④ CT 或移动 X 射线成像用于治疗计划和治疗过程中对施源器位置进行验证，可以在治疗前或期间使用；⑤标准治疗可以使用标准治疗计划库（见第 12.6.1.2 节）。

（2）子宫内施源器。①用于治疗宫颈癌；②子宫内导管（通过宫颈将源输送至子宫内），配合一对以塑料卵形器结束的阴道施源器（图 12.4）或一个带塑料套的环形施源器（将源输送至阴道穹隆）。放射源在环形施源器停留位置可以通过选择环的侧面上的停留位置来模拟卵形源停留位置，也可以根据需要规划成特制的模式；③卵形器或环也可以被阴道圆柱取代，提供单个施源器，以进一步治疗阴道内部；④可以将直肠牵引器连接到施源器上或将填物插入阴道以降低直肠剂量；⑤卵形器和环套可能有孔，以便使用组织间插入针（Interstitial needles）对较大或不对称肿瘤进行剂量覆盖的改善；⑥ CT 和（或）MR 成像用于术后治疗计划和施源器位置验证，治疗在几小时后进行（见第 12.5.2 节）。

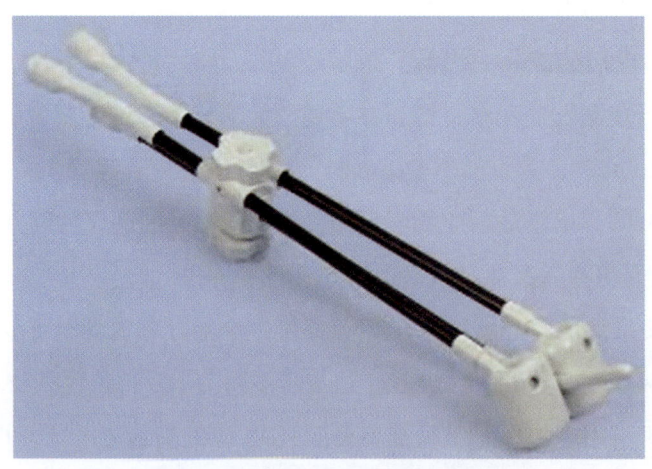

图 12.4　子宫内导管和卵形施源器

图片由 Elekta (Elekta.com) 提供

12.3.4.4 HDR 组织间前列腺内照射治疗

通过 TRUS 引导，使用细号金属针或塑料导管进行插入，其设置类似于永久性前列腺种子近距离放射治疗（见第 12.3.3.2 节）。治疗可以是单一疗法，也可以作为外部束放疗的增强，可以分段次或单次进行：①治疗计划可以使用 TRUS 或 CT 成像；②基于 TRUS 的治疗计划允许术中计划和治疗（见第 12.3.3.2 节）；③基于 CT 的治疗计划在术后制定，治疗在几小时后开始；④专业治疗计划系统根据 2005 年和 2013 年 GECESTRO 的建议，通过体积优化计算 HDR 源所需的停留位置和时间（见第 12.6.1.3 节）；⑤重复 CT 成像可用于 CT 计划的治疗，以确保治疗前针管不会移动。

12.3.4.5 其他 HDR 远程后装应用

下面对其他不太常用的 HDR 近距离放射治疗技术进行简要说明。除非另有说明，否则便是使用基于 CT 计划的体积或线路（远距离）优化（见第 12.6.1 节）。

（1）HDR 组织间会阴针插植入。HDR 近距离放射治疗可通过针插导管作为定制施源器的一部分，将治疗应用于肛管、阴道或外阴：①会阴模板由均匀分布的孔组成，可支撑多个针插导管；②可选的刚性垫片可推远直肠或阴道壁，以便在需要时降低剂量。

（2）HDR 腔内直肠近距离放射治疗。HDR 近距离放射治疗通常可以在手术前通过腔内施源器递送至直肠：①类似于腔内阴道圆柱施源器；②存在单个或多个源通道，用于在圆柱体周围进行差异源加载；③可能包含一个内置的充气气球，以提高施源器与患者组织的贴合度。

（3）HDR 管腔内支气管和食管。HDR 近距离放射治疗可通过管腔内导管递送至小支气管和食管肿瘤：①通过鼻腔插入细小灵活的导管；②通过支气管镜或鼻胃管；③导管可以充气，以帮助在管腔内集中。

（4）HDR 皮肤（表面）近距离放射治疗。HDR 近距离放射治疗可作为手术或浅表放射治疗的替代方案，使用各种施源器用于治疗皮肤癌：①使用钨屏蔽单通道表面施源器治疗小型皮肤癌（带或不带剂量平坦滤波器）；②网状多通道表面模具（"瓣"）用于治疗大型弯曲的表面病变；③与灵活导管相结合的定制 3D 打印表面模具现已成为可能。

（5）HDR 头部和颈部近距离放射治疗。头颈部 HDR 近距离放射治疗可以使用腔内或组织间施源器进行递送：①鼻咽模具施源器的设计适合鼻咽腔的治疗；②双模板及组织间质导管系统（如鼻子、舌头）。

12.3.4.6 脉冲剂量率远程后装——当前

脉冲剂量率（PDR）后装载器类似于 HDR 后装载器，但其是使用不同的软件来提供间隔性的脉冲治疗，以模仿低剂量率腔内妇科近距离放射治疗。为了避免停留时间过短，需要使用较低活性的放射源。

12.4 放射源的规格

准确量化放射源的强度非常重要，因为这决定了传输给肿瘤的辐射剂量，源的强度需要被编入到近距离治疗计划系统（TPS）中。源强度可以通过多种方式定义，如下所述。在所有情况下，源强度均以可追溯到国家标准实验室的方式确定。这个过程称为校准。

12.4.1 活性和输出

在历史上，源强度以镭质量等效单位来测量，但现在使用更相关的规格。有关活性（Activity）的概念在第1.5.5节中进行了探讨。虽然活性与源的衰变有关，但对于临床应用，我们需要考虑的是源实际发出的辐射量，以便知道组织将接收到多少剂量：这就是输出（Output）。输出受源内衰减特性、封装材料的过滤、源的几何形状，以及一个称为照射率常数（Exposure rate constant）的量等参数的影响。

12.4.2 单位质量释放的动能和参考空气 Kerma 速率

单位质量释放的动能比释动能（Kerma）由国际辐射单位委员会（ICRU）引入。在现代临床中，放射源通常根据参考空气比释动能率（RAKR）的形式规定，其定义为真空中距离参考点1米处的空气比释动能率。单位是 $\mu Gy \cdot m^2/h$。

RAKR 是一个有用的概念，因为它与源的活性直接相关，易于转换为剂量，允许单位的标准化，与测量方法无关，并且是英国国家标准实验室——国家物理实验室（NPL）所使用的规范。对于线源，可以使用单位长度的 RAKR。附录为那些对细节感兴趣的读者提供了更多详细信息。

12.5 剂量测定系统

一旦为特定肿瘤选择了近距放射治疗源，就需要进行源的布置，以确保标准化的剂量传递，并计算治疗时间。传统上执行此操作的方式是遵循特定的剂量测定系统。

12.5.1 巴黎系统

直到最近，巴黎系统仍然被广泛使用，并且如今仍然是组织间放射治疗的基础。巴黎系统适用于源的直接放置，或先放置导管，然后通过远程装载器插入源。

12.5.1.1 巴黎系统规则

根据以下规则，将源线和导管放置在肿瘤旁边或穿过肿瘤：它们是直的、它们是平行的、它们长度相等、它们间隔相等、它们应具有相等的线性活性及它们应该排列在一个平面上，或者排列成三角形或正方形。

12.5.1.2 巴黎系统计算

传输剂量的计算如下：①应该确定基础剂量点。这些点位于中心平面上（垂直于源并位于中点），以及平面排列中两个相邻导线中心之间的中点，或三维植入中正方形或三角形的质心。基础剂量点是中心平面上最小剂量的点（图12.5）。应该在每个基础剂量点计算剂量率（为了考虑衰减，剂量率通常从治疗时间的中点取）；②计算基础剂量点的算术平均值；③巴黎系统数据手册包含不同几何形状中线强度的剂量率表，这些被称为交叉线或蜗牛曲线；④计算参考剂量率。这是平均基础剂量率的85%，选择该值是为了在剂量梯度和体积覆盖之间取得折衷；⑤可以使用参考剂量率计算治疗时间；⑥治疗体积被定义为85%等剂量线所包围的区域。

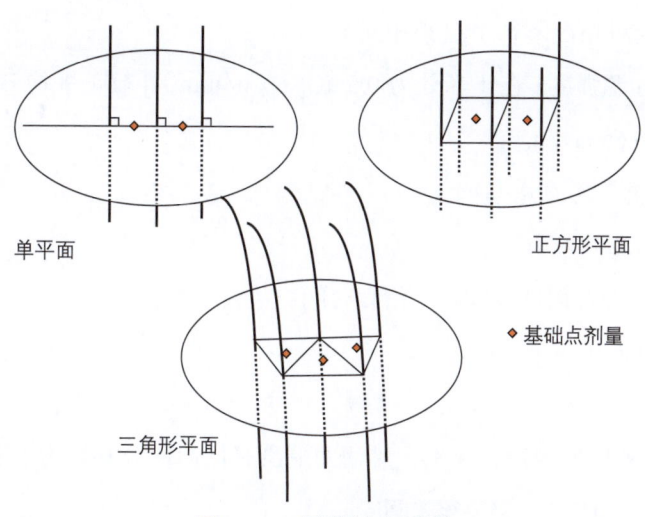

图 12.5　巴黎植入系统

经许可转载自 Hoskin and Coyle, Radiotherapy in Practice: Brachytherapy, Second Edition, 2011, p. 31, Oxford University Press

示例计算题：确定治疗时间，请参阅图12.6。对于单平面铱线（Iridium wire）植入，有3根铱线，长度为40 mm，间距为10 mm。处方剂量 =60 Gy，在中部植入的铱线源强度 =0.5 μGy/（h·mm），在1 m处。标准源强度（AKR）的横线曲线：1.0 μGy/（h·mm），在1 m处。

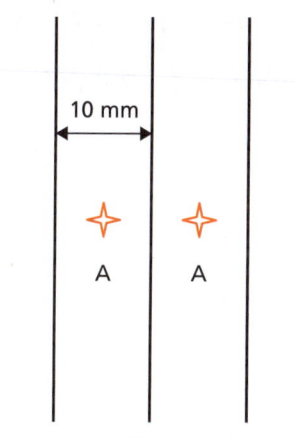

图 12.6　巴黎系统计算图例

（1）计算从每个基础剂量点（A）到每根铱线的距离：

　　2 根铱线 @5 mm；

　　1 根铱线 @15 mm。

（2）查找每个铱线上的点在基础点的剂量率（BDR），使用横线零曲线——穿过铱线的中平面：

　　2 根铱线 @5 mm=0.6 Gy/h × 2；

1 根铱线 @15 mm=0.1 Gy/h；

点 A 处的总 BDR=0.6×2＋0.1=1.3 Gy/h。

（3）计算平均 BDR：

1.3 Gy/h（在这种情况下每个点都相同）。

（4）根据铱线的实际源强度 [在 1 米处为 0.5 μGy/（h·mm）] 校正平均 BDR 以获得植入剂量率：

1.3×0.5/1.0=0.65 Gy/h。

（5）乘以 85% 以计算参考剂量率：

0.65×0.85=0.5525 Gy/h。

（6）将处方剂量除以参考剂量率以确定治疗时间：

60/0.5525=108.6 小时 =4.5 天。

导管和导丝的长度需要明确规定，以确保肿瘤两端没有低剂量区域。为了实现这一点，导管或导丝必须比肿瘤长 20%~30%，具体取决于导丝的间隔。

治疗体积的厚度取决于导丝或导管的排列和间隔：①对于平面排列，它是导丝或导管间隔的 50%~60%；②对于三角形排列，它是导丝或导管间隔的 120%；③对于正方形排列，它是导丝或导管间隔的 150%。

巴黎治疗基于严格的规则和刚性的排列，在临床中可能难以实现，因此可能需要做出妥协。例如，找到平均中心平面和平均源长度来计算。

如今，HDR 铱放射后装源取代了铱丝。导管可以放置在巴黎系统中，但使用 TPS 在 3D 影像上计算，并采用非均匀停留模式，以补偿不完美的导管布置。如果需要，可以通过这种方式增强特定区域。

12.5.2 曼彻斯特妇科系统

曼彻斯特系统最初是在 20 世纪 30 年代为镭管而开发的，但仍被广泛用于宫颈癌的腔内妇科治疗，如在 ICRU 38 中所述。尽管如此，与巴黎系统类似，通常现在是在 3D 影像上计算，然后进行优化，以提供最适合治疗体积的剂量分布。如今，最常与 HDR 放射后装系统一起使用。

曼彻斯特系统描述了一种宫腔内施源器，牢固地连接到位于阴道穹隆处的 2 个卵形器上（图 12.7）。剂量被指定到一个与施源器具有特定几何关系的点上，点 A 位于宫颈口的上方 2 cm 和侧方 2 cm 处。曼彻斯特系统规定在点 A 处，来源于阴道施源器的剂量不能超过其总剂量的 1/3，从而形成典型的梨形分布。此外，还定义了一个附加参考点，即点 B：它代表骨盆侧壁，并与点 A 位于相同的水平线上，但距离中线侧 5 cm 处。还定义了直肠和膀胱剂量点。

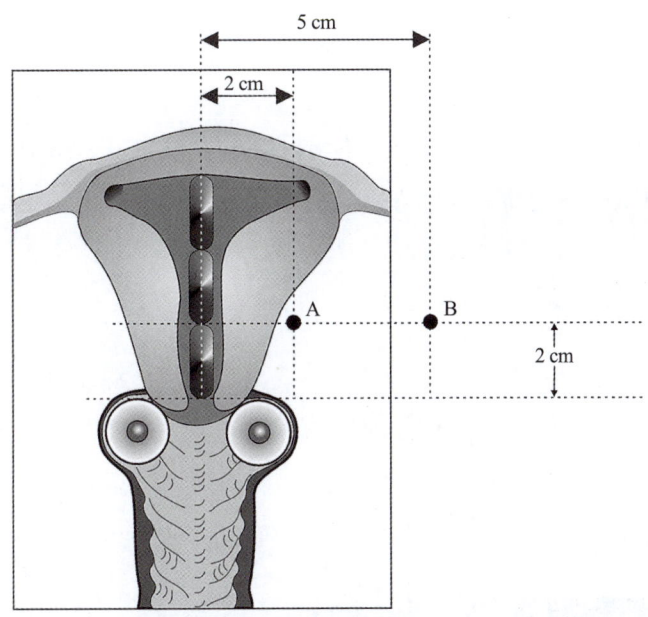

图 12.7　曼彻斯特系统点定义

经许可转载自 Hoskin and Coyle, Radiotherapy in Practice: Brachytherapy, First Edition, 2005, p. 23, Oxford University Press

整个设置允许创建与患者无关的分布，因此，可以使用"库"计划，以提供标准化剂量。

在现代临床中，借助 3D 成像和计算的方法，意味着尽管初始计划应用了标准曼彻斯特计划，但通常会进行修改，或者选择创建全新的计划，以实现处方剂量覆盖治疗体积。

12.5.3 三维妇科近距离治疗

金标准治疗采用 3D 成像，包括具有较优的软组织对比度的 MRI。这样做的优点是：①由于更好的覆盖靶区，改善了肿瘤控制；②可能实现更高的潜在剂量提高；③改善了危及器官的定义和剂量最小化；④能够准确地将剂量与辅助性外部束放射剂量相加。

这项技术在 GEC ESTRO 指南中进行了规范，包括以下建议：①成像指南；②在 MRI 上定义的所需目标体积。例如，高风险和中风险临床靶区（CTV）；③危及器官的规范：膀胱、直肠、乙状结肠和小肠；④剂量测定和剂量报告规范，包括剂量报告为等效 2 Gy 剂量（EQD2）、最低剂量为 CTV 的 90% 和 100%，以及危及器官（OAR）剂量报告为 OAR 的高剂量区域 2 cm^3 和 0.1 cm^3 的最低剂量。

12.6 优化

优化允许用户设计所提供的剂量，无论是通过修改经典的计划还是创建全新的计划。它是使用治疗计划系统手动和（或）通过算法执行的。患者的影像被导入 TPS，并且对施源器的导管进行重建。剂量目标（肿瘤的处方剂量和危及器官的耐受度）被分配到一个点、一条线或一个体积，具体取决于优化技术的选择。优化过程找到了施源器内部源的最佳位置和时间参数，或者优化可能在引入施源器之前进行，在这种情况下，优化将决定它们的放置位置。

12.6.1 优化技术

12.6.1.1 优化至参考点

在 TPS 中可能定义以下的点,并分配剂量目标:①基础剂量点——用于巴黎类型治疗;②患者剂量点——解剖学点,如 ICRU 38 曼彻斯特直肠和膀胱点;③施源器点——在兴趣点或距应用器指定距离的位置上。

12.6.1.2 优化至参考线

例如,阴道圆柱 HDR 近距离治疗:①定义一个参考线,距离施源器表面一定距离(例如,距离圆柱表面 0.5 cm);②分配一个目标,使参考线上的所有点都接收处方剂量;③等权重停留时间会导致一个中心宽、两端窄的梭形分布;④通过优化,相对于中心,增加施源器两端的停留时间可以实现圆柱形分布(图 12.8a 和图 12.8b);⑤可以按照每个圆柱直径和长度设计一系列标准治疗计划。

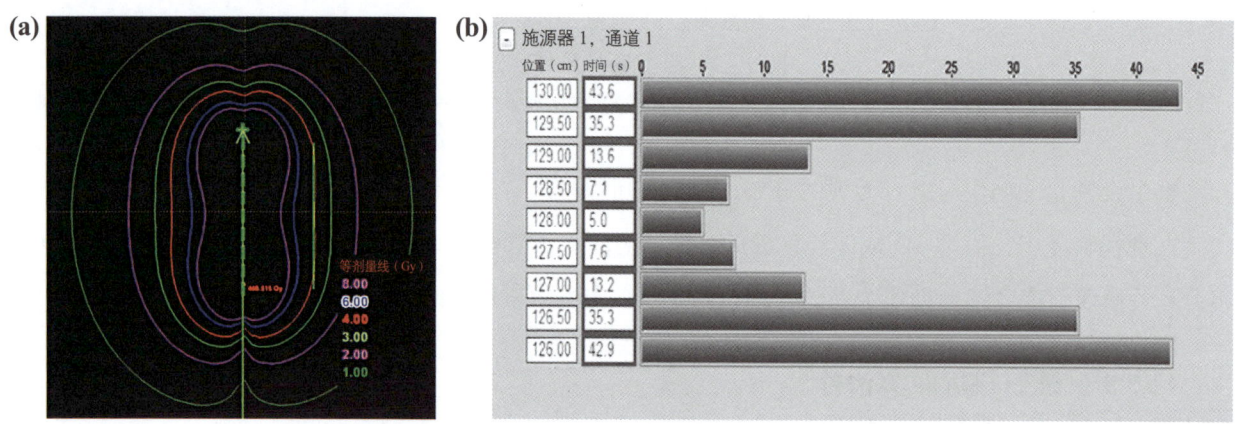

图 12.8 (a)和(b)阴道圆柱施源器治疗,优化至参考线

12.6.1.3 优化至体积

例如,LDR 粒子植入前列腺和 HDR 近距离治疗(通常用于前列腺和宫颈):①在图像上标示靶区和危及器官;②剂量-体积目标的分配和优先级的选择,例如:至少 95% 的处方剂量应覆盖 CTV,用 V100% > 95% 表示。直肠接收不可以超过 2 cc 的处方剂量。用 D2cc < 100% 的处方剂量;③ TPS 通过算法计算出源的放置计划(可以是种子或 HDR 步进源),以最佳方式实现这些预定条件;④剂量分布经检查后最终确定(图 12.9);⑤然后将源发送到指定位置。

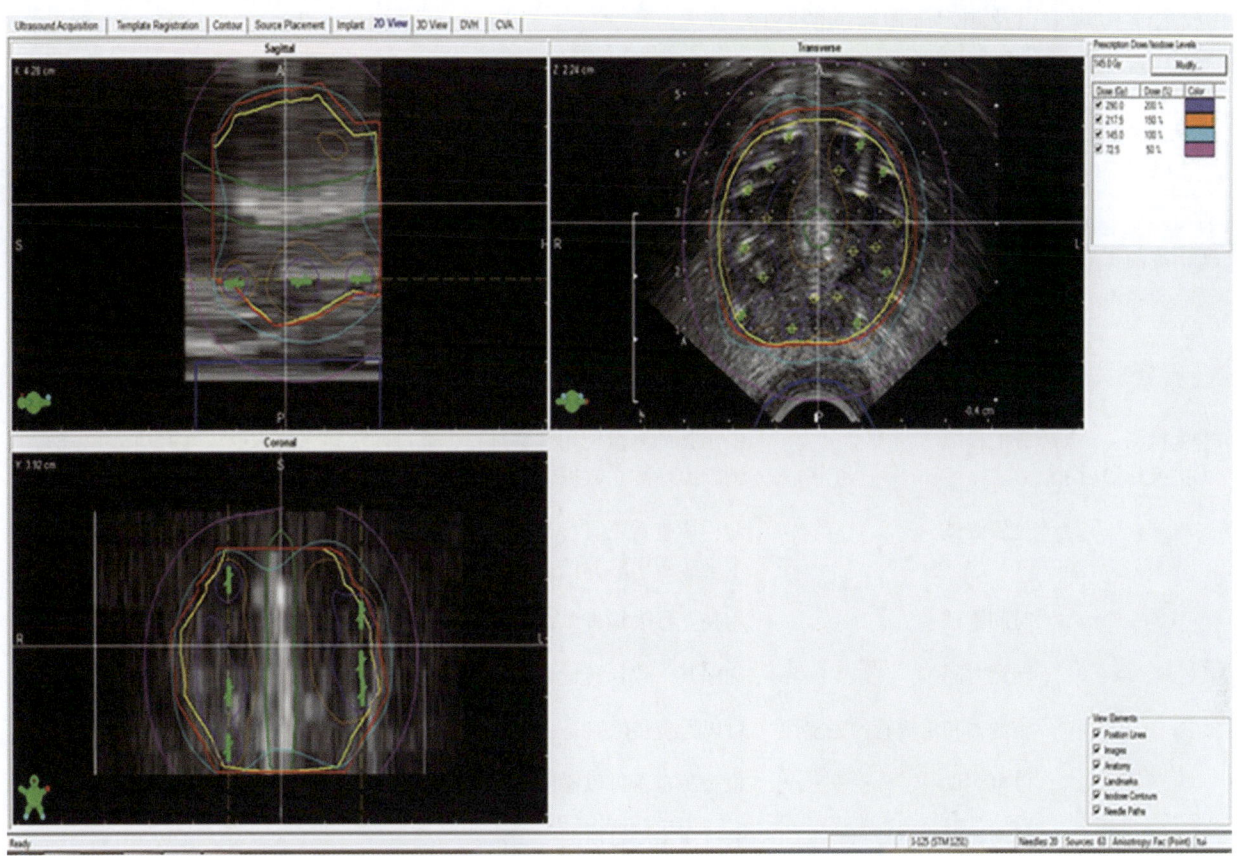

图 12.9　体积优化的剂量分布——前列腺种子植入 LDR 近距离放射治疗（varian.com）

12.6.2 剂量体积直方图和剂量质量警报

剂量体积直方图（DVH，参见 9.12.2 节）用于分析产生的剂量分布。如果没有满足预定的剂量-体积目标，可以设置剂量质量警报来通知用户，这在进行实时计划和治疗时特别有用。例如，单阶段 LDR 前列腺近距离治疗植入术。

12.7 近距离治疗的质控

安全至上，设计良好的质量控制（QA）系统支持此目标。QA 是近距离治疗过程的每一步的重要组成部分，旨在确保所提供的治疗符合预先规划的耐受范围。有关适当的专业指导，请参考"阅读拓展"部分。不同传输方式的 QA 有所不同，因此这里将单独讨论每种方式。总的来说，每种方式都需确保放射源强度、位置和时间的准确性。

12.7.1 后装载器的质控

在英国，HDR 装置通常是后装近距离放疗的主要方式，每日使用前要进行一系列质量检测，即"每日 QA"，然后在更换放射源时进行更细致深入的检测，通常每季度更换一次铱-192 源（表 12.2）。在进行维护后，可能需要额外的质量检测，并且在调试新的施源器时必须进行严格的质量检测，包括目测和放射学检测，以及测定施源器的源路径。

表 12.2　HDR 后装载器 QA 测试

频率	测试项目	测试方法	容差
日检（治疗前）	机器功能	应急设备、警告标志、联锁装置、紧急停止	—
	施源器和传输管的完整性	检查施源器和传输管是否有损坏	—
	位置测试	使用源查看工具尺或者胶片验证源的位置	±1 mm
	放射源强度	确保治疗装置和 TPS 中的日期时间和源强度正确	±3%
季度检测（更换新源后）	源的校准	RAKR 的测量使用井室进行，通过两次独立的测量，可追溯到国家标准。数据输入到治疗设备和计划系统（TPS）中	±5%
	位置测试	使用源查看工具尺或者胶片验证源的位置。还可以表征在单个施源器中的源位置	±2 mm
	时间测试	用独立秒表检查源暴露的时间长度	±1s
	转运时间	确保其一致且转运剂量低	—
	施源器和传输管的完整性	可以检查传输管是否有被拉长	—
	停电测试	检查源是否可以撤回	—
	辐射泄漏	通过源室测量泄漏	—

12.7.2 手动近距离治疗质控

手动近距离治疗（例如，前列腺种子组织间 LDR 近距离治疗）也必须遵循严格的质量保证计划，其详细列在表 12.3 中。

表 12.3　手动近距离放射治疗 QA 测试

频率	测试项目	测试方法	容差
日检（治疗前）	放射源强度	对源强度进行独立测量，可追溯至国家标准	±5%
	连接性	TPS 和施源器设备之间	—
	模板网格对齐	确保数字网格与物理模板对齐	±2.0 mm
其他频率	施源器设备（例如，步进器）	确保他们以准确一致的方式移动和记录其位置	0.25 mm 和 1.0°
	验证源周围的放射活性分布	可以使用自显影片来描述放射源的性质	—
	辐射泄漏的测试	使用水或溶剂擦拭源容器外壁，然后在闪烁探测器中进行测量，以验证源是否仍然密封	—

12.7.3 计划制定系统质控

治疗计划系统（TPS）也必须进行质控，按照表 12.4 中的建议。

表 12.4 治疗计划系统 QA 测试

频率	测试项目	测试方法	容差
日检（治疗前）	计划传输	应检查计划是否已正确传输至 TPS，源强度和停留时间是否符合预定计划	—
	计划检查	独立检查每个治疗计划，可以通过手动或独立软件，检查源数据和剂量计算	±5%
	数据文件完整性	使用校验和的方法	—
其他频率	图像采集	用于源放置、治疗计划或验证的任何影像也须符合其自己的质控计划	—
	图像配准	评估图像之间的配准	—
	几何重建	确保施源器在所有影像模式下都能被准确重建	—
	端到端测试	测试从开始到结束的整个流程，并可构成审核的一部分	—
	复杂的剂量测试	可以创建复杂的计划并进行独立的剂量计算	—
	屏幕计算和显示	分析等剂量图和剂量-体积分布图	—

12.7.4 辅助设备的质控

近距离治疗的质控系统还应包括用于进行源强度测量的设备，如井型电离室。这些设备应每年进行一次检查，并建议每 3 年进行一次与国家标准的交叉校准。辐射防护监测器也应每年进行检查，并进行必要的交叉校准程序。此外，其他用于处理放射源的设备也必须定期进行检查，并在必要时进行擦拭检测（wipe test）（用于检测污染）。

12.8 密封源的危险因素

在任何使用密封源近距离照射治疗的诊所中，一个重要的考虑因素是密封源的安全和存储。严格的法规管理着它们的使用，包括电离辐射法规和环境许可法规，这两者在第 14 章中有更详细的探讨。必须确保放射源的安全，采取足够的屏蔽措施，并记录它们的位置：①签收时，应在登记簿中注明放射源的信息及其存储位置的详细信息；②放射源的安全存储需要定期进行审核，以确保清单的准确性；③所有放射源应每年进行擦拭测试；④需要建立一个稳定的系统，记录放射源的移动，最好在两个位置都有日志记录；⑤如果需要将放射源运输到其他地点，则需要额外考虑安全措施；⑥在购买放射源之前，应考虑与安全处理有关的经济成本；⑦工作人员应接受安全回收脱落放射源的培训。应始终提供适当的设备，包括长柄镊子、防护容器和辐射监测器。

附录 12-A：参考空气比释动能率的确定

空气比释动能率的测量

空气比释动能率（RAKR）可以按照相关批准的操作规范中的建议在诊所进行测量。放射源被引入到一个井式电离室中，可以手动或使用自动后装加载器。确定最大电流读数位置，称为"最佳点"，然后在该位置进行测量。RAKR 的测量通常作为质控（QA）的一部分，在新的放射源投入使用之前进行。

$$RAKR\,(\mu Gy\,m^2/h) = 平均电流\,(A) \times N_{K,R} \times f_{ion} \times f_{elec} \times f_{tp}$$

其中，$N_{k,R}$ 是由国家标准实验室校准提供的空气比释动能电离室校准因子，f_{ion} 是离子复合因子，f_{elec} 是静电计（Electrometer）校正因子，f_{tp} 是温度和压力校正因子，RAKR 转换为剂量 - 点源。

确定了 RAKR 之后，需将其转化为输送的剂量。这些计算可以手动完成，也可以由 TPS 完成。确定给定 RAKR 的剂量的最简单方法之一是假设源是一个点（即没有物理尺寸）。专业的指南提供了以下公式：

$$在\,r\,处的剂量 = RAKR \times \frac{(\frac{\mu}{\rho})water}{(\frac{\mu}{\rho})air} \times \left(\frac{r_{ref}}{r}\right)^2 \times F \times t$$

其中，$\frac{(\frac{\mu}{\rho})water}{(\frac{\mu}{\rho})air}$ 是将 AKR 转换为水中剂量的质量能量吸收系数之比（Mass energy absorption coefficients ratio）（因来源不同而异）。$\left(\frac{r_{ref}}{r}\right)^2$ 纠正从参考距离到测量点的距离。F 纠正组织中的衰减和散射，根据已发表的在水中的实验数据。t 是治疗时间（放射源放置的时间）。

RAKR 转换为剂量 - 圆柱源

RAKR 进一步细化，引入了空气比释动能强度的概念——S_K，定义为在放射源的横截面上沿距离 d 测量的空气比释动能与距离 d 的平方的乘积。该值以 U 为单位，相当于 $1\,\mu Gy \cdot m^2/h$。

这个方程描述了来自圆柱形源（图 12.10）的剂量，这更符合实际情况，并且是当前许多放射治疗计划系统中使用的方法。

$$在某点（P）的剂量率 = S_k \times \Delta \times \left\{\frac{G(r,\theta)}{G(r_0,\theta_0)}\right\} \times g(r) \times F(r,\theta)$$

其中，Δ 是水中的剂量率常数，它是 1 U 强度的源横轴上 1 cm 处对水的剂量率，包括源几何形状、放射性空间分布、封装、源的自过滤和散射效应。$\left\{\frac{G(r,\theta)}{G(r_0,\theta_0)}\right\}$ 是几何函数，它考虑的是仅由源内放射性活度的空间分布引起的剂量变化。$g(r)$ 是径向剂量函数，考虑了由于介质中的吸收和散射而沿横向轴的剂量衰减。它可以类比于外部束辐射治疗中的深度剂量。$F(r,\theta)$ 是各向异性函数，它考虑了源周围剂量分布的各向异性，包括自过滤、透过封装材料的主要光子的斜向过滤、源内部的散射，以及周围水介质中的衰减和散射的影响。

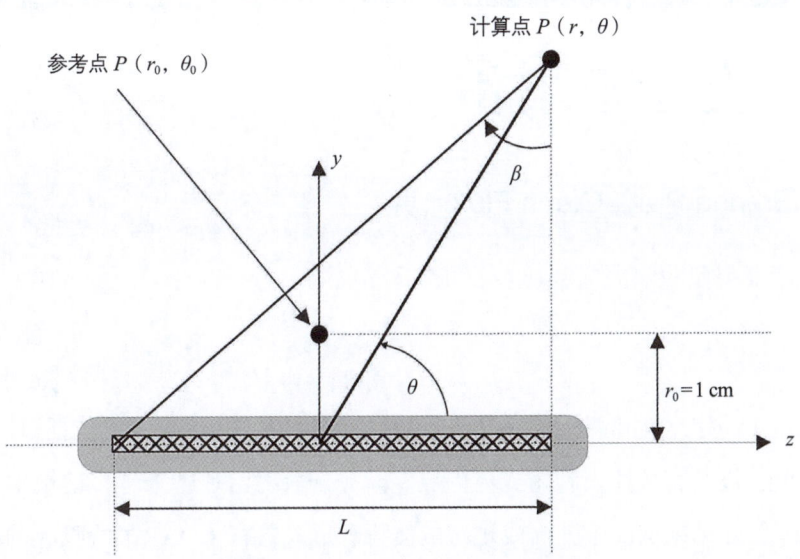

图 12.10　TG43 计算几何示意图

经许可转载自 Hoskin and Coyle, Radiotherapy in Practice: Brachytherapy, First Edition, 2005, p. 39, Oxford University Press

基于模型的剂量计算算法

到目前为止，RAKR 到剂量的计算是假设剂量的传送发生在水中，考虑到人体组织的电子密度与水基本相等，这样的假设是合理的，而且在一定的准确度内这种假设是正确的，尤其是对于盆腔应用来说。

现代治疗计划系统使用 CT 扫描的电子密度信息来更准确地模拟剂量分布。组织中的异质性可以相当显著地改变近距离放射治疗剂量分布，虽然多年来对外部束计划中的不均匀性进行考虑已经很常见，但对于近距离照射治疗来说，这是一个较新的引入，预计可为未来更准确地计算近距离放射治疗剂量打下基础。

第 13 章 分子放射治疗

Jonathan Gear, Brenda Pratt, Glenn Flux 著

13.1 导论

非密封放射源用于治疗良性和恶性疾病已经有超过 80 年的历史。治疗方式包括口服液体或胶囊形式、通过静脉或动脉输液，以及直接注入肿瘤或体内腔室。分子放射治疗越来越多地被用来表示这类系统性放射治疗的理念，其治疗结果取决于肿瘤或靶区的体积和危及器官（OAR）所吸收的剂量。此外，用于这类放射性治疗的药物种类繁多。本系列之前的一本书已经对分子放射治疗的临床应用进行了系统讨论（《放射治疗实践：放射性同位素治疗》）。因此，本章主要关注相关的物理问题。

13.2 治疗计划

分子放射治疗与外照射放射治疗（EBRT）类似，可以通过放疗计划来优化治疗效果，并确保向健康器官输送的吸收剂量在可接受的范围内。对于分子放射治疗的放疗计划参数，可以根据所使用的放射性治疗（即放射性核素和药物），以及根据活性水平和给药频率的给药方式分别进行考虑。

13.2.1 放疗的选择

分子放射治疗（MRT）中放射治疗的最佳选择取决于一系列物理属性，包括辐射类型、在组织中的传播范围、线性能量传递、定位所需的化学性质，以及决定在受检查器官中的保留时间和剂量率的物理半衰期。

13.2.2 辐射类型

大多数放射性核素治疗使用 β 粒子发射体。例如，碘 -131 用于甲状腺疾病治疗，镥 -177 用于肽受体治疗。近年来，使用 α 粒子发射体的放射性核素治疗有所增加。例如，镭 -223 已被批准用于治疗骨转移的激素抵抗性前列腺癌。分子放射治疗的放疗计划受益于使用能发射适合检测和成像的伽马射线的放射性核素，以评估放射性药物的分布和（或）吸收情况。然而，伽马射线的存在增加了正常组织吸收的剂量，因此患者在接受放射治疗时需要加强相关辐射防护措施。纯 β 发射体，包括磷 -32 和钇 -90，具有成像或体外测量产生轫致辐射的潜力。

13.2.3 组织中的射程

理想情况下，粒子的射程应与正在治疗的病变的大小相匹配。粒子的射程取决于其能量。因此，如

果粒子能量高且病变体积小，部分粒子能量可能会在病变外沉积，导致病变部位的吸收剂量减少，而正常组织的吸收剂量增加。相反，在较大肿瘤中，如果存在明显的异质性吸收，由于粒子间的相互作用，较长距离的β粒子能够辐射更大比例的活细胞。俄歇电子的射程非常短（通常 < 1 μm），因此只有当它们附着于或非常接近细胞核时才具有用处。α粒子的射程相当于几个细胞直径（典型值为 50~90 μm）。来自碘-131 或镥-177 的β射线的射程为 1~3 mm，而纯β发射体磷-32 和钇-90 在组织中的最大射程大约为 1 cm。这些粒子的典型射程如图 13.1 所示。

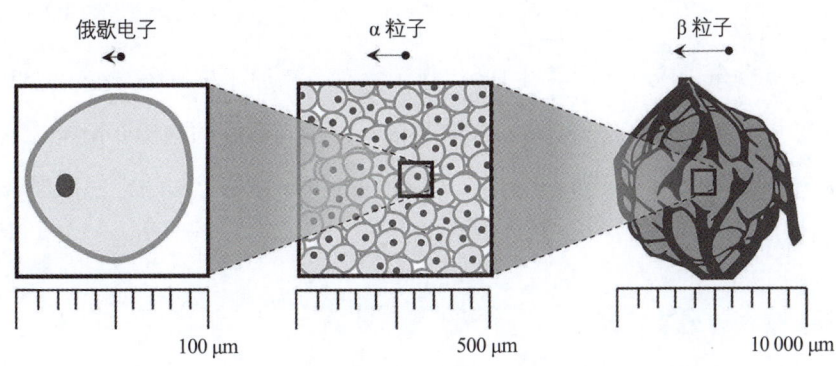

图 13.1　粒子射程与典型组织和细胞尺寸的示意图

13.2.4　线性能量转移和特定电离

一个带电粒子在介质中移动时会失去能量并产生电离。粒子的传能线密度（LET）已在第 2.6.4 节和第 3.3.2 节中进行了讨论。对于放射性核素治疗而言，具有高 LET 值的粒子非常重要，因为它们对细胞造成的生物损伤比 LET 值低的粒子要大。相同能量的α粒子的 LET 值通常是电子的 100 倍。

13.2.5　化学性质

放射性药物的化学性质决定了其在患者体内的作用。放射性药物的设计目标是实现肿瘤或感兴趣的正常器官的最大吸收，同时减少体内其他部位的吸收，因此它们必须保持尽可能长时间的化学稳定性。制造商会以活性参考日期后的时间给出放射性药物的保质期。例如，^{131}I NaI 胶囊的保质期为 2~6 周，^{131}I mIBG（甲碘苄胍）为 2 天。对于产品的制备过程，可能还有其他规定。例如，冷冻的 m^{131}IBG 必须在解冻和稀释后的两小时内使用。在医院内部制备的放射性药物（如许多抗体和肽制剂）没有特定的保质期，并且在使用前必须经过严格的质量控制测试。如果放射性药物过了保质期，其化学性质将变得不稳定，从而导致体内非特异性放射性吸收，并产生过高的辐射剂量。需要注意的是，即使某些放射性药物保质期相对较长，放射性核素在此期间也会发生物理衰变，剩余的活性可能过低，无法有效发挥临床价值。此外，在制订放疗计划时，医生还必须考虑药物间的相互作用对放疗的影响。因此，医生通常需要在患者接受放疗前调整患者的药物。

13.2.6 活度

放射性核素的活度 A 是指原子核发生衰变或跃迁的速率，可以表示为：

$$A = \frac{dN}{dt} = -\lambda N \quad (13.1)$$

其中，N 是那一时刻的原子核数量，t 是时间，λ 是衰变常数，其单位为 s^{-1}，代表每秒衰变的 N 的比例。由于 N 随时间不断减少，经过一定时间 t 后的放射性活度 A_t 可以表示为

$$A_t = A_{t=0} e^{-\lambda t} \quad (13.2)$$

活度的单位是贝克勒尔（Bq），其中 1 Bq 相当于每秒一个原子核发生衰变。居里（Ci）有时仍被使用，其中 1 Ci=37 000 000 Bq 或 37 MBq。在诊断核医学中，活度约为 100 MBq（100×10^6）。对于治疗，大多数施加的活度约为几个 GBq（1×10^9）。使用 α 发射体的疗法通常使用显著较低的活度，约为每千克体重 80 kBq。

13.2.7 半衰期

放射性核素的物理半衰期，T_p 是指其放射性活度衰减至初始值一半所需的时间，可以用 λ 表示。

$$T_p = \frac{\ln(2)}{\lambda} \quad (13.3)$$

药物在身体某个区域的生物半衰期是指药物由于生物排泄作用而减少到其原始浓度一半所需的时间。放射性药物在肿瘤、器官或整体身体（T_e）内的有效半衰期则取决于物理半衰期（T_p）和生物半衰期（T_b），如方程 13.4 所示。这可以通过定量成像或外部辐射计数的方式直接测量。

$$\frac{1}{T_e} = \frac{1}{T_p} + \frac{1}{T_b} \quad (13.4)$$

13.2.8 剂量率

与外部束放射治疗相比，放射性核素治疗以低剂量率提供连续照射且该剂量率会持续降低。当以低剂量率提供吸收剂量时，生物效应会降低，因为被照射的细胞在电离之间有更多的时间来修复损伤。对辐射反应迅速的组织，如癌细胞和骨髓，受剂量率降低的影响较小，而反应较慢的组织（如肾脏），受剂量率降低的影响较大。总体效果是在治疗的后期保留了反应较慢的健康组织，从而最大限度减少了肿瘤与正常组织之间的差异性。在特定肿瘤或器官的治疗过程中，剂量率会根据该体积内放射性的有效半衰期而变化。

13.3 剂量测定技术

《电离辐射（医疗暴露）条例》[IR（ME）R] 于 2017 年规定，对于所有辐射暴露，都应进行个体化的规划，并在给药后进行辐射验证。对正常组织的辐射剂量应尽可能保持在合理可行的最低水平（即 ALARP 原则）。传统上，大多数放射性核素治疗程序中的活动标准水平并未考虑放射性药物所产生的

吸收剂量。然而，现在越来越多的证据表明，吸收剂量分布与治疗反应和毒性方面之间存在相关性。因此，有机会对所有患者进行个性化剂量测定，以记录和优化治疗。

基于个体化剂量测定的治疗计划可以通过治疗前示踪剂研究或正在进行的多周期治疗的"适应性"过程来执行。对于治疗前示踪剂研究，向患者施用低活度的治疗用放射性药物，并进行剂量测定。然后，计算施加到肿瘤和相关器官的剂量，并确定要用于治疗的活动量，假设吸收剂量与施加的活度成线性比例。示踪剂和治疗的施用应在时间上接近（虽然对于使用 ^{131}I NaI 治疗甲状腺疾病的情况，如果时间太接近，可能会因"晕厥"而减少治疗的吸收）。治疗前研究还可使用更适合定量成像的伴随诊断放射性同位素。例如，在使用 ^{131}I mIBG 进行治疗之前，使用 ^{123}I mIBG 或 ^{124}I mIBG 单光子发射计算机断层扫描（SPECT）进行研究，以及在使用 ^{90}Y 或 ^{177}Lu DOTATATE 治疗神经内分泌疾病之前，使用 ^{111}In DOTATATE SPECT。

在治疗规划中，适应性方法变得越来越普遍，并且可以考虑在治疗方案中采用多次给药。在这种情况下，首次治疗的活动量可能根据经验或基于体重的公式来决定。每次给药后计算吸收剂量，并用于调整下一次治疗。用于计算吸收剂量的最常用框架是由核医学学会医学内照射剂量（MIRD）委员会开发的。尽管该框架最初是为诊断核医学开发的，但 MIRD 模式也可以应用在治疗方面。

13.3.1 MIRD 方案

在 MIRD 系统中，人体被认为是由源器官和靶器官组成的。源器官表现出对放射性的吸收，而靶器官则是需要计算其吸收剂量的器官。在治疗程序中，通常的目标是计算自身剂量，因为源器官和靶器官是相同的。源器官中发生的放射性衰变总数 $\tilde{A}_S$ 由给药后测量得到的时间-活性曲线下面的面积给出，并称为时间积分活性。其计算公式为：

$$\tilde{A}_S = \int_0^\infty A_{S,t} dt \quad (13.5)$$

其中，$A_{S,t}$ 表示在时间 t 时源器官 S 中剩余的活度。虽然可以在任何给定时间段内计算吸收剂量，但通常会将限制从给药时间扩展到无穷大，以便计算总吸收剂量。

每个核分裂所释放的平均能量取决于辐射的能量和频率。对于 α、β 或 γ 辐射类型的 i 类辐射，这被称为平衡吸收剂量常数 Δ_i。从源发射并由目标吸收的 i 的能量分数称为吸收分数 ϕ_i。这不仅取决于辐射的类型和能量，还取决于当源器官和靶器官相同时 ϕ_i 为 1，当源器官和靶器官物理分离时 ϕ_i 为 0。

一旦确定了上述参数，就可以使用以下方程来计算从源器官到靶器官的吸收 $D_{t \leftarrow s}$ 剂量（以 Gy 为单位）：

$$D_{t \leftarrow s} = \frac{\tilde{A}_S}{m_t} \sum_i \Delta_i \phi_i \quad (13.6)$$

其中，$\tilde{A}_S$（以 MBq·h 为单位）、Δ_i[以 gGy/（MBq·h）为单位] 和 ϕ_i 的定义如上所述，为靶器官的质量，m_t 单位为 g。单位时间积分活度的平均剂量，$\frac{1}{m_t} \sum_i \Delta_i \phi_i$ 即 S 值，公式 13.6 可简化为：

$$D_{t \leftarrow s} = \tilde{A}_S S_{t \leftarrow s} \quad (13.7)$$

通常，人体内会有多个源器官，每个靶器官的总剂量就是各个源器官对每个目标的贡献之和。

13.3.2 在实际中计算 MIRD

关于时间积分活度（$\tilde{A}_s$）的确定，为了计算源器官中的时间积分活性，需要在给药后多个时间点测量器官中的活性。在实际应用中，如第 13.4 节和第 13.5 节所述，有几种方法可以测量活性并生成活性时间曲线。为了准确描述曲线，必须确保活性测量的数量和频率是足够的。时间积分活性等于时间 - 活性曲线下方的面积，在单个器官或病变的情况下，通常可以表示为单个指数：

$$A_s(t) = A_{S,t=0} e^{-\lambda t} \quad (13.8)$$

假设在时间 $t=0$ 时，器官中的吸收是瞬时的。使用公式 13.5 和 13.8，时间积分活性可以表示为

$$\tilde{A}_s = \frac{A_{S,t=0} \cdot T_e}{\ln(2)} \quad (13.9)$$

在某些情况下，时间 - 活性曲线可能更为复杂，并且由多个指数组合来描述，无论是吸收阶段还是排出阶段。

13.3.3 S 值（及靶器官质量，m_t）的确定

目前，各种放射性核素和不同的源 - 靶组合模型已经确定了相应的 S 值，并使用标准人体模型进行了计算。这些模型旨在代表标准人体的几何形状，包括标准 70 kg 男性、不同年龄段的儿童以及处于不同妊娠阶段的女性。如果患者的解剖结构与这些模型不匹配，可以通过将伪影与患者器官质量之比进行缩放来进行校正。患者器官的体积可以通过高分辨率成像 [如超声波、计算机断层扫描（CT）或磁共振成像（MRI）] 进行测量。另外，还可以使用单光子发射计算机断层扫描（SPECT）或正电子发射断层扫描（PET）来估计功能体积，但这些方法的空间分辨率相对较低。由于肿瘤没有标准化的几何形状，因此通常使用球形体积的 S 值。

13.3.4 MIRD 方案的局限性

MIRD 方案存在一些局限性。该方案假设放射性在源器官中均匀分布，这在实际应用中几乎是不可能的。另一个假设是，患者体内器官的大小和形状与方案中使用的标准人体模型相同。此外，尽管最大剂量和最小剂量可能与平均值存在显著差异，但该方案仅计算靶器官的平均吸收剂量。尽管如此，MIRD 系统本身非常精妙，只要输入数据准确，它就具有很高的实用性。

13.3.5 剂量限制器官

与外照射放射治疗（EBRT）一样，正常器官所吸收的剂量限制了可以输送到目标体积的最大吸收剂量。在系统性放射性核素治疗中，剂量限制的器官通常是骨髓。例如，为了降低 ^{177}Lu DOTATATE 治疗中的肾脏剂量，可以通过给予氨基酸和利尿剂来减少正常器官的剂量，或通过水合作用来减少膀胱剂量。如果放疗后需要重新移植，可以在治疗前进行骨髓采集。广泛的剂量测定和毒性研究对于确定新的

放疗剂量限制器官至关重要。

13.4 体内活性量化

活性量化可以通过使用各种不同的测量和成像系统进行。最简单的方法是使用外部探测器（如盖革计数器或闪烁监测器）来测量全身的活性。定量 SPECT/PET/CT 系统可以利用混合成像和断层扫描来确定各个器官和组织的摄取和保留情况。选择使用哪种系统将取决于放射性核素和辐射类型，以及设备可用性和可接受的测量时间等因素。无论使用哪种系统，测量过程中都会存在导致最终活性估计不确定性的因素。因此，在量化过程中必须避免、减少或校正这些影响。在下面小节中概述了用于剂量测定的测量和成像中要考虑的最重要问题。

13.4.1 采集时间

采集或成像时间必须足够长，以便能够检测到足够的辐射，但也不能太长，以免让患者感到不适。根据泊松统计，记录的计数百分比误差会随着信号的增加而减小。

13.4.2 无响应期

所有系统都存在固有的无响应期，即系统在检测到信号后需要一定的时间来处理该信号，在此期间无法处理其他信号。如果探测器上的计数率较高，可能会丢失大量真实信号。这对于成像治疗水平的碘-131 来说尤其是个问题。为了进行准确的活性量化，需要对此损失进行校正。

13.4.3 系统灵敏度

为了计算时间积分活性，必须将检测器中获取的信号使用灵敏度因子转换为相应的活性水平。在全身测量中，通常使用盖革计数器进行校准。在放射性药物给药后和患者第一次排空之前，应立即计算来自患者的放射性衰变。因为在给药后的初次排泄之前，放射性药物仍未完全被排出体外，所以校准因子就是记录的计数率除以给药活度。随后，将患者的计数率乘以该因子，以将其转换为活性水平。在三维成像中，通常扫描一个代表患者的模体，其中包含一个或多个已知活性和体积的放射性源，以代表感兴趣的肿瘤（或正常器官）。扫描将使用与患者扫描完全相同的扫描参数。在对图像进行适当的校正（如上所述）之后，可以确定患者和模体图像中的计数。通过将校准因子（由模体计数除以模体活性给出）乘以患者扫描中特定区域的计数，将计数转换为活性水平。

13.4.4 SPECT 与平面成像比较

二维（平面）和三维（SPECT）成像都已用于活性量化。与等效的平面扫描相比，三维扫描的分辨率较差，但其主要优势在于可提供具有改进对比度的 3D 数据。3D 数据对于精确的剂量测定、活动摄取模式测定和评估随时间分布的变化测定是必不可少的。在这方面，SPECT/CT 和 PET/CT 扫描很有效。但是，在计数率过低，无法进行三维扫描，且对下层或上层组织中的活性没有太多关注的情况下，平面成像可能更适用。

13.4.5 衰减和散射

辐射在穿过介质时会受到介质的衰减和散射，通过对衰减和散射进行校正，可以最大程度地减少图像质量的降低和量化误差。校正方法多种多样，从在伽马相机成像过程中使用散射窗口，到利用 CT 图像和图像重建过程中进行的蒙特卡罗模拟来生成校正图，其复杂程度各不相同。

13.4.6 配准

为了确定体内活性分布随时间的变化，通常需要对多组扫描进行配准。这可能包括连续三维图像的配准或三维图像与 CT 图像的配准（见第 8.6 节）。

13.5 展示案例

13.5.1 ^{131}I 治疗甲状腺功能亢进症

这个示例可用于计算治疗格雷夫斯病（Graves' disease）患者恢复正常甲状腺功能所需的碘-131 活性。根据欧洲核医学协会（European Association of Nuclear Medicine）的指南，大约需要 150 Gy 的剂量。计划让患者服用 0.2 MBq 的 ^{131}I 胶囊作为示踪剂，以预测甲状腺对放射性碘的生物吸收和保留情况。

为完成这项任务，我们使用了与多通道分析器和能量鉴别器耦合的碘化钠探测器。探测器配备了屏蔽装置，并进行了适当准直，以便仅检测距离探测器 10 cm 处甲状腺床发射出的辐射。为了校准检测系统，首先将 ^{131}I 胶囊放置在距离探测器 10 cm 的透明颈部模体内，并收集 10 分钟的发射数据。在给药后的 2、4、24、48、120 和 192 小时，对患者的甲状腺进行了 5 分钟的采集。

在校准测量中，探测器记录了 60 000 个计数，得出灵敏度系数为 500 cps/MBq。甲状腺中测得的计数率和计算出的活性总结在表 13.1 中。图 13.2 显示了考虑吸收和单一衰减阶段的甲状腺中活性百分比随时间变化的拟合曲线。为便于计算，假设了一个单指数函数，并忽略了前 2 个数据点。这种近似会导致吸收剂量高估约 1%。根据图 13.2，有效半衰期 T_e=156 小时，$A_{S,t=0}$=0.142 MBq。因此，使用公式 13.9，时间积分活性可以计算为：

$$\tilde{A}_s = \frac{A_{S,t=0} \cdot T_e}{\ln(2)} = 31.96 \text{ MBq·h} \tag{13.10}$$

在 MIRD Pamphlet 11 中，质量为 m_{model}=19.63 g 的模型甲状腺的 S 值为 5.95×10^{-3} Gy/(MBq·h)。使用超声波确定的患者甲状腺质量，$m_{patient}$ 为 30 g。因此，需要对该 S 值进行矫正：

$$S_{patient} = \frac{m_{model}}{m_{patient}} S_{phantom} = 3.89 \times 10^{-3} \text{ Gy/(MBq·h)} \tag{13.11}$$

表 13.1　使用甲状腺计数器测量的甲状腺吸收值表

给药后时间（小时）	计数率	活性（MBq）
2	25.9	0.05
4	29.91	0.06
24	62.48	0.13
48	55.11	0.11
120	40.05	0.08
192	30.13	0.06

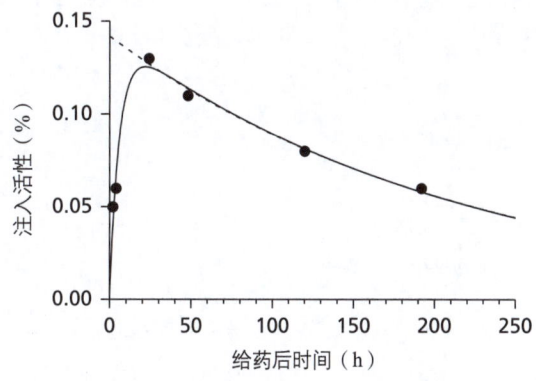

图 13.2　甲状腺时间 - 活性曲线

使用公式 13.7 计算从 0.2 MBq 示踪剂注射中吸收的剂量是：

$$\bar{D} = \tilde{A}_s S_{\text{patient}} = 0.124 \text{ Gy} \tag{13.12}$$

因此，为了提供规定的 150 Gy 吸收剂量，需要注射 241 MBq 的 ^{131}I NaI。

13.5.2　镥 -177 DOTATATE 治疗期间的剂量测定

在此示例中，计算了从给予 7.4 GBq 的镥 -177 DOTATATE 给药中吸收的剂量，并用于预测完整的四个治疗周期的累积吸收剂量。在给药后 24、48 和 72 小时获取了 SPECT/CT 图像。剂量计算针对一个直径约为 11 cm 的大型神经内分泌肿瘤，涉及肝脏 IVb 和 V 段。使用 CT 数据对图像进行了重建，并校正了散射和衰减效应。利用解剖 CT 数据勾勒出病变区域，并测得体积为 274 mL。随后，将这个勾勒出的体积复制到 SPECT 图像序列中，并使用预先获取的灵敏度因子 10.5 cps/MBq 将体积内的计数转换为活性。之前的一项模拟研究表明，对于这个体积大小的病变，由于部分容积效应导致的计数损失大约为 20%。病变中的活性是使用以下公式计算的：

$$A_t = \frac{C_t}{Q \cdot R} \tag{13.13}$$

其中，C_t 表示在 t 时病变体积内的计数率，Q 是灵敏度因子，R 是恢复因子，等于 0.8。图 13.3a 给出了带有勾画体积的融合 SPECT/CT 图像，每个时间点的最大强度投影分别如图 13.3b、c 和 d 所示。得出的时间 - 活性曲线如图 13.4a 所示。

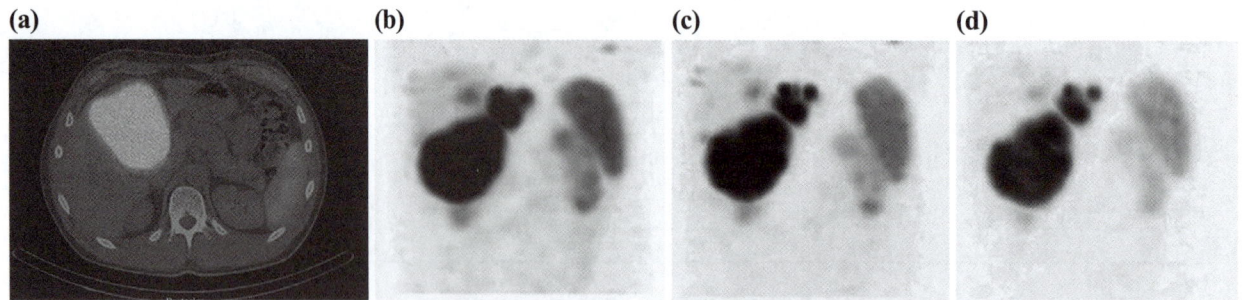

图 13.3　SPECT/CT 图像显示大肝脏病变中的吸收情况（a），以及在给药后 24 小时（b）、48 小时（c）和 72 小时（d）获得的最大强度投影图像

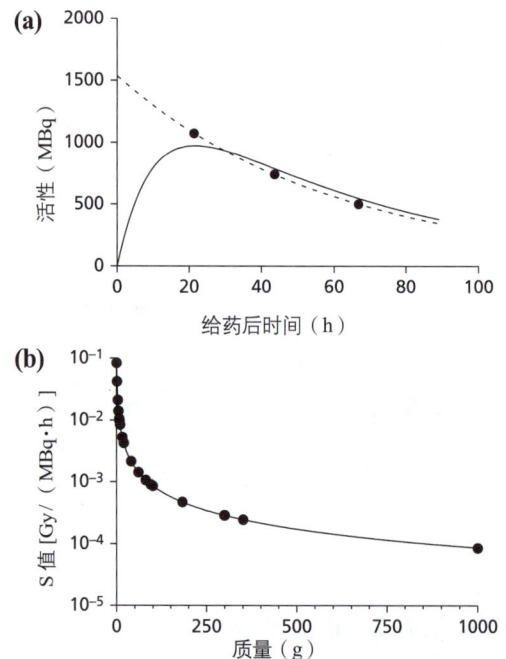

图 13.4　病变时间 - 活度曲线显示了两个可能的数据拟合（a）；单位密度不同大小球体的 S 值图（b）

与前面的例子类似，可以将具有吸收阶段和没有吸收阶段的指数函数拟合到数据中。由于在 24 小时之前没有获取数据，因此无法确定哪条曲线更准确地表示了放射性药物的生物动力学。对于瞬时病变吸收的情况，有效半衰期 T_e=41.4 h，$A_{s,t=0}$=1537 MBq。因此，使用公式 13.9，时间积分活性可以计算为：

$$\tilde{A}_s = \frac{A_s(0) \cdot T_e}{\ln(2)} = 91761 \text{ MBq·h} \quad (13.14)$$

使用带有吸收阶段的函数计算得出的时间积分活性为 83 503 MBq·h。病变的 S 值数据是通过 OLINDA/EXM 软件中的单位密度球体模型进行推算的。这些数据已在图 13.4b 中绘出。假设病变内组织密度为单位密度，则使用的 S 值 3.16×10^{-4} Gy/（MBq·h）。

使用公式 13.7，可以得出第一个镥 -177 DOTATATE 周期的吸收剂量为 26~29 Gy，具体数值取决于如何拟合时间 - 活性曲线。假设后续周期的吸收和保留模式相似，则预计累积病变吸收剂量将为 106~116 Gy。如果能更早地获取成像时间点，就可以更准确地确定示踪剂的吸收速率，从而减少这种剂量测定中的不确定性。

第 14 章　放射治疗中的辐射防护

Jim Thurston　著

14.1 导论

辐射防护的目标是在保留电离辐射使用益处的同时最小化危害风险。辐射防护实践必须能够预测给定辐射剂量的益处和危害，并且能够以合理的成本对两者进行直接比较。此外，我们还需要考虑自然来源的电离辐射对人类暴露的影响，因此必须将有意使用的辐射与整体暴露的背景相结合考虑。

14.2 电离辐射暴露源——自然和人工

地球上的生命在暴露于各种电离辐射源的同时逐渐进化，产生了微小但可测量的辐射剂量，这被称为自然背景辐射。除此之外，还存在其他一些"人为"或人为制造的辐射暴露来源。

自然背景辐射主要来自于地面的自然放射性、来自太空的宇宙射线、大气中的氡气体、环境中放射性衰变产物的其他放射性气体，以及食品中的自然放射性。人为来源包括医疗用途的电离辐射、职业暴露、核能发电对环境的放射性核素排放，以及 20 世纪中后期进行的核武器试验的放射性沉降物。辐射剂量是以毫西弗（mSv）为单位的有效剂量，请参阅第 14.5.1 节。

对于英国普通人而言（表 14.1），自然背景辐射构成了他们辐射暴露中最显著的贡献。然而，即使在整个人口范围内进行平均计算（其中大多数人没有接受 X 射线或其他医疗辐射暴露），医疗辐射仍然为总辐射剂量提供了最显著的人为贡献。在大多数情况下，试图减少人口对自然来源辐射的暴露并不现实，但是在涉及电离辐射的实践中，将接受的剂量降低到尽可能低的水平是可能的和值得的，特别是在医疗用途方面。这是辐射防护的主要目标。首先，我们应该考虑一下关于暴露于电离辐射影响的已知信息，以及这些知识的来源。

表 14.1　英国人口的年度辐射剂量

	每人平均剂量（mSv）	贡献率（%）
自然辐射		
宇宙	0.33	11.9
γ 射线	0.35	13.1
内部放射性核素	0.27	10.1
氡	1.3	48.7

续表

	每人平均剂量（mSv）	贡献率（%）
总自然辐射	2.25	83.7
人工辐射		
医疗	0.44	16.0
职业	0.0004	0.02
（核爆炸后的）放射性尘埃	0.005	0.18
放射性物质的处置	0.0008	0.03
总人工辐射	0.446	16.3
总计（四舍五入）	2.7	100

14.3 电离辐射的影响和数据来源

基于辐射引起的损伤机制及造成的损害是确定性的还是随机性的，对辐射的生物效应（放射生物学）进行基本分类是有用的。其损伤机制可描述如下文。

14.3.1 直接作用

直接作用是指当电离辐射直接与细胞内的 DNA 相互作用时的情况。换句话说，发生了一个电离事件，导致 DNA 分子链内的一个原子中的共价电子被射出。这会导致 DNA 断裂，无论是在双链上还是在碱基对上。在这种情况下，电离事件直接导致了生物效应。

14.3.2 间接作用

间接作用是指电离事件发生在细胞质或细胞内其他分子内而非直接与 DNA 相互作用。例如，该电离可能导致水分子（H_2O）断裂为氢和氧的自由基形式。作为非常活跃的化学物质，它们可能重新结合成 H_2O，这种情况下可能不会造成伤害。然而，它们也可能重新组合成对细胞有害的其他分子，如 –OH 或 H_2O_2。这些物质在细胞内的存在可能会导致生物损伤。因此，电离的初始作用引起了一种化学反应，从而间接导致生物效应。此外，我们还可以根据所产生的有害生物效应的严重程度或发生效应的概率来对其进行分类，如下所述。

14.3.3 确定性效应

这些效应在辐射剂量较高时发生，是由于细胞死亡所引起的，对大部分人来说，这些效应是相对立即发生的（也被称为"早期"或"急性"效应）。这些效应绝对会在所有受到这种辐射剂量暴露的人身上出现。早期效应导致组织的迅速受损和坏死，从而通过随后的局部损伤可能导致器官功能丧失和整个生物体的死亡。其中某些效应也可能会在最初暴露后相当长的时间内才出现。确定性效应仅在高剂量下发生，其严重程度随着接受的剂量增加而增加。还存在一个阈值剂量，低于该剂量不会出现效应——原因在于每个细胞内的 RNA 和其他蛋白质以及酶对受损的 DNA 进行修复，并且细胞无论如何都会根据细胞/组织类型以不同速率进行更替。因此，如果接收到的辐射剂量低于一定水平，细胞的修复和更替速度将超过细胞死亡速度，因此不会观察到任何效应。相反，如果由于接收到更高剂量而导致细胞死亡速度超过修复或更替速度，那么随着剂量的增加，观察到的效应会变得更严重。尽管仍受到个体差异性影响，但超过阈值的组织反应是可预测的，并可以通过实验或临床研究进行评估。国际辐射防护委员会（ICRP）现在更倾向于将确定性效应称为"组织反应"（见图 14.1a）。

首次观察到效应的剂量称为阈值剂量，该剂量将由组织类型决定，并且以吸收剂量的形式（参见第5章）范围从几十分之一戈瑞到几戈瑞（参见表 14.2 中的示例）。一些不良效应可能是暂时的而非永久的。

表 14.2 确定性效应的阈值剂量（吸收剂量）

组织及效应	阈值剂量		
	单次短暂照射（Gy）	在高分级或长时间暴露（Gy）	每年接受的高分级或长期暴露（Gy/y）
睾丸：			
暂时不育	0.15	不适用	0.4
永久不育	3.5~6.0	不适用	2.0
卵巢：			
不育	2.5~6.0	6.0	> 0.2
晶体：			
可检测到的混浊	0.5~2.0	5	> 0.1
视力障碍（白内障）	5.0	> 8	> 0.15
骨髓：			
造血抑制	0.5	不适用	> 0.4

14.3.4 随机效应

随机效应是由偶然控制的过程产生的。电离辐射可以与细胞核的 DNA 相互作用；如果损伤无法修复，效应将表现为突变，可能在数个细胞分裂和时间的推移后导致癌症或遗传性疾病。需要注意的是，对 DNA 的损伤可能意味着细胞周期暂停，不进行有丝分裂，因此没有后续效应。此外，还要注意的是，癌症发展所需的时间可能是初始暴露后的许多年。对于白血病来说，暴露和诊断之间的最短时间（称为潜伏期）可能为 2~10 年，而对于实体肿瘤可能为 5~30 年以上。在考虑暴露人群中不同年龄组发生这些效应时，这一点很重要（见第 14.6 节）。确定性效应和随机效应的特征总结在方框 14.1 中。

> **方框 14.1 效应总结**
>
> 有害组织反应——即确定性效应：
> ◆仅在超过阈值剂量时发生
> ◆随着剂量的增加而变得更加严重
> ◆暴露后相对较快发生
>
> 随机效应：
> ◆可能在任何辐射剂量下发生，无论多小（无阈值）
> ◆随着剂量的增加，只有可能性增加，而不是严重程度增加
> ◆可能在暴露多年后发生

随机效应的重要特征是，它们可能发生的剂量要比引起确定性损坏的剂量低得多。事实上，人们认为随机效应的发生不存在阈值剂量，尽管这很难证明，并且未被广泛接受。此外，只能从剂量中预测概率（或风险），而不能预测结果。对于相关个体来说，事件发生的概率很小，但其影响可能是改变生活，甚至致命的。辐射剂量的一般随机反应如图 14.1b 所示。

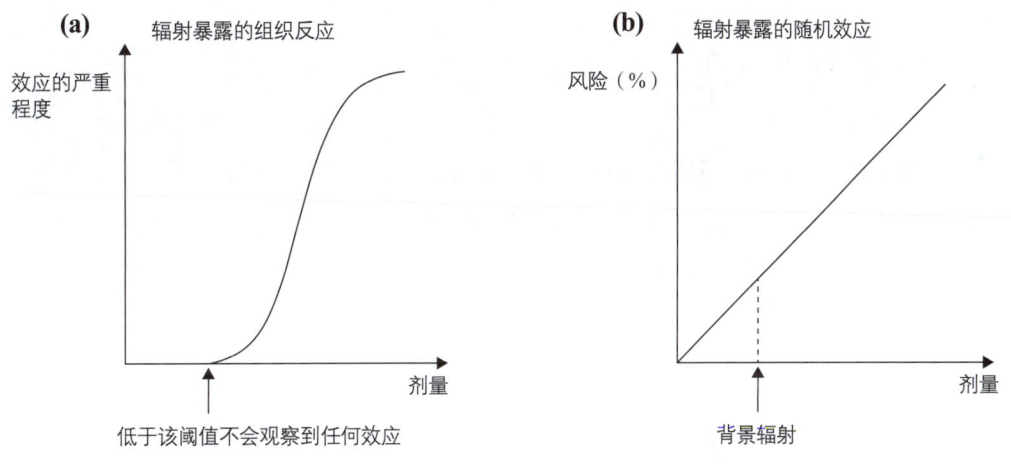

图 14.1 （a）组织反应（确定性效应）；（b）随机效应的响应曲线

转载自 Moreels M. et al. (2020) 'Stress and Radiation Responsiveness'. In: Choukèr A. (eds) Stress Challenges and Immunity in Space. Springer, Cham. under a Creative Commons Attribution 4.0 International License (http://creativecommons.org/licenses/by/4.0/)

关于确定性和随机效应的证据，在 20 世纪，有许多研究确立了电离辐射暴露与癌症诱发之间的因果关系。这些包括职业暴露、医学诊疗、药物治疗、原子弹的使用和试验。

14.3.5 职业暴露

辐射危害的第一个证据来自于对暴露在电离辐射下的工作人员的观察。这些工作人员包括了辐射物

理学和在医学中应用的先驱者。职业暴露的一个经典例子是在第3章中被提到，讨论了美国镭公司雇佣的女工。尽管这研究提供了辐射致癌效应的证据，但不完善的剂量测定阻碍了风险评估的推导。对铀矿工的研究表明了吸入矿山中较高浓度的氡气的影响。这些研究为高传能线密度（LET）辐射（如α粒子）的风险评估提供了一些最佳数据。

对受辐射监测的工人进行死亡率和疾病统计数据的检查可能是低剂量电离辐射风险的最佳数据来源。然而，存在的实际困难是样本量不足，未完全观察到全部发病的时间，潜在的混杂效应以及"健康工作者"效应。从1980年代开始，英国国家辐射工作者登记处（NRRW）登记了约10万名工人的记录，发现该群体的死亡率明显低于全国平均水平。这可以归因于"健康工作者"效应——标准化死亡率（SMR）为83%。唯一一个超过100%的SMR是基于9例病例的甲状腺癌。然而，当将疾病的发病率视为暴露剂量的函数时，发现了与剂量更显著相关的关系。换句话说，总体接收的剂量越高，患癌症的风险越高，白血病和所有恶性肿瘤的风险估计平均值大约是目前国际放射防护委员会（ICRP）的风险估计值的两倍。

14.3.6 接受电离辐射医学诊断的患者

接受医学检查期间暴露于电离辐射的患者提供了大量关于癌变的证据，但即使个体数量很多，仍然存在一些困难，包括接受的低剂量导致癌症发病率低、剂量测定本身的不确定性以及混杂因素，如已有疾病的普遍性与预后较差。

14.3.7 接受放射治疗的患者

对接受放射治疗的患者进行了几项研究，其中包括历史上接受非恶性疾病治疗的患者，其本应有良好的预后和正常的预期寿命。这些研究为电离辐射与癌症之间的因果关系提供了强有力的证据，然而它们仍未提供高质量的风险估计。即使存在良好的剂量测定和统计数据，许多患者接受放射治疗是因为已有癌症，这使他们成为了一个具有偏倚的群体，不代表正常人群。即使他们接受治疗的是非恶性疾病，仍然存在明显的偏倚迹象，至少部分原因是存在其他共存疾病的影响。

14.3.8 原子弹幸存者

研究广岛和长崎原子弹爆炸的幸存者提供了大量完整的数据，并且仍在进行深入的研究。在1950年，广岛和长崎共有约12万名居民，其中约9.4万名是1945年爆炸后的幸存者，其余为未暴露于辐射的个体。对约7.6万名幸存者（截至1950年）进行了足够的剂量测定和（或）计算，其中到1985年，近6000例患者因癌症去世，这些数据也是国际放射防护委员会最新风险估计的基础。其中，很大一部分患者患有相对于预期明显增多的癌症类型和部位，如白血病、恶性骨髓瘤、结肠癌、食道癌、胃癌和肺癌等。

然而，对这些数据的解释相当复杂。首先，暴露人群接受的辐射剂量导致检测到的癌症增加远高于通常我们关注的辐射防护剂量（高达1000倍甚至更多）。其次，许多幸存者在研究结束时仍然存活，因此结果的表现不能算是完全的。再次，原子弹袭击的人群与我们希望应用数据的人群不同。有强有力证据表明，癌症的易感性受到当地环境和生活方式等因素的影响，在当时处于战争状态的情况下，正常的性别和年龄人口统计因为缺少军龄男性而发生偏倚。最后，在基本剂量测定方面存在困难，即在原子弹爆炸期间没有记录辐射剂量和剂量率的辐射探测器，估算和计算必须经过重新评估，以考虑建筑物对中子的屏蔽效果和空气中水分的吸收因子等因素。

另外，还有一批主要是军事人员的人群，经历了20世纪中叶全球范围内的原子和核爆炸试验，他们的剂量测定记录多年后才最终公布，进一步揭示了剂量与癌症风险之间的因果关系。

14.4 辐射防护框架

尽管上述讨论了电离辐射的有害影响，但电离辐射在医学实践等领域的使用中具有许多潜在的益处。辐射防护致力于获取这些潜在益处的同时，最大限度地减少人类暴露的成本。在这里，"损害"一词被用来定义所有有害影响，不仅包括明显的健康危害，还包括与建立和实施使用电离辐射的做法，以及旨在限制剂量的干预措施相关的附带（如金钱）成本。

损害也可以定义为对个体造成伤害的风险，或者对人群群体的集体风险。即使个体风险和群体规模都很小，仍然可能导致群体中一个或多个个体受到伤害，尽管这当然是不太可能的。然而，随着个体风险或群体规模的增加，我们可能会面临这样一种情况：某些个体很可能会遭受严重的有害影响，但即便如此，我们仍然无法知道这些个体将是谁，甚至无法确定损害是否可归因于电离辐射。

1977年，ICRP为现代辐射防护框架奠定了基础。简而言之，所有人体接触电离辐射的情况均应遵循以下原则：①合理性。除非其引入产生正的净收益，否则不应采用任何做法。②优化。所有暴露应尽可能低地保持在合理可行的范围内，并考虑经济和社会因素（ALARP原则）。③限制。个人（工作人员或公众）的剂量不应超过适当的限制。

在1990年和2007年重新评估风险估算之后，ICRP发布了修订的建议。1990年，ICRP定义了一组概念，用于描述个体可能暴露于特定电离辐射源的步骤网络，无论其目的是什么。该网络被定义为导致人类暴露于电离辐射的一系列过程、事件和情况的链条。"源"是一个术语，用来描述产生电离辐射的物品，它包括实际的物理源。例如，单个放射性源或X射线机器，也可以是整个引起暴露的设施/机构（如对当地人口的暴露）。该机构将进行一个或一系列实践，如诊断X射线检查，这些功能/活动会增加总体电离辐射暴露。辐射防护要求雇主考虑干预措施——即旨在减少接受的暴露水平和暴露人数的活动。

在2007年的审查中，ICRP对辐射防护方式进行了分类，将暴露分为3种类型，即职业暴露、医疗暴露和公众暴露。这是因为它们需要根据不同的价值判断和可行的干预措施加以处理。此外，ICRP还定义了可能需要不同策略以确保剂量尽可能降低的3种暴露情况，同时仍然受到对受暴者或社会的净利益是否超过风险的辩护的约束。这3种情况被称为计划暴露情况、紧急情况和现有情况。

计划暴露情况描述了涉及使用电离辐射的实践，这些实践可以事先完全计划以确保剂量被优化。例如，在新建医院设置放射科。所有必要的结构屏蔽、布局、警告标志、联锁和防护设备等可以在首次进行辐射工作之前购买和安装完成。

紧急情况需要执行应急计划，可能允许个体在通过合理性评估后超出正常剂量限制。因此，法定职业剂量限制 20 mSv 不一定适用于紧急暴露情况。此外，由于放射事故或事件的后果，公众可能也会暴露于超出正常剂量限制或公共剂量限制的情况下。例如，因不得不食用受污染的食物。尽管可以采取策略来减少这种暴露，但由于此类事件的特殊性，可能无法完全避免公众暴露的增加。

现有暴露指的是诸如家庭中的氡、天然放射性材料（NORM）的职业暴露，或环境受到之前操作造成的污染等情况，这些情况在被管理部门或辐射雇主发现之前已经存在。从这些暴露中降低剂量至最佳水平的策略可能成本高昂，因此职业或公众接受的剂量可能仍高于完全事先计划的实践所预期的水平。

在讨论临床肿瘤学环境中实施辐射防护措施的立法和实际事项之前，我们将定义一些辐射防护量，并根据先前讨论的数据预测电离辐射暴露的风险。

14.5 辐射防护数量和单位

吸收剂量 [以戈瑞（Gy）或毫戈瑞（mGy）为单位] 被认为适用于为肿瘤剂量开具处方，因为它与组织反应相关，但它并不直接与随机效应的概率相关。在职业或公众暴露于电离辐射时遇到的低剂量以及接受诊断目的的患者，需要引入一种剂量指标，以指示可能的危害风险。这个指标需要考虑到所接受的剂量、导致该剂量的辐射类型，然后考虑已受到照射的组织以及这些组织对辐射的敏感程度。这个过程的结果是得出有效剂量：ICRP 定义的一种量数，用于衡量辐射风险水平。

关于当量剂量和有效剂量，某些类型的辐射可能对细胞造成的损害更大，因此对于相同的吸收剂量而言，风险也更大。例如，与从 γ 射线中接收到的相同吸收剂量相比，从 α 粒子中接收到的 1 mGy 辐射更有可能导致癌症。为了考虑这一点，每种辐射类型都被赋予一个权重因子。将吸收剂量（Gy）乘以辐射权重因子得到一个称为"等效剂量"的量数，以西弗（Sv）为单位。对于光子（X 射线、γ 射线和电子或 β 粒子），其因子为 1，因此等效剂量在数值上等于吸收剂量。对于其他类型的辐射，权重因子较大（表 14.3）。实际上，权重因子表明了相对于 X 射线而言该辐射类型的破坏性程度。这可以写成一个方程式，其中 H 是等效剂量，等于 D（吸收剂量）与 W_R（辐射权重因子）的乘积。如果暴露的辐射类型超过 1 种，则将每种类型的等效剂量相加。因此：

$$H = D \times W_R$$

表 14.3 辐射权重因子

辐射型	权重因子 W_R
光子：X 射线和 γ 射线	1
电子	1
中子	5~20，取决于能量
α 粒子	20

权重因子是基于辐射的"相对生物有效性"（RBE）的量进行计算的，但它并不等同于RBE。权重因子的数值已四舍五入为1、10和20等值。对于放射治疗工作中遇到的大多数辐射（如X射线和电子束），辐射权重因子被设定为1，因此组织的平均吸收剂量和等效剂量在数值上相等。

在此阶段，还需要考虑暴露于电离辐射的组织和器官的相对敏感度。这些放射敏感度的差异是由于这些组织的细胞复制速率不同所造成的（更快的复制速率意味着更高的放射敏感度），而且年轻人在所有组织中的细胞分裂速度也比老年人更快。然后通过应用一个因子来代表每个组织或器官的相对放射敏感度，并且这个因子是基于对组织剂量所造成的风险的估计。

通常，当一个人暴露于电离辐射时，身体的一部分或整体都会受到照射，导致许多组织受到一定剂量的照射。为了确定人体暴露的总体风险，有必要将每个组织/器官接受的剂量贡献相加，并根据其相对放射敏感度进行调整。为了考虑这一点，通过引入组织权重因子的概念。如果整个身体和所有组织/器官均匀地暴露，则各个权重因子的总和将为1。因此，对于每个组织，将上述计算的等效剂量乘以组织权重因子，然后通过将所有组织的贡献相加来计算出"有效剂量"。假设 H_T 是组织 T 的等效剂量，W_T 是该组织的组织权重因子，则有效剂量由所有暴露组织的 T 和 W_T 乘积的总和来定义（单位仍然是称为西弗）：

$$E = \sum H_T \times W_T$$

组织权重因子在2007年进行了修订，数值见表14.4。注意：①并非所有组织都单独列出；②权重因子只有几个不同的值；③多个组织具有相同的权重因子。

表 14.4　组织权重因子

组织	权重因子 W_T
性腺	0.08
红骨髓	0.12
乳腺	0.12
结肠	0.12
肺	0.12
胃	0.12
膀胱	0.04
肝	0.04
食管	0.04
甲状腺	0.04
骨表面	0.01
脑	0.01
唾液腺	0.01
皮肤	0.01
其余	0.12
总计	1

未列出的组织虽然不能免受辐射影响，但它们的敏感度较低，只有在综合考虑时才对有效剂量产生一定影响。使用这种方法计算有效剂量可以很好地估计风险，并反映现有知识水平。对于任何实际情况，对暴露于辐射的个体风险的估计不会通过进一步细化组织权重因子而得到改善。

无论身体受到何种辐射照射，计算有效剂量都会得到一个单一的数值。这样可以比较完全不同类型暴露的辐射剂量。例如，一个经常使用的比较是，进行一次胸部 X 线检查所产生的辐射剂量与英国和西班牙之间的返程行程所产生的辐射剂量大致相同。这个辐射剂量无论是让接受 X 线检查的患者感到安心，还是让旅行者感到害怕，对于辐射风险的不同考量是一个重要的问题，尤其是在试图传达放射诊断治疗的相对益处和风险以获得知情同意时。不同的是，胸部 X 线检查只将身体的一部分暴露于 X 射线，而乘坐飞机则涉及将整个身体暴露于更高水平的宇宙辐射，后者是由 γ 射线和各种高能电离粒子混合而成的辐射。然而，计算有效剂量的过程会得出每种暴露的类似数值。

14.6 风险估计和剂量反应模型

尽管本章描述的许多数据来源已经形成了一个"金标准"——对引起癌症等危害的电离辐射暴露的可量化风险有着清晰的理解，且在可管控的不确定性水平内——但实际数据基于大剂量暴露（为 0.5~4 Sv 的有效剂量），而且在许多情况下是以非常高的剂量率接收的。辐射防护面临的问题是，大多数感兴趣的暴露量要低得多，在几毫西弗到 20~30 mSv 的有效剂量，并且在更长时间内缓慢接收。因此，有必要考虑如何从金标准向曲线的低剂量 / 风险区域进行外推（图 14.2）。

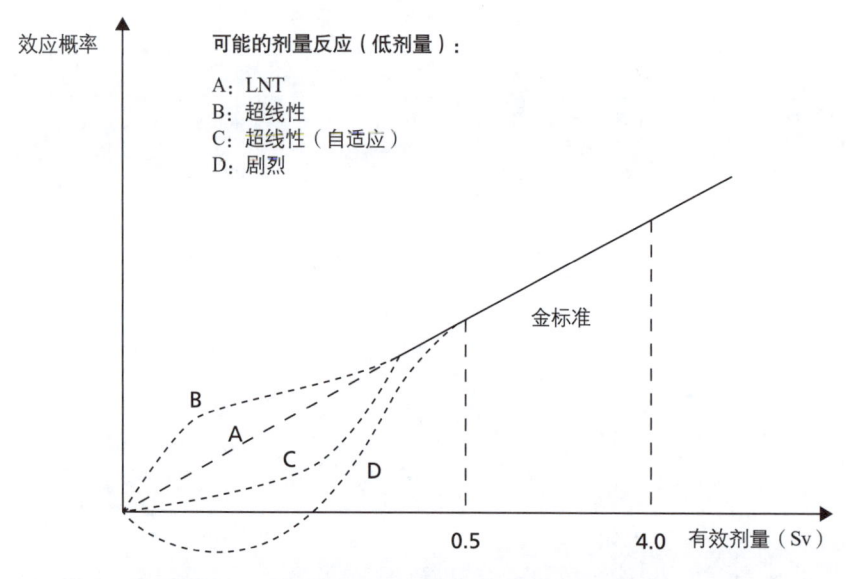

图 14.2 较低剂量辐射暴露的可能响应曲线

在低剂量下，可能会认为存在一个简单的线性关系，并通过绘制一条直线来进行回归到零的推导。这个假设被称为"非线性阈值"（LNT）模型。然而，当观察低剂量下的各种流行病学和体外细胞研究中的剂量 / 反应关系时，有许多相互矛盾的结果，这些结果可能与 LNT 假设不一致。一些数据表明，细胞在低剂量下对辐射致癌作用的敏感度可能高于 LNT 模型所预测的；而其他数据则表明，细胞在低剂量下不仅更能抵抗（适应）这种损伤，而且低水平的辐射暴露甚至可能导致激素作用，即有益效果，从而提供对细胞后续暴露于辐射或其他致癌因素（如污染物等）的保护。换句话说，一点点辐射可能起到积极的作用，而不是造成危害。这些相互竞争的反应在图 14.2 中有所体现。

考虑到低剂量下可能存在增加不确定性的混杂因素以及整体统计的不确定性，国际放射防护委员会（ICRP）建议，在管理工作场所和公众的辐射防护方面采用 LNT 模型作为最佳模型。这是最直接的实施方式，可以在相互矛盾的极端观察数据之间取得折衷。假设癌症风险与所接受的辐射剂量呈线性反应，就有可能对其进行量化。根据数据表明，致命癌症的风险约为每西弗 5%（或每毫西弗 0.005%）。也就是说，在一个暴露于 1 Sv 有效剂量的人群中，每 100 名健康成年人（或 100 000 人暴露于 1 mSv），预计该队列中会发生 5 例额外的致命癌症。然而，这只是一个总体的估计数字，无法具体预测每 100 人（或 100 000 人）中哪 5 人会受到伤害。

在这一点上，重新考虑延迟——从发生事件（暴露）到癌症进展至最终结果所经历的潜伏期也是很有用的。对于白血病，这个潜伏期可能为 2~10 年，而对于实体肿瘤，可能超过 5~30 年。这种延迟可能对人群中各个年龄段的风险产生重要影响。此外，不同年龄和性别的细胞对辐射的敏感度也存在固有差异。这一点已经得到广泛研究，并促使国际放射防护委员会发布了与年龄和性别相关的风险数据，如表 14.5 所总结的内容。

表 14.5 致命癌症的风险数据与暴露年龄的关系（%/Sv）

暴露年龄	男性	女性	平均
0	13	16	14.5
5	14	17	15.5
10	13	16	14.5
15	11	15	13.0
20	9.2	11	10.1
30	5.8	6.4	6.1
40	4.8	5.1	4.95
50	4.7	4.7	4.7
60	3.9	3.7	3.8
70	2.1	2.1	2.1
80	0.88	0.89	0.89

从表 14.5 可以看出，10 岁以下的儿童由辐射暴露引起的致命癌症的可能性是中年成年人的 3 倍，而 80 岁以上的人患致命癌症的可能性不到中年成年人的 1/5。这当然对于医学暴露的合理性具有潜在

的重要意义，比如需要获得更大的受益才能对风险更高的儿童进行检查。而对于年龄更大的患者，虽然也重要，但可能就不需要如此密切的关注。

14.7 立法要求摘要

14.7.1 2017年电离辐射法规

正如前面讨论的那样，辐射防护立法主要是根据国际放射防护委员会（ICRP）的建议确定的。几十年来，关于辐射风险的更多信息已经被收集和分析，并于2007年发布了更新后的最新建议。在欧洲，卫生和安全立法主要由欧洲共同体（EC）通过欧洲指令进行制定。2013年，欧洲委员会根据国际放射防护委员会第103号报告发布了修订后的《基本安全标准（BSS）》指令（2013/59/EURATOM）。该指令要求成员国在2018年2月6日之前将其纳入其国家立法框架中。《2017年电离辐射条例》（IRR17）是一项重要的立法，它在英国实施了非医学方面的BSS指令。IRR17是一项法定文书——根据国会授权法案制定的一套法规，与1974年的《工作场所健康与安全法案》涵盖的所有危害一样。

通过遵守IRR17，辐射防护的3个基本ICRP原则应该得到满足，即辐射实践的合理性、辐射防护的最优化和剂量限制。与法案下各种规定涵盖的工作场所中的所有危害一样，雇主被认为对使用电离辐射的员工、工作场所访客（包括患者）和公众的安全负有最终责任。这主要通过首先证明使用电离辐射的合理性和必要性（对于医疗用途相当简单），然后为电离辐射安全提供治理和管理结构（在一般健康与安全治理和监督内部）来实现。此外，雇主还应指定一名注册的辐射防护顾问（RPA），向所有直接或间接从事辐射工作的员工提供适当的信息、指导和培训。

雇主还应该进行前期辐射风险评估，以确定每个电离辐射源可能带来的危害和风险程度。因此，根据危害和风险的程度，需要划定电离辐射作业区域的范围：最重要的危害/风险区域被划定为受控区，例如放射治疗诊疗室。如果可能导致人员的年有效剂量超过6 mSv，则必须将区域归类为受控区。还有一种较低级别的区域划分，即虽然目前受到的剂量并不令人担忧，但如果不受监视，随着时间的推移可能会发生变化并变得显著，这些区域称为受监管区，例如放射治疗设备的控制区。如果一个人可能每年接受1 mSv以上的有效剂量，则将该区域指定为受监管区。工作场所内或相邻的所有其他区域可以被视为极低风险，甚至被视为公众区域或无限制区域。区域划定的目的是确保任何人都不会接收超过法定剂量限值（见下文）的剂量。雇主必须确保所有指定区域被充分划定，以便员工和其他人员能够识别存在的危险，并且必须提供《地方规则》，其为一份总结了所有进入指定区域的人员需要遵循的信息和指示的文件，以确保他们的安全。为了进一步确保所有员工遵守地方规则，雇主预计将为设施中每个区域的工作指定一个辐射防护监督员（RPS）。

IRR17中规定的剂量限值总结于表14.6中。这些标准基于国际公认的职业危害造成的年度死亡风险可接受的限度，即工人在任何职业危害中每年面临的死亡风险不应超过1/1000。如上所述，每西弗患癌症的风险为5%，相当于20 mSv的风险为千分之一，即0.1%，这是工人的有效剂量限制。公众剂量限值同样基于国际公认的前提，即公众包括最脆弱的成员（年轻人和身体不适的人），平均暴露于风险的概率不应超过 1/100 000。鉴于绝大多数公众不会因任何雇佣活动而接触到辐射，1 mSv 的剂量限制（相当于 1/20 000 的风险）似乎是合理的。

表 14.6　年剂量限值 IRR17（mSv）

	雇员		公众及所有 16 岁以下人士
	18 岁以上	18 岁以下学员	
有效剂量	20（或 5 年内 100 个）	6	1
当量剂量： 眼睛的晶状体 皮肤 * 其他组织/器官	20 500 500	15 150 150	15 50 50

注：* 皮肤剂量平均超过 1 cm² 皮肤

以不同器官或组织的等效剂量为基础规定的剂量限值，旨在确保其不会接收超过这些阈值的剂量，以避免确定性组织反应的可能性。

由于执行的具体任务性质、执行方式和风险评估结果的差异，有些员工可能预计会接收超过剂量限值的较大比例（通常是 3/10）。这些员工将被正式指定为放射工作人员，并必须配备个人辐射监测器[如热释光剂量仪（TLD）或类似装置]，以便对他们接收的剂量给予特别关注，并且通过年度体检跟进，以确认他们适合继续从事涉及电离辐射的工作。其他员工可能会接收较低但可测量的剂量，根据风险评估的结果决定是否应对其进行监测，尽管通常预计他们不会接收引起担忧的剂量。

无论是否已建立系统以确保员工或公众接收的剂量低于限值，雇主都有责任进一步确保实际职业和公众接收的剂量最小化。仅仅达到剂量限值是不够的。雇主应采取措施，尽可能减少剂量暴露。在这样做时，他们可以考虑社会和经济因素，包括减少剂量所需干预的成本。这实现了优化目标，即剂量尽量低。

14.7.2 2017 年《电离辐射（医疗照射）条例》

2017 年《电离辐射（医疗照射）条例》[IR（ME）R]规定主要可以被视为确保雇主建立一个框架，以实现对每位患者接受放射诊疗的合理化和最优化。需要注意的是，在医学暴露中不能应用剂量限制——即任何因为患者曾经接受过某些剂量限制而对诊疗剂量施加限制都是不恰当的。因此，医学暴露必须根据个体情况进行合理化，并且随后个体化优化剂量以实现临床需求——即在获得充分诊断信息或治疗目的的同时将剂量最小化。

这些规定由卫生与社会护理部代表护理质量委员会（CQC）执行，并规定了特定个人的角色和法律责任，其中包括雇主、转诊者、从业者、操作员和医学物理专家。这些角色对于患者辐射安全至关重要，一个人在患者的治疗过程中可能担任多个角色。

转诊者应该检查疑似患有临床病症的患者，并判断患者可能会从医学诊疗中受益，无论是用于确认病症的诊断还是用于治疗。他们将这些患者转诊给适当的专家，以确定是否进行放射诊断或治疗。转诊者在转诊中承担将与患者和疑似临床病症相关的适当信息包含在内的法律责任。通常转诊者是医生或牙医，但在符合规定的情况下，也允许非医学转诊者，前提是他们接受过适当的培训。

从业者是使用辐射进行临床诊断、引导或治疗的专家。该人员应具备深入的知识，能够确定转诊建议的程序是否适合患者，以及患者是否会从中受益，即从业者确定医学辐射暴露是否正当合理。从业者随后将授权进行放射诊疗，并且他们或操作员将被要求向转诊者撰写报告，以确认诊断或治疗已成功完成。

操作员是按照部门程序接受培训并有资格执行与放射治疗或相关成像辐射暴露有关的实际任务的操作人员。操作员的任务可能包括轮廓划定、制订计划和检查治疗方案，操作治疗和成像设备，辐射设备的质量保证，以及临床患者审查。操作员的任务可能由肿瘤医师、放射治疗／诊断技师、临床科学家和技术人员执行。

此外，在从业者不在场的情况下，操作员可能被允许根据授权使患者接受辐射暴露。例如，放射治疗师可以被授权进行额外成像（如 CBCT）和进行姑息治疗暴露，以及物理师授权进行针对乳腺或前列腺等部位的治疗计划。这种授权只能由从业者给予操作者，并且从业者必须以书面形式清楚地列出暴露的范围、临床条件，以及操作者可以做出进一步决策的标准。

需要注意的是，临床肿瘤医师可以同时是转诊者、从业者和操作者。医学物理专家（MPE）负责条例中具体规定的几项事项，其广泛目标是确保雇主了解并遵守法律的要求，同时确保患者在适当的设备上接受优化的医疗放射治疗和成像，并且设备正常安全运行。

MPE 将参与一系列事务，包括就剂量测定和质量保证提供建议、进行物理测量以评估患者所接受的剂量、优化治疗计划和剂量递送。根据要求，MPE 将参与新设备和安装设计技术规范的准备，随后对新设备进行验收测试，然后制订并执行例行质量保证测试计划，包括安全监督方面。

14.7.2.1 ARSAC

IR（ME）R 明确规定，使用药用放射性物质（放射性药物）进行诊断成像或其他检测，以及进行治疗（放射性核素治疗）时，必须在持有许可执照的临床医师（作为执业医生）的指导下，在适当持有许可的设施中进行。执业医生的许可由卫生部门根据放射性物质咨询委员会（ARSAC）的建议，给合格和经验丰富的临床医师开放申请。此外，ARSAC 还接受雇主的申请，以获得在其机构内进行涉及放射性物质的诊断和治疗程序的许可，前提是机构具备适当的设施、设备和人员资源（包括合格的医学物理师和临床技术人员的支持）。

14.7.2.2 非预期或意外暴露

人为失误和设备故障导致非预期或意外暴露，这种可能性无法完全消除。因此，当此类事件确实发生时，必须对事件进行调查并分析其根本原因。此类调查将涉及负责患者诊疗的临床医生、事件相关人员以及 MPE/RPA，以评估因事件造成的剂量相对于预期剂量的差异的重要程度。

该法规要求，任何涉及患者遭受更严重的非预期或意外暴露的事件均应当正式向 CQC 等执行机构报告。在这种情况下,"重大"可以被定义为由于该事件导致的暴露程度,该程度可能会影响患者的未来临床管理和治疗。这些事件包括错误的患者受到暴露、正确的患者接受了错误的身体部位暴露,或者过程失败导致显著的暴露过度或不足。CQC 已经发布了关于确定是否需要报告事件的指南。表 14.7 列出了用于确定事件是否应报告的因素。需要注意的是,"意外暴露"指的是当个体在没有意图的情况下接受到暴露。"非预期暴露"则是指个体接受到显著超过或低于预期的暴露。当出现非预期暴露时,通常是由程序或人为错误所致,但包括设备故障在内的情况也应该进行报告。所使用的倍增因子定义为事件的总剂量除以仅来自预期暴露的剂量。

表 14.7 决定是否根据 IR(ME)R 向 CQC 报告事件的准则

通知代码	暴露类别	通知准则
意外暴露:		
1(仅限英格兰)	包括治疗在内的所有方式	3 mSv 有效剂量或以上(成人) 1 mSv 有效剂量或以上(儿童)
1(北爱尔兰和苏格兰)	包括治疗在内的所有方式	不管剂量多少
非预期暴露:		
所有模式包括核医学和放射治疗前成像		
2.1	预期剂量小于 0.3 mSv	3 mSv 或以上(成人) 1 mSv 或以上(儿童)
2.2	预期剂量为 0.3~2.5 mSv	是预期剂量的 10 倍或更多
2.3	预期剂量为 2.5~10 mSv	25 mSv 或以上
2.4	预期剂量超过 10 mSv	是预期剂量的 2.5 倍或更多
4.1	放射治疗治疗前计划扫描	如果 CT 计划扫描需要重复两次以获得合适的数据集(总共 3 次扫描,包括预期扫描)
4.2	放射治疗验证图像	设置错误导致单个治疗分次中出现 3 个或更多成像曝光(包括预期图像,即总共 3 个图像),或者当治疗过程中额外成像曝光的数量比预期多 20% 或比方案中描述的多 20% 时
5	胎儿所有形态	如果怀孕查询程序失败,并且最终胎儿剂量为 1 mGy 或更多
放射治疗剂量(包括近距离放射治疗)		
7.1	治疗过度暴露	计划治疗体积(PTV)和(或)危及器官(OAR)的输送剂量是预期剂量的 1.1 倍或更多倍(整个疗程)或 1.2 倍或更多倍(任何分次)
7.2	治疗暴露不足	向 PTV 输送的剂量是预期剂量的 0.9 倍或更少(整个疗程)
放射治疗位置失误(包括近距离放射治疗)		
8.1	总计	所有位置失误总数,即使是其中的一小部分或重要部分
8.2	部分	如果误差超过局部定义误差范围的 2.5 倍,并且超过了 PTV 或 OAR 的上述指导剂量因子(如 7.1 和 7.2)

续表

通知代码	暴露类别	通知准则
核医学治疗		
9.1	选择性内部放射治疗	交付的活度超出了规定活度的 ±20%
9.2	所有其他核医学疗法	交付的活度超出了规定活度的 ±10%
补充通知代码		
M	同一事件中暴露了多个个体（后缀加上上述数字代码）	所有病例,无论剂量如何
E	设备故障曝光（后缀与上文相同）	—
V	自愿通知（后缀如上文相同）	—
C	临床显著事件（后缀如上文相同）	—

CQC 建议雇主还应考虑报告不符合强制报告标准的事件,因此将代码 V 纳入自愿报告。CQC 明确表示,所有事件以及未遂事故,无论多么微不足道,都应由雇主进行彻底全面地调查,以确定根本原因并采取纠正措施,以避免再次发生。所有参与患者护理的人员,特别是事件发生过程中的人员,也应参与调查。

14.7.3 2016 年《环境许可条例》

《环境许可条例》（EPR）旨在保护员工和公众免受使用各种潜在有害物质（包括放射性物质）所产生的危害和风险。它主要通过要求雇主确保对所持有和使用的放射性物质进行控制,以及确保任何由此产生的废物得到妥善收集和负责任的处理来实现。所有事务必须在环境机构（英格兰及分权管理机构）根据法规发布的许可证规定的限制和条件内完成。EPR 的第 23 部分专门涉及对使用和处置放射性物质的特定要求,包括医疗用途。在申请持有、使用和处置放射性物质的许可证时,雇主必须比较使用放射性物质的必要性与其他替代方案的可用性、适当性和成本即为最佳可用技术分析,并且进行放射危害评估,评估产生的废物排放对人类和其他物种的辐射剂量可能造成的影响。

该法规涵盖了所有行业对放射性物质的使用,包括医院内的各种医疗用途,包括非密封（液体、蒸汽或气体）和密封（固体、封装）源,以及高活性密封源（HASS）。这些 HASS 是高剂量率（HDR）近距离放疗机器等设备中储存的源,它们本身会对任何直接暴露于其下的人员构成重大危害。

然而,EPR2016 的大部分并非针对辐射安全本身,而是关注不受控制的放射性排放对环境的影响,可能对公众和非人类物种造成影响。法规中另一个与 HASS 和其他可能具有重大危险的源有关的方面是,必须建立一套关于这些源的存储和使用的物理和信息安全措施,以防止任何未经授权的人员接触。此外,这些源必须经过同意退还给制造商或供应商,或者交由经批准和许可的承包商以适当方式进行回收或处置。

14.8 实用辐射防护——RT 设施的设计和管理

辐射防护措施可以且应该在设计阶段就纳入设施中。该设施应在考虑辐射安全的情况下进行全面规划，就像国际辐射防护委员会（ICRP）所称的，即制定计划的暴露情况。这样的规划可以做到几乎没有妥协，并最大限度地提高安全性。

该设施的设计将基于 3 个实际方面：①使用屏蔽以避免所有人明显暴露；②增加辐射源和所有人之间的距离，以降低所有照射的剂量率；③尽量减少每个人直接暴露于电离辐射的时间。

对于放射治疗部门的大部分工作来说，减少照射时间或增加使用距离并非保护工作人员和公众免受辐射源影响以及达到最低合理可行原则（ALARP）的方法。在这种情况下，屏蔽成为确保此类设施安全的主要方法。因此，让我们先来看一下治疗室的通用设计，然后重点介绍所有类型治疗方式所共有的一些特征，以及不同治疗方式中更为具体的特征。

对于使用直线加速器（linacs）的电力产生的外照射放疗，辐射危害有几个组成部分：①主射束；②二次散射来自患者、墙壁、房间内的任何设备；③治疗头的辐射泄漏。

设施的墙壁、天花板和地板上必须有足够的屏蔽材料，以降低这些辐射对设施外可接受的剂量率的影响。断层放射治疗系统（参见第 11.6.2 节）使用与 CT 扫描仪相同的几何形状，并具有内置的主光束阻挡器来吸收从患者体内射出的束流，使得非主射束方向的治疗室的墙壁、地板和天花板不需要设置主要屏障。相反，射波刀系统（参见第 11.6.1 节）是安装在机械臂头部的直线加速器，可以指向患者周围几乎任何方向，因此所有墙壁和地板都必须成为主要屏障。

对于使用 HASS 进行 HDR 近距离放射治疗的系统来说，当源本身从容器中被驱出并进入到患者体内时，会产生几乎所有方向的初级辐射场，然后被患者、墙壁和房间内的设备吸收和散射。同样，墙壁、天花板和地板必须有足够的屏蔽能力，以将室外的剂量率降低到可接受的水平。此外，该房间还需要前面提到的物理安全措施，以确保未经授权的人员无法接触 HASS。此类设施可以选择使用或不使用入口迷宫（图 14.3），以避免安装电机驱动的重型屏蔽门。迷宫的设计必须使沿着迷宫散射的辐射强度降低，使入口处的剂量率处于可接受的水平。

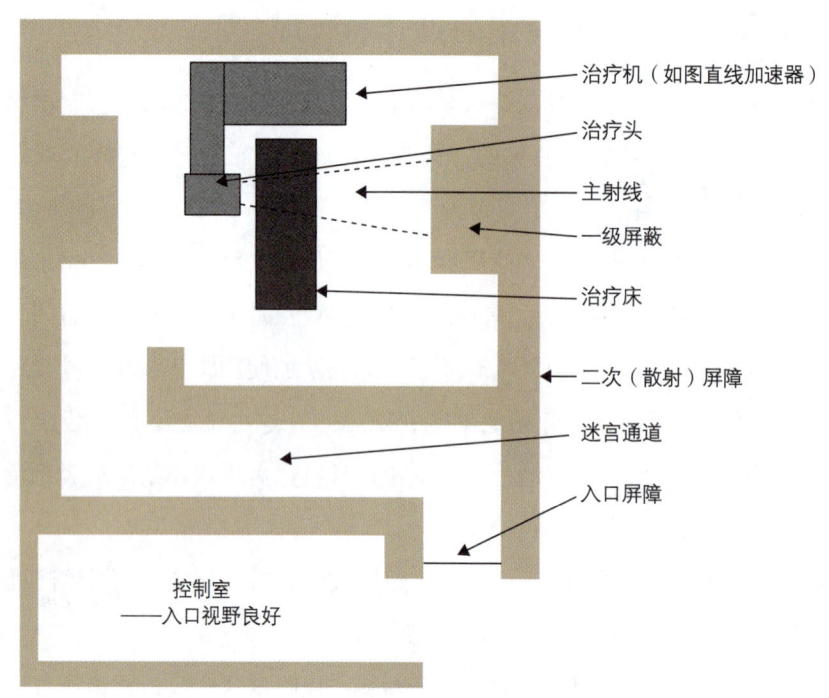

图 14.3 典型的通用放射治疗室

对于所有这些设施而言，其中一个主要风险是除患者以外的人可能在治疗开始时留在设施内，或者可能在治疗过程中意外进入。确保在治疗开始之前患者是房间内唯一的人是非常重要的。

以下是系统必须采取的措施：①在治疗前，最后一个离开房间的人必须检查房间内是否有其他人（除了患者），然后按下一个按钮进行确认，并在控制室按下另一个按钮进行验证。只有在验证完成后，设备才会启动并开始治疗。②应该在房间内安装闭路电视，以便操作员在整个治疗过程中始终能够监视房间内的情况。③入口处应设有屏蔽措施，并安装联锁装置，一旦有人进入，联锁装置就会触发，终止治疗。屏蔽可以采用设计良好的迷宫、大门或光束屏蔽挡块。如本章前面所述以及法规的要求，房间还将配备危险警告标志和警告灯。

只有进行低剂量率（LDR）植入的设施（例如，用于前列腺近距离放射治疗的碘粒子，见第 12.3.3.2 节）才不依赖屏蔽作为主要安全措施。当粒子通过适当设计和屏蔽的传输系统植入时，粒子发出的能量非常低的 X 射线对工作人员的危害很小。因此，这种治疗可以在普通的设施中进行，无需专门的屏蔽。一旦患者接受治疗并出院回家，粒子仍留在原处，它们对站在 30~50 cm 以外的人造成的危害可以忽略不计。然而，患者应避免长时间密切接触，以降低家人和朋友，特别是年幼儿童的风险。

14.9 总结

人类暴露于电离辐射可能会带来危害，无论是引起即时的急性效应，还是增加今后患癌风险。这一认识源自对暴露于各种辐射源的人员的研究，人们也试图理解造成的损害和危害的物理、化学和生物机制，模拟细胞和组织的反应，并量化辐射剂量与危害或风险之间的关系。

然而，在医学中使用电离辐射，无论是用于诊断还是治疗患者，通常被认为是合理的，因为对患者的益处被认为超过了危害的风险。医院设置辐射防护的目的在于建立一个管理框架，使患者接受辐射暴露利益最大化的同时风险最小化，并保护工作人员和其他人员免受这些医疗程序带来的不可接受的辐射剂量的影响。

第 15 章 放射治疗质量

Andrew Morgan, Niall MacDougall 著

15.1 导论

美国实业家和汽车制造商亨利·福特（Henry Ford）曾经说过："质量意味着在没有人监督时也做正确的事情。"质量是一个难以明确定义的术语，其定义取决于所应用的情境。词典对质量的定义包括"高标准"的或者"使某物与其他事物不同的特征"。

放射治疗多学科团队（MDT）的成员可能会认为，通过正确定义的治疗靶区、尽可能准确地进行治疗，以及正确校准治疗设备，可以最大限度地提高患者的治疗效果，代表了质量。然而，患者对于放射治疗质量的看法可能更多地是基于他们个人的体验，如他们等待治疗的时间长短、候诊区的座椅舒适度，以及有人何时清理等候室鱼缸中的死鱼等。这些也影响着患者对治疗质量的评价。

15.2 质量

质量是所有现代放射治疗流程的基础，这是有充分理由的。在本章中，我们将讨论这些理由。我们将从对一些经常出现的关键术语进行定义和简要解释开始。质量是一种通过与同类事物进行比较来衡量的标准。

15.2.1 质量管理体系

通常情况下，质量管理体系（QMS）由程序、政策和流程组成，旨在使组织能够提供其基本业务以满足客户的需求。在放射治疗的情况下，客户就是患者。

15.2.2 放射治疗中的质量管理体系

在 1988 年发生了一起备受关注的英国放射治疗事故之后，卫生部（DoH）鼓励所有放射治疗中心建立并维护质量管理体系（QMS）。

2008 年，多专业报告《迈向更安全的放射治疗（TSRT）》建议每个部门都应该建立一个"经过充分资助、外部认证的质量管理体系"。这里所说的认证是指一个独立机构通过检查确认该质量管理体系符合一项公认的质量标准的要求，即 BS ENISO 9001:2000。这个标准后来进一步发展为 ISO 9001:2015。

15.2.3 质量保证和质量控制

质量保证（QA）和质量控制（QC）是两个术语（有时可互换使用）。当然它们是密切相关的，但也有微妙的不同。

质量保证涵盖了确保安全提供放射治疗处方、优化靶区体积的剂量并最大限度地减少正常组织剂量的所有程序。放射治疗中的质量保证涉及放射治疗过程的各个方面，并需要所有相关工作人员的通力合作。

质量控制是指为确保维持质量管理体系中规定的标准而进行的特定测量和测试的术语。以直线加速器为例，质量控制检查可确保设备的性能达到设备首次调试时的水平。如果没有达到要求，质量控制结果可以指示所需的更改措施，以恢复设备性能达到所需水平。显而易见的是，高质量的文化将带来安全、准确和精确的放射治疗。

15.3 准确度和精密度

准确度和精密度是两个经常互换使用的词。然而，从科学术语的角度来看，它们各自具有特定的、独立的含义。测量可以是高/低准确度和高/低精密度的任意组合，这在一开始可能没有太大意义。需要注意的是，精度是再现性的另一个术语。

图 15.1a 显示了准确度和精密度的 4 种可能的组合。在本例中，向目标发射 12 支箭，旨在射中中间的三角形。精密度是衡量箭头在目标上的聚集程度的指标。准确度是指整组箭头与目标中心的接近程度。从这个箭/靶的类比中，我们可以看到，除非知道射箭者的精密度，否则无法仅从一支箭的准确度来判断。所有测量技术都需要对其准确度和精密度进行量化，然后才能依赖于单独的测量结果。本书中的许多例子都是这种情况。

关于放射治疗的精密度和准确度的临床意义，图 15.1b 显示了吸收剂量与肿瘤控制概率（TCP）、正常组织并发症发生率（NTCP）之间的关系。这些图表是理论上的，并受多种因素的影响。然而，它们证明了对辐射剂量的准确和精确测定的必要性。

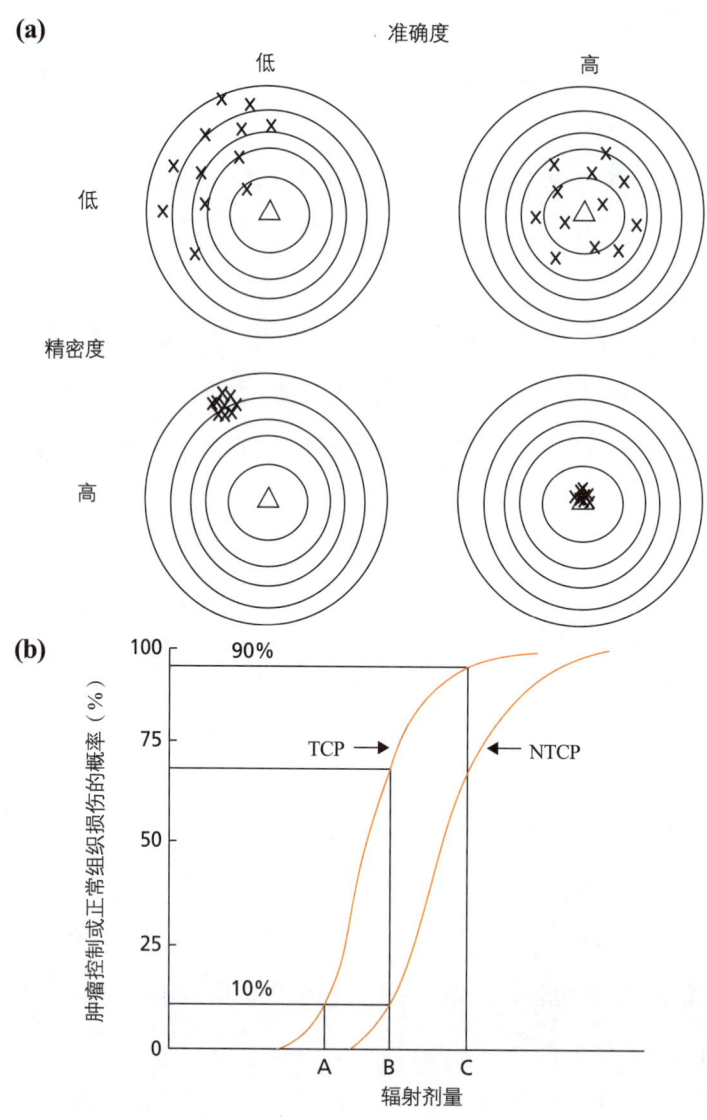

图 15.1 （a）高、低准确度和精密度；（b）TCP 和 NTCP 随剂量的变化
转载自 http://indico.ictp.it/event/7955/session/0/contribution/1/material/slides/0.ppt

该图显示，剂量 A 的传递不会产生 NTCP，但 TCP 仅为 10%。为了让更多的患者控制肿瘤，必须增加剂量。剂量 B 的 TCP 约为 70%，NTCP 为 10%。TCP 和 NTCP 曲线的斜率都非常陡，因此患者的结果可能会受到剂量微小变化的显著影响。如果剂量大于 B，则 TCP 会增加，这是一件好事。但是，NTCP 也会增加，这不理想。如果剂量小于 B，则 NTCP 会减少，但 TCP 也会减少。剂量 C 产生最高的 TCP，但也产生最高的 NTCP，且这在临床上可能是不可接受的。

本例中的假设是肿瘤受到均匀照射。在肿瘤可能被放射束部分遗漏的情况下（通常称为脱靶），较低的输送剂量会降低 TCP，从而增加患者预后不良的风险。确保放射治疗的准确性和精确性所需的步骤将在本章后面讨论。

15.4 放射治疗的质量控制检查

15.4.1 治疗设备质量控制

在过去二十年中,放射治疗部门可用的复杂设备范围迅速增长。放射治疗物理服务的重要工作之一是进行质量控制检查和解释结果。专业机构提供有关这些检查的指导。在英国,相关的专业机构是医学物理与工程研究所(IPEM)。81号报告(第二版)提供了关于所有设备(成像、计划、治疗和剂量测定)的质量控制指导,包括检查方法、频率和容许误差的详细信息。表 15.1 显示了一些代表性的直线加速器检查,但并不全面。需要注意的是,质量控制检查通常应用两个容限。较低的限度称为行动限,任何超过此水平的性能偏差都需要由合格的个人进行进一步的行动调查,但临床服务可以继续。还有第二个容限,即暂停限,超过该容限的设备必须从临床使用中移除以进行整改工作。表 15.1 中提供了建议的行动限。

表 15.1 建议的行动限值

测试和频率	行动限值
每日	
使用简单的剂量计快速检查输出	±3%
10 cm × 10 cm 光野尺寸	2 mm
十字线和等中心激光重合	2 mm
光距尺与激光的比较	2 mm
每周	
具有独立剂量计的输出稳定性检查	±3%
每月	
紧急断电开关	功能性
机架和准直器旋转刻度精度	±0.5°
不同 FSD 下的距离指示	2 mm
使用校准电离室进行输出校准检查	±2%
每 3 个月	
剂量输出随机架角度的变化	±2%
每 6 个月	
剂量输出随剂量率的变化	1%
每年	
在所有机架角度检查光束平整度和对称性	平整度和对称度均在参考值的 ±2% 以内
模拟患者负载下的治疗床偏转	5 mm
等中心直径的最终检查	2 mm

日常质量控制通常由治疗放射技师执行，而其他检查则由剂量师、物理师或直线加速器（linac）工程师进行。有关近距放射治疗的特定质量控制检查已在第12.7节中进行了讨论。然而，无论具体检查的内容如何确定，与辐射束性能相关的参数始终都与在机器投入临床使用之前（第11.8.3节）获取的基准数据进行比较。

15.4.2 治疗计划检查 QC

预处理和治疗计划过程可能很复杂。在这些过程中，有几个接口可以在不同的员工组之间传递关键信息。如果忽略在此阶段引入的任何错误，则可能导致治疗错误。

在制订并批准计划后，所有计划的参数在用于治疗之前都应经过严格的检查。这种"计划检查"需要由完全独立于计划制订过程的人员来进行。检查制度通常包括患者识别、定位、靶区定义（包括外扩边界的应用）、模式/能量的选择、剂量分布[包括对靶区覆盖的充分性和对危及器官（OAR）的保护]。此外，还应对监测单位（MU）进行检查。通常，使用与计划生成系统完全独立的软件包来完成这一过程。该软件包可以接受来自主计划系统的患者轮廓数据，但如果应用TPS中的监测单位，则应使用不同的剂量计算方法来确定患者的剂量。

15.4.3 治疗计划验证

虽然独立的MU检查可以为相对简单的非调制治疗计划的准确性提供一定的信心，但一些治疗技术的复杂性，如容积弧形调强放射治疗（VMAT），仅仅依靠二次计算来证明所给剂量的正确性可能无法令一些客户确信。在这种情况下，存在几种安全选项可供选择。

15.4.3.1 直接治疗测量

市场上有几种虚拟设备，其中包含大量平面或圆柱形阵列的探测器（通常是硅二极管，请参见第5.6.1.2节）。这些设备可以放置在治疗床上，并暴露于拟照射患者的治疗光束下。二极管测量的剂量可与治疗计划系统（TPS）在模型中计算的剂量进行比较。

15.4.3.2 EPID 基础剂量测定

直线加速器上的电子射野影像设备（EPID，参见第11.3.7.1节）可用于测量治疗计划中的辐射束，并与TPS或辅助MU检查软件的预测剂量进行比较。

15.4.3.3 比较剂量分布——伽马指数

在使用调强放射治疗（IMRT）时，可能存在陡峭的剂量梯度。在陡峭剂量梯度的某一点或接近该点时，实测剂量和计算剂量之间可能存在较大的差异。如果该点在距离正确剂量较近的小范围内，如2~3 mm，那么这种差异可能并不重要。这就是所谓的伽马指数的概念，伽马指数是用来评估高度调强计划质量的参数。伽马指数结合了位置精度和剂量精度的检查，以在分布中的所有点给出单一的数字答案，如果数值为0~1，则表明按照设定的剂量百分比和毫米距离一致性限制，该传递是可接受的。典型的伽马指数可能基于3%的剂量容限和2 mm的几何容限。通过率通常在局部达成一致，但最低通常在

95%~98% 的范围内。

15.4.4 体内剂量测定

在确认治疗计划符合预期后，下一步是检查治疗是否按预期实施给患者。体内剂量测定（IVD）是对患者在放射治疗期间接受的剂量进行测量的方法。在 2000 年发生两起放射治疗事件后，2006 年英国卫生部部长报告的主题涵盖了放射治疗的安全性，建议常规使用 IVD 以降低未来发生此类事件的风险。该报告在英国重新引发了关于 IVD 成本效益的讨论。然而，在 2008 年时可用的技术有限，这意味着需要员工投入大量的时间。人们担心分配资源用于 IVD 的实施和维护可能会导致系统其他方面出现错误。

15.4.4.1 皮肤探测器

在治疗射束开始发射之前，需要将小型探测器[如硅二极管、热释光剂量计（TLD）或金属氧化物半导体场效应晶体管（MOSFET）]放置在每个辐射场内患者的皮肤上。这些探测器用于测量接收到的剂量，并与通过独立计算得出的预期值进行比较。尽管这听起来相对简单，但实际上并非如此。准确的二极管测量需要考虑多个校正因素，如射束能量、源皮距（SSD）、温度、射野尺寸和入射角度等。而对于 TLD 来说，需要在曝光后进行处理，无法提供实时的剂量读数。这是一个非常不完美的过程，这也加剧了对 IVD 的反对意见。尽管有关 IVD 的利弊争论始终在继续，但治疗技术却迅速发展，从 2013 年起，IMRT 和 VMAT 的使用显著增加。即使是 IVD 的坚定拥护者也认同，点剂量测定只在相对均匀的辐射场中才有用。在 IMRT/VMAT 中，剂量可能在整个射束范围内显著变化，测量单点剂量会显得无意义。

15.4.4.2 EPID 和日志文件剂量测定

关于 IVD 的争议正在通过 EPID（见第 11.3.7.1 节）和基于日志文件的体内剂量测定中得到解决。这些过程可以实现自动化，利用当天患者的锥形线束计算机断层扫描（CBCT）图像，以在解剖学图像上显示每个分次患者接受的剂量分布。日志文件是由直线加速器自动生成的，用于帮助工程师查找故障。它们包含多叶准直器（MLC）叶片的物理位置记录（以及其他信息），IVD 系统可以使用这些位置信息来调整已传递的剂量，使其更符合治疗过程中多叶准直器位置的实际情况（或日志文件所报告的情况）。对于需要测量剂量的 IVD 系统，一些系统使用 EPID 直接测量患者接收到的剂量。EPID 是安装在加速器旋转机架上的硅面板（见图 11.10），它位于治疗头的对侧位置。它可以检测患者吸收的兆伏治疗束，并产生治疗射野的二维图像，生成患者的出射剂量的灰度图。然后这些剂量图可以"反投影"到患者的 CBCT 图像中，并计算实际传递的剂量，这个过程类似于第 8.3.1 节中描述的过程。因此，EPID 持续捕获剂量的离散帧图像，并产生治疗的三维剂量图，以便使用如上所述的伽马指数与 3D 治疗计划进行比较。

15.4.5 治疗实施的几何验证

通过在治疗实施前立即执行成像程序，可以实现准确和精确的放射治疗实施。这个过程被称为图像验证和图像引导，尽管后者现在更常用。直线加速器至少配备一种成像设备（参见第 10.2 和第 11.3.7 节）。最初，使用 EPID 获得图像，然后可以将这些图像与治疗计划系统（TPS）根据计划 CT 数据集生成的数字重建放射影像（DRR）进行比较。在20世纪90年代到21世纪初的大部分时间里，这是保持几何处理精度的支柱。当时，这是可用的最佳技术。然而，它存在几个问题。

（1）因为图像是2D的，为了确定患者摆位，需要进行任一3D校正以纠正任何错误，所以需要使用正交图像。

（2）成像剂量可能相对较高——每幅图像通常为1~3 cGy，具体取决于治疗部位。

（3）产生图像的光束处于兆伏范围内，这意味着主要的相互作用过程是康普顿效应，它与所穿过的组织的原子序数无关。相比之下，诊断用的千伏光束成像时主要涉及光电效应（第2.4节）。兆伏图像的产生仅依赖于组织密度的差异，导致图像对比度低得多，这可能很难指导配准，特别是对于依赖软组织对比度的盆腔肿瘤的摆位治疗。

（4）兆伏成像的最后一个缺点（参见第3点）是它主要提供骨性标记而不是软组织标记。这对于胸部和骨盆的肿瘤来说尤其成为问题，因为这些区域的器官和肿瘤的运动可能是一个需要关注的因素。

从2000年代中期开始，直线加速器开始配备诊断千伏能量的X射线源及其适配的千伏硅成像面板，垂直于治疗射束方向安装在机架上。当使用千伏光束时，可以生成比兆伏系统具有更高对比度的2D图像，并且该选项过去和现在仍然可用。然而，这些系统更广泛的用途是生成患者的3D CT数据集，称为CBCT成像。将CBCT引入临床实践代表了放射治疗实施的准确性和精确性方面的显著质量改进，在第10.2~10.4节对此进行了更详细的讨论。

15.5 自适应放射治疗

通过每日进行CBCT成像，可以评估肿瘤变化（通常但并非总是萎缩）以及患者解剖结构（如体重）的变化，从而提出了自适应放射治疗的可能性，即在治疗过程中修改治疗计划，以考虑肿瘤大小或患者解剖结构的系统性变化。这些变化不能简单地通过移动治疗床来管理，正如第10.7节中讨论的那样。理想的情况下，可能为特定患者提供一系列治疗方案，以便放射技师可以根据对治疗前CBCT图像的评估选择最佳方案，这被称为"当日计划方法"。在2010年代中期，全国放射治疗试验在膀胱癌治疗中采用了这种方法。根据相隔30分钟拍摄的两次计划CT扫描，参与中心需要制订3个治疗计划，治疗团队可以根据治疗前CBCT图像选择当日计划。

15.6 法律框架

TSRT等出版物的建议提供了非常专业的指导，但并没有明确的法律义务要求必须采纳这些建议。然而，如果发生本可以避免的严重事件，则很可能会被有关部门约谈。根据《电离辐射条例》（IRR）（2017）[a]的规定，雇主必须"制订适当的质量保证计划，以确保设备或仪器在合理可行的范围内仍然能够限制辐

---

[a] 译者注：《电离辐射条例》为英国制定的相关法律条例，在我国并无参照实施。

射，同时暴露程度与预期的临床目的或研究目标相一致"。同样，在设备方面，《电离辐射（医疗暴露）条例》[IR（ME）R]（2017）指南指出：科学专业机构已制定了有关设备可接受性能标准的指南，旨在确保患者安全。雇主可以采用这些指南或类似的适当标准。如果设备的性能不符合规定标准，应尽早采取纠正措施。在某些情况下，如果设备被认为有缺陷，则可能需要停止使用设备，特别是在可能危及患者安全的情况下。

在部门书面规章制度和流程方面，IRMER 要求雇主为书面协议和程序建立 QA 计划。例如，针对机器 QC 检查的特定临床协议和工作指导。这样的质量保证计划可涵盖以下内容：谁负责编写和授权此类文档、对文档进行更改的正式流程以及文档下次审查的时间。

许多放射治疗中心现已引入软件系统来帮助管理质量管理体系（QMS）。有几种商业系统可供选择，它们在跟踪文档修订、记录文档已被阅读的确认以及在文档需要修订时发送提醒方面非常有用。然而，管理质量管理体系可能对服务提出很高的要求。虽然质量经理通常负责协调与 QMS 相关的活动，但 MDT 的所有成员都有责任为此做出贡献。

15.7 审核

与"质量"类似，"审核"一词的含义可能相当广泛。当快速搜索"什么是审核？"，通常会返回与组织的财务和财务报告相关的结果。英国皇家放射科医师学院（RCR）将审核定义为改善医疗保健和患者结果的工具。审核可以在本地进行，也可以由外部团体进行。国际原子能机构（IAEA）指出，独立的外部审核是放射治疗全面质量保证计划的必要组成部分。以下列出的清单并不详尽，但指示了放射治疗中可能出现的审核类型。请注意，假定读者对临床审核比较熟悉，这里不会特别涉及。

15.7.1 内部审核

定期对放射治疗过程进行审核是常见的做法。例如，物理团队的成员可以选择一些工作指令，并与放射治疗团队的成员讨论他们描述的过程（反之亦然）。对于所有相关人员来说，这可能是一个很有启发性的过程，因为对于编写该文档的团队来说似乎显而易见的事情，对于来自不同但密切相关学科的读者来说可能并不那么明显。此类审核可能会提出改进建议，并将其纳入后续修订中。

15.7.2 外部审核

现有质量体系的外部认证通常每 3 年更新一次。外部认证机构将访问现场并对质量保证系统进行实质上的审核，这可能需要几天的时间。他们不仅会检查书面程序和政策是否最新，还会检查员工是否按照其中包含的说明进行工作。

15.7.3 辐射剂量审核

在英国，有一个跨部门审核网络。IPEM 设立并监督八个区域审核小组，英国的每个放射治疗中心都是其中一个小组的成员。每个小组自主运作，并安排小组成员的跨部门剂量审核时间表，通常每年进行一次。剂量审核访问期间进行的活动可能有所不同，范围从对直线加速器进行简单剂量检查，到对 VMAT 计划中的复杂体模进行评估。关键是，测量是使用属于访问中心的剂量测定设备进行，也就是说，它独立于被审核的中心。通常，在新安装的直线加速器或治疗计划系统进入临床使用之前，可能会安排审核来对其进行检查。

15.7.4 临床试验

临床试验在评估新治疗策略和放射治疗的有效性方面发挥着重要作用，并且通常需要使用新的治疗技术。大多数放射治疗临床试验都是多中心的，为了确保临床结果有意义，必须制定质量保证措施，以确保所有参与中心的计划和实施的一致性。

在英国，放射治疗试验质量保证（RTTQA）小组（< http://www.rttrialsqa.org.uk >）在其愿景声明中指出，其目标是"对所有相关试验进行集中协调的放射治疗提供质量保证，以消除放射治疗实施中的系统差异"。这主要是通过提供以下内容来实现的：①基线调查问卷，以确定参与中心的人员配备和设备水平；②试验专用的调查问卷，通常需要一份流程文件，其中每个中心应确定如何满足治疗计划、实施和验证的试验要求；③临床医生需要定义靶区体积和危及器官的图像数据集。通常至少有一个计划 CT 数据集，并辅以 MR 图像和简短的病史，为勾画过程提供信息；④图像数据集，其通常具有预定义的体积，可用于制定治疗计划，以满足试验剂量标准；⑤对参与中心进行现场访问，审核计划和实施过程，并测量模型中的剂量，以与治疗计划系统计算的剂量进行比较。

15.8 事故报告和风险

以下说法可能听起来令人震惊，但放射治疗中的事故并不少见。然而，绝大多数情况相对较轻微。TSRT 定义了 5 个级别的事件，它们是：1 级——严重辐射事件，可根据 IRMER 2017 向 CQC 报告；2 级——可不报告的辐射事件。这类辐射事件被定义为具有潜在或实际临床意义但不需要报告的事件；3 级——轻微辐射事件。轻微辐射事件被定义为技术意义上的辐射事件，但没有潜在或实际的临床意义；4 级——险些发生。未遂事件被定义为在治疗实施之前检测到并预防的潜在辐射事件；5 级——归类为其他不合格问题，作为检查过程的一部分被检测到。

通常情况下，4 级和 5 级的事件数量最多。定期审查所有事件以了解模式或趋势对 MDT 非常重要。例如，重复发生的相同事件可能会凸显培训需求或提高工作指示的清晰度。事件的结果应反馈给 MDT，以帮助促进质量改进。此类事件数据也会提交给中央机构进行国家报告。

15.9 重大放射治疗事件

自 20 世纪 80 年代末以来，英国发生了几起严重的放射治疗事件，这些事件导致了实践的变革和质量的提高。按照时间顺序，它们如下文所示。

15.9.1 1988 年钴校准错误

1988 年初,远程治疗装置更换了钴源。一名物理师以 Gy/min 为单位测量装置的输出,以确定在重新进入临床使用之前的适当治疗时间。所使用的剂量测定设备在使用 1 分钟时就"超出范围",因此该物理师改为测量 0.8 分钟。不幸的是,获得的剂量读数并未针对较短的测量周期进行缩放,因此所有后续治疗都会给患者带来 25% 的过量剂量(测量 1 分钟 /0.8 分钟,会出现 25% 的过量剂量)。这个错误是在当年晚些时候的外部剂量审核中被发现的。一项独立调查表明,共有 207 例患者接收过量照射,其中 10 例过量照射被认为危及生命。Bleehan 在 1994 年撰写的 DoH 报告建议各部门实施基于国际标准 ISO 900 的质量保证计划。这一事件也凸显了外部剂量审核的重要性。

15.9.2 1991 年 MU 计算过程错误

某部门启用了一款新的 TPS。在调试过程中,发现虽然之前的 TPS 已正确计算治疗监测单位(MU),但除了 TPS 应用的校正之外,计划团队还对等中心型治疗应用传统的平方反比进行了校正。这导致等中心治疗的患者剂量不足,其剂量取决于焦点 - 表面距离(FSD)与 100 cm 的差异。例如,对于 FSD 为 90 cm 的等中心光束,剂量不足约为 $90^2/100^2$ 或约 20%。如果 FSD 为 85 cm,剂量不足将略低于 30%。一项独立审查发现,在近十年的时间里,共有 1045 例患者在某种程度上接受了剂量不足的治疗,其中约 600 例患者的剂量不足 21%~30%。值得庆幸的是,在此期间该中心并未广泛使用等中心治疗方法。结论是,设计不当的管理流程导致没有人被授权负责进行此类质量控制检查,而这些检查本来可以在早期阶段成功地发现这一错误。

15.9.3 2004 年数据输入错误

在治疗处方手动准备过程中,由于计划使用的楔形板被遗忘,患者因此接受了约 100 Gy 的剂量。所开出的监测单位(MU)很高,以考虑楔形板的衰减,而事实上光束中并没有楔形板。随后进行的独立调查建议尽快实施电子传输数据的方法。报告还强调了审查检查程序的必要性,以避免"无意识的自动化"。在这种情况下,基本上只看到了预期会看到的东西,而不是实际存在的东西。

15.9.4 2006 年治疗计划过程错误

1 例患者因脑肿瘤接受治疗,并接受了 58% 的过量照射。调查发现,根本原因是该中心一直使用名义上的 Gy/MU,并在开具治疗处方时对 MU 进行修正,以提供正确的剂量。然而,计划程序发生了变化,本例中制定的计划具有用于规定治疗的正确 MU。后续的调查发现,有关 MU 计算变更的相关文件并未更新,且未进行独立的 MU 检查。关于国际严重放射治疗事件的摘要可在 IAEA 网站上找到:< https://www.iaea.org/resources/rpop/health-professionals/radiotherapy/accidentprevention >。

15.10 从过去的错误中吸取的教训总结

为了确保不再重复过去的错误，我们必须进行电子传输、质量系统、调试流程、外部剂量测定审计和 MU 检查等工作。幸运的是，在过去的 50 年里，英国发生的重大放射治疗事故并不多见。正如前文提到的 1988 年和 1991 年的事故共同促使我们开始在放射治疗领域实施质量改进，首先引入了质量系统。1988 年的事故还强调了外部剂量测定审计的重要性，现在已经成为英国的标准做法。

随后的发展，如计划数据的电子传输、图像引导放疗（IGRT）的实施以及改进的计划检查流程，都有助于降低放射治疗过程中的风险。然而，我们不能妄自认为在放射治疗中已经消除了所有可能的错误来源，无论是重大的还是微小的。鉴于治疗计划和执行的复杂性，以及多专业之间的交互，错误发生的可能性始终存在。当错误发生时，重要的是要有一种开放和诚实的文化，使这些经验能够广泛分享，以便我们能够了解错误的根源并采取措施防止其再次发生。

最后，引用亨利·福特的一句话作为结尾："唯一真正的错误是我们从中学不到任何东西"。

阅读拓展

专业指南

Dose and Volume Specification for Reporting Intracavitary Therapy in Gynecology, ICRU Report 38, Bethesda, MD: ICRU, 1985.

Prescribing, Recording, and Reporting Photon Beam Therapy, ICRU Report 50, Bethesda, MD: ICRU, 1993.

Prescribing, Recording and Reporting Photon Beam Therapy, ICRU Report 62, Bethesda, MD: ICRU, 1999.

Prescribing, Recording, and Reporting Electron Beam Therapy, ICRU Report 71, Bethesda, MD: ICRU, 2004.

Prescribing, Recording, and Reporting Intensity-Modulated Photon-Beam Therapy (IMRT), ICRU Report 83, Bethesda, MD: ICRU, 2010.

The Royal College of Radiologists, Towards Safer Radiotherapy. BFCO(08)1. London, UK: The Royal College of Radiologists, 2008. Available from: < https://www.rcr.ac.uk/system/files/ publication/field_publication_files/Towards_saferRT_final.pdf >

The Royal College of Radiologists, Guidance on IRMER Implications for Clinical Practice in Radiotherapy. London, UK: The Royal College of Radiologists 2020. Available from: < https://www.rcr.ac.uk/sites/default/files/guidance-on-irmer-implications-for-clinical-practice-in-radiotherapy.pdf >

The Department of Health and Social Care, June 2018, Guidance to the Ionising Radiation (Medical Exposure) Regulations 2017. The Department of Health and Social Care. Available from: < https://assets.publishing.service.gov.uk/government/uploads/system/uplo ads/attachment_data/file/720282/guidance-to-the-ionising-radiation-medical-exposure-regulations-2017.pdf >

European Society for Radiotherapy and Oncology (ESTRO), Brachytherapy Guidelines. A number of useful guidelines on brachytherapy are available from: < https://www.estro.org/Science/Guidelines >

法定法规

The Ionising Radiation Regulations (IRR) 2017 (Statutory Instrument 2017, No 1075) London, UK: HMSO 2017. Available from < https://www.legislation.gov.uk/uksi/2017/1075/contents/made >

The Ionising Radiation (Medical Exposure) Regulations 2017 (IRMER) (Statutory Instrument 2017 No 1322) London, UK: HMSO 2017. Available from < https://www.legislation.gov.uk/uksi/2017/1322/made >

物理学教材

Faiz M. Khan (ed). The Physics of Radiation Therapy, 6th edn. Philadelphia, PA: Lippincott, Williams and Wilkins, 2019.

Philip Mayles, Alan E. Nahum, and J.C. Rosenwald (eds). Handbook of Radiotherapy Physics Theory and Practice, 2nd edn. London: Taylor and Francis, 2020.

其他放射治疗实践专著

Peter Hoskin (ed). Radiotherapy in Practice—Radioisotope Therapy, 2nd edn. Oxford: Oxford University Press, 2007.

Peter Hoskin (ed). Radiotherapy In Practice—External Beam Therapy, 3rd edn. Oxford: Oxford University Press, 2019.

Peter Hoskin and Catherine Coyle (eds). Radiotherapy In Practice—Brachytherapy, 2nd edn. Oxford: Oxford University Press, 2011.

Peter Hoskin, Thankammer Ajithkumar, and Vicky Goh (eds). Radiotherapy In Practice— Imaging for Clinical Oncology, 2nd edn. Oxford: Oxford University Press, 2021.

缩略语

A	安培	DVH	剂量体积直方图
AI	人工智能	EBRT	外照射放射治疗
ALARP	最低合理可行原则	EC	欧洲共同体
ARSAC	放射性物质咨询委员会	EM	电磁
aSi	非晶硅	EPID	电子射野成像设备
AV	抗病毒	EPR	环境许可条例
Ci	居里	EQD	当量剂量
CPE	带电粒子平衡	eV	电子伏
BEV	射野视图	FDG	氟代脱氧葡萄糖
BIPM	国际计量局	FFF	无均整器
Bq	贝克勒尔	FOV	视野
BSF	散射因子	FSD	焦点-表面距离
BSS	基本安全标准	GTV	大体肿瘤靶区
CAP	客户接受协议	GTTV	可见肿瘤靶区体积
CBCT	锥形线束计算机断层扫描	Gy	戈瑞
cGy	厘戈瑞	HASS	高活性密封源
CoP	实践规范	HDR	高剂量率
CQC	护理质量委员会	HU	亨氏单位
CSDA	近似连续减速	HVL	半值层
CT	计算机断层扫描	Hz	赫兹
CTV	临床靶区	IAEA	国际原子能机构
DIBH	深吸气屏气	ICRU	国际辐射单位委员会
DICOM	医学数字成像与通信	IGRT	图像引导放疗
DoB	出生日期	IM	内部边缘
DoF	自由度	IMPT	质子调强治疗
DoH	卫生部	IMRT	调强放射治疗
DR	剂量率	IP	互联网协议
DRR	数字重建放射影像	IPEM	医学物理与工程研究所

IR（ME）R	电离辐射（医疗暴露）条例	NRRW	国家辐射工作者登记处
IRR	电离辐射条例	NTCP	正常组织并发症发生率
IT	信息技术	OAR	危及器官
ITV	内靶区体积	OD	光密度
IVD	体内剂量测定	ODI	光学距离指示器
J	焦耳	OF	输出因子
kerma	比释动能	PDD	百分深度剂量
kV	千伏	PE	光电
kVp	千伏峰值	PET	正电子发射断层扫描
LDR	低剂量率	POP	反向平行对
LET	传能线密度	PRV	计划危及器官体积
linac	直线加速器	PSDL	一级标准剂量测定实验室
LMPA	低熔点合金	PSF	峰值散射因子
LNT	非线性阈值	PTV	计划靶区体积
mA	毫安	QA	质量保证
MDR	中剂量率	QC	质量控制
MDT	多学科团队	QI	质量指数
MeV	兆电子伏	QMS	质量管理系统
MIRD	医学内照射剂量	R&V	记录与验证
MLC	多叶准直器	RAID	独立磁盘冗余阵列
MOSFET	金属氧化物半导体场效应晶体管	RAKR	参考空气比释动能率
MPE	医学物理专家	RBE	相对生物学效性
MR	磁共振	RCR	皇家放射科医师学院
MRI	磁共振成像	RF	射频
MRL	磁共振直线加速器	RPA	辐射防护顾问
MSCC	转移性脊髓压迫	RPS	辐射防护监督员
mSv	毫西弗	RT	放射治疗
MU	监测单位	RTOG	肿瘤放射治疗学组
MV	兆伏	RTTQA	放射治疗试验质量保证
NHS	国民医疗服务体系	SABR	立体定向消融放疗
NORM	天然放射性材料	SAD	源轴距
NPL	国家物理实验室	Sc	准直器散射因子

SCD	源校准距离	TIFF	标记图像文件格式
SCF	锁骨上窝	TL	热释光
SF	散射因子	TLD	热释光剂量计
SM	摆位边界	TMR	组织最大剂量比
SMR	标准化死亡率	TPR	组织模体比
SOBP	扩展布拉格峰	TPS	治疗计划系统
Sp	模体散射因子	TRUS	经直肠超声
SPECT	单光子发射计算机断层扫描	TSE	全身皮肤电子束
SRPD	源到参考点的距离	TSET	全身皮肤电子束治疗
SRS	立体定向放射外科	TSRT	更安全的放射治疗
SSD	源皮距	TV	治疗体积
SUV	标准摄取值	US	超声
Sv	西弗	V	伏特
SXR	浅层 X 射线	VHEE	极高能电子
TAR	组织空气比	VIBH	主动吸气屏气
TBI	全身放射	VMAT	容积弧形调强放射治疗
TCP	肿瘤控制概率	WF	楔形因子
TCPE	瞬态带电粒子平衡		
TF	传输因子